guasha baguan aijiu
qubingquanshu

刮痧拔罐艾灸祛病全书

时素华 编著

中国纺织出版社

图书在版编目(CIP)数据

刮痧拔罐艾灸祛病全书 / 时素华编著. -- 北京：中国纺织出版社，2016.5（2024.1重印）

ISBN 978-7-5180-2426-1

Ⅰ.①刮… Ⅱ.①时… Ⅲ.①刮搓疗法②拔罐疗法③艾灸 Ⅳ.①R244②R245.81

中国版本图书馆CIP数据核字（2016）第048439号

责任编辑：张天佐　　责任印制：王艳丽

中国纺织出版社出版发行

地址：北京市朝阳区百子湾东里A407号楼　邮政编码：100124

销售电话：010—67004422　传真：010—87155801

http: //www.c-textilep. com

E-mail: faxing@c-textilep. com

中国纺织出版社天猫旗舰店

官方微博http://weibo.com/2119887771

金世嘉元（唐山）印务有限公司　各地新华书店经销

2016年5月第1版　2024年1月第2次印刷

开本：710×1000　1/16　印张：14

字数：201千字　定价：49.80元

目录 Contents

第一章 三大自然疗法助你简单养生

第二章
三大自然疗法的循行路线——经络

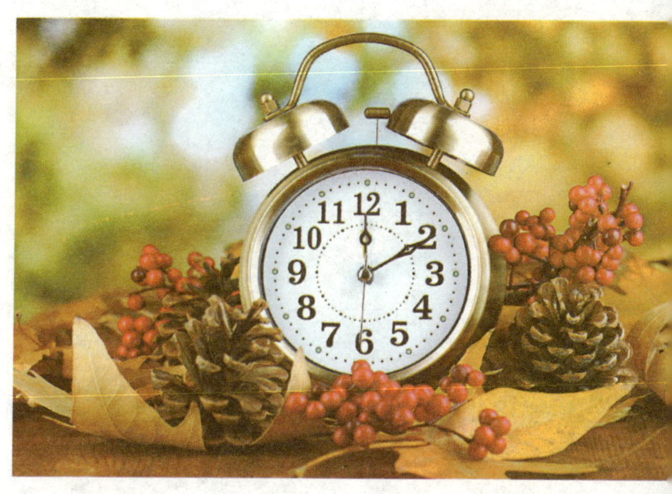

第三章 养生除疾的神奇秘诀——三法合用

编者公告

本书旨在为广大读者提供养生保健的相关知识，并非专业医疗手册。本书所提供的信息是帮助读者树立自我保健的信心，而不是代替医生治疗的处方，如果您怀疑自己身患疾病，建议您及时接受必要的医学治疗。

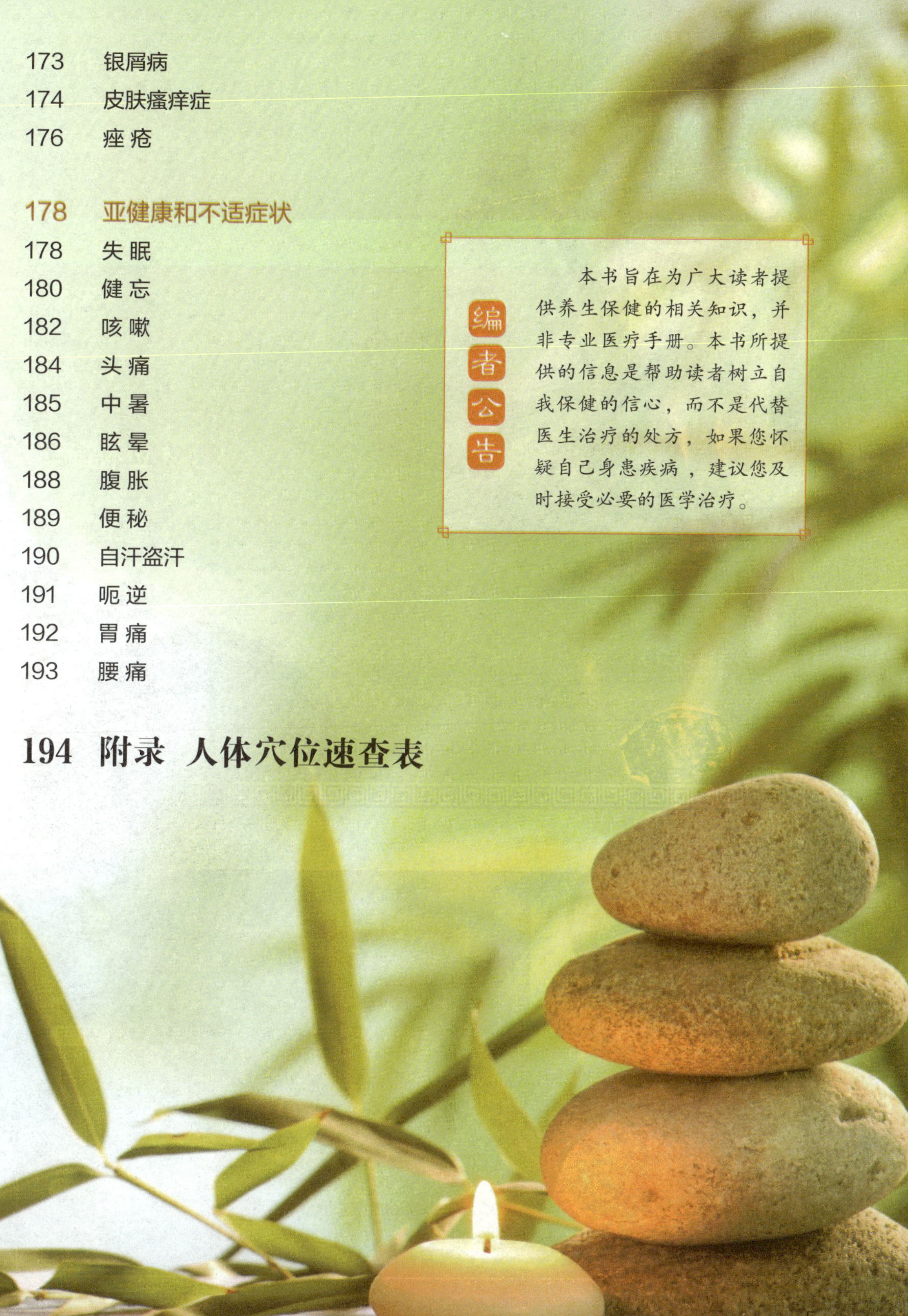

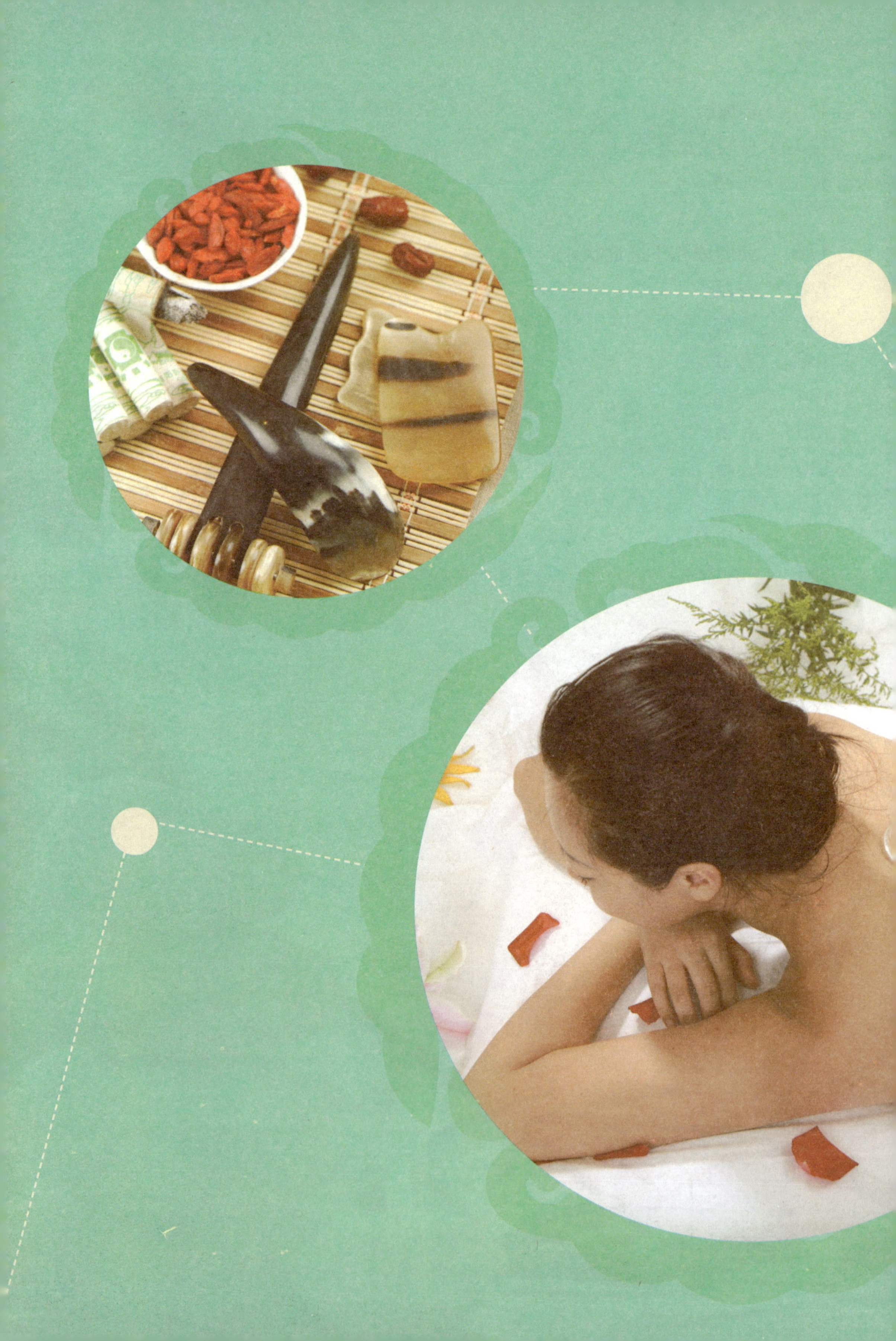

第一章 三大自然疗法助你简单养生

刮痧、拔罐、艾灸都是流传已久的自然疗法，经历了时间的考验，疗效显著，深受大众的青睐。本章主要介绍三种自然疗法的工具、操作手法、禁忌事项等。

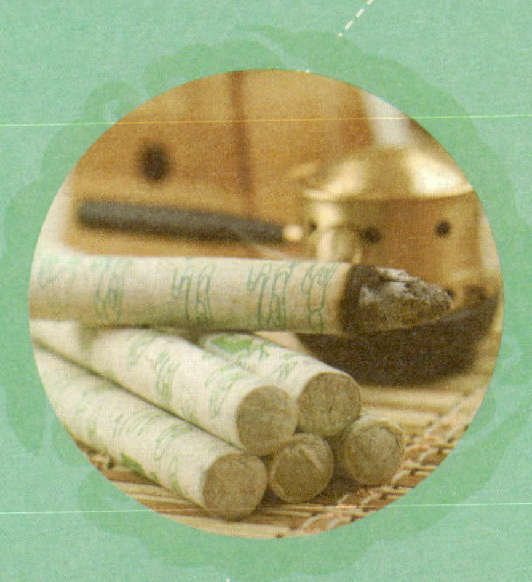

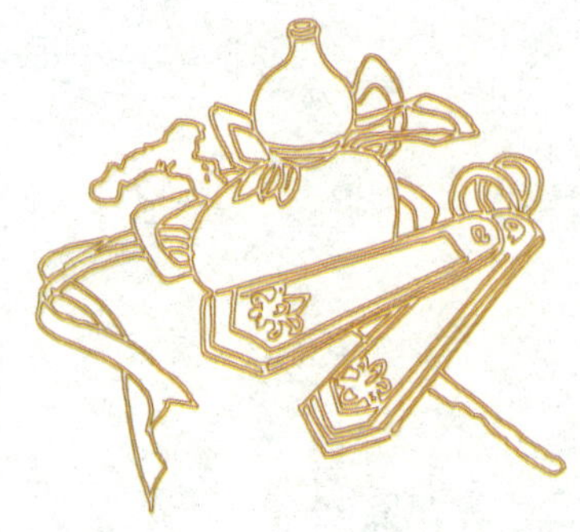

刮痧疗法 ——刮去痧疾

何为刮痧疗法

刮痧疗法是在中医经络学说的指导下，循着人体的经络和穴位，应用光滑的硬物器具、金属针具、瓷勺、古钱、玉石片等，蘸上食用油、白酒、凡士林、清水等，在人体的皮肤、经络、穴位和病变部位，反复地刮、挤、揪、捏、刺等，造成皮肤表面的紫色瘀痕，把阻滞在人体内的病理产物通过皮肤排泄出来，使病变的细胞、组织及器官得到氧气的补充而活化，从而达到内病外治的一种中医治疗方法。

发展历史

相传在远古时期，人类发现火以后，在用火取暖时发现火烤到身体的某些部位，会很舒服。因为以前的人类都居住在原始山洞中，很容易罹患风湿等病，当他们逐渐发现用烤热的石头按压、刺激身体时，可以治疗风湿、肿毒。这就是“刮痧”治病的雏形。

后来随着针灸经络理论的发展，民间开始流传用边缘钝滑的铜钱、瓷勺、玉器等器具，在皮肤表面相关部位反复刮动，直到皮下出现红色或紫色淤斑。在不断的实践中，这种方法被演绎成一种自然疗法——刮痧健康疗法。

较早有文字记载刮痧的，是元代医家危亦林在1337年撰写的《世医得效方》中，其中述：“沙症，所感如伤寒，头痛呕恶，浑身壮热，手足指末微厥，或腹痛闷乱、须臾能杀人。”又说：“心腹绞痛，冷汗出，胀闷欲绝，俗谓搅肠沙，今考之，此证乃名干霍乱，此亦由山岚瘴气，或因饥饱失时、阴阳暴乱而致。”刮痧发展到明代，其治病的记录更加详细和完善，多沿用了危氏的说法，但是将“沙”字变成了“痧”字。

20世纪70年代，中医学术得到了长足的发展，刮痧疗法也逐渐与现代医学相结合，发展成为独特的疗法。近年来，随着维护人体健康的绿色疗法成为医学发展的主流，刮痧疗法也受到了社会的青睐，并逐步发展成为一门独特的临床保健治疗学科。

刮痧的两大现象：出痧和退痧

出痧

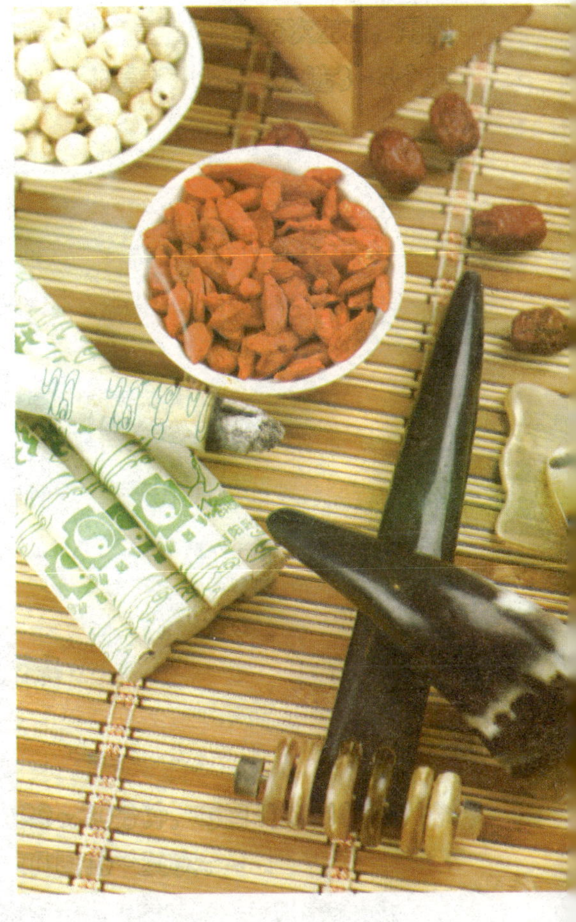

痧是渗漏到毛细血管外的含有毒素的血液。毛细血管作为最细小的管腔，血管管壁本身就具有通透性，是营养物质和代谢产物进出的通道。

现代医学研究发现，微循环障碍，即经脉气血淤滞不通不仅引起疼痛性疾病，也是产生众多症状的主要原因。

当人体健康、血液循环正常时，毛细血管没有出现血液淤滞，刮痧只有促进血液循环，加速新陈代谢的作用，不会出痧。在机体生病，血流循环减慢，血液淤滞时，毛细血管里淤滞的代谢废物会逐渐增多，营养物质则会逐渐减少。一旦开始刮痧，刮痧板的按压力会将淤滞的血液从毛细血管壁间隙挤压到血管壁以外，形成痧。而毛细血管内的淤滞会瞬间得到缓解，血流也恢复正常。

由此可见，出痧是将含有毒素的血液从血管中分离出来，使皮肤表面出现淤痕的现象。对人体有较好的作用，不会对机体造成伤害。

退痧

刮痧所出的痧象会一天天逐渐浅淡，直至完全消散，这个过程就是退痧。人体血液、淋巴液和组织间液中有多种防御因素，能对体内异物，即非正常组织、外来组织有识别能力和排除能力。痧会很快被识别出来，并被机体的防御因素所吞噬和分解，分解物会随汗液、呼吸、尿液等排出体外。

痧消退的过程不是体内毒素以原有的形态被肌体再吸收，而是激活了这些具有免疫功能的细胞，提高了自身清除异物的能力，增强了肌体的免疫力。

刮痧器具概述

刮痧板

传统刮痧疗法所用的用工具

传统的刮痧疗法所用工具有瓷勺、银元、金属板等。从刮痧板的材质来说，纯水牛角最好，玉、石次之，瓷片也可以，塑料不宜。目前应用最为广泛的是刮痧板和集多种功能的刮痧梳子。以天然水牛角为材质的刮痧板最常用，因为水牛角本身就是一种中药，具有清热解毒、凉血、定惊的作用。在古代及现在一些少数民族地区，水牛角还是辟邪去灾的吉祥物，可以随身佩戴，被视为理想的强身健体佳品。

刮痧板的形态结构包括厚缘（弧形）、薄缘（直行）和棱角。保健多用厚缘，治疗疾病多用薄缘，关节附近的穴位和需要点按的穴位多用棱角刮拭。还有两曲线状凹口，曲线状凹口部分对手指、脚趾、脊椎等呈凸曲面部位进行刮痧治疗，能尽可能多地接触皮肤，取得理想的治疗效果。

刮痧介质

刮痧时为了减少阻力，减轻对皮肤的损伤，增强刮痧的疗效，操作时要先给刮痧部位涂上一层刮痧介质。

刮痧活血剂又叫活血润滑剂，其实也是来自于民间，多由血竭、白芷、红花、麝香等经提炼浓缩而成，有扩张毛细血管，促进血液循环的作用。

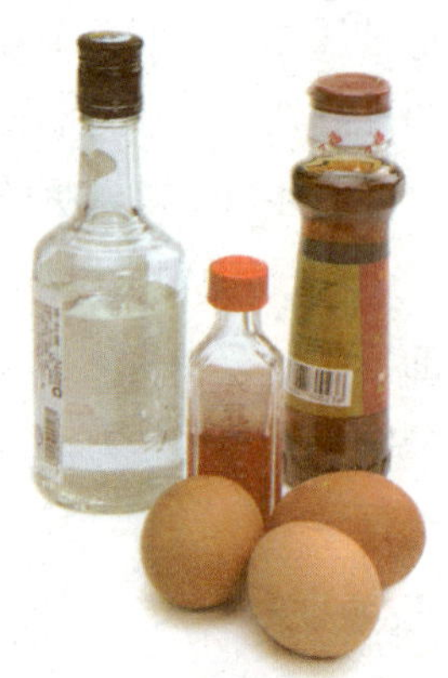

常用刮痧介质

刮痧油是指专门配制的，用于刮痧的油剂，一般由芳香药物的挥发油和植物油提炼浓缩而成，有祛风除湿、清热解毒、活血化瘀、消炎镇痛等作用。

刮痧时在施术部位涂以刮痧油不但可以减轻疼痛，还可以润滑保护皮肤，预防感染，使刮痧安全有效，也可以使效果更显著。

如果暂时没有这些刮痧介质，还可在家中寻找，如香油、润肤乳等都可用作刮痧介质。尤其是香油，本身就具有活血通络的作用。

刮痧的选穴、配穴原则

四大选穴原则

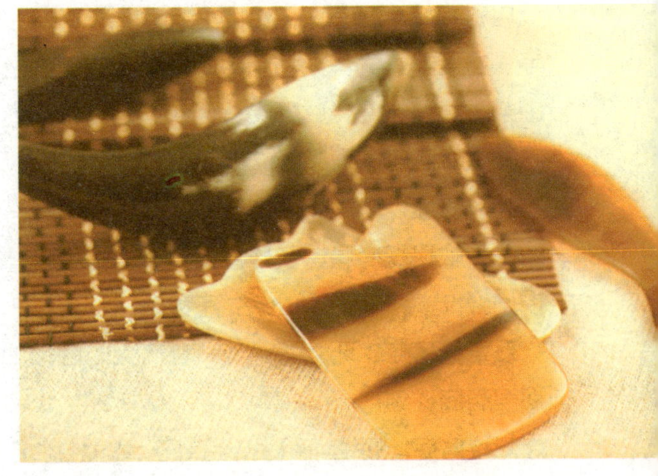

◎**近部取穴法：** 即在病变局部或者邻近部位选取相关的穴位，对其局部起到驱除邪气，疏通气血、消瘀止痛等作用，从而改善局部病症。所以近部取穴是一种重要的取穴方法。局部疼痛、满闷、麻木或其他不适症状均可选用近部经穴进行治疗。

◎**远部取穴法：** 即选取离病变部位较远的穴位进行配伍。如咽喉肿痛取鱼际、合谷等穴，胃痛取足三里、内关等穴。

◎**随症取穴法：** 利用腧穴的特殊性质，针对一些病变部位不明确或全身性的疾病所采用的一种选穴刮痧原则。如外感发热选大椎、曲池穴，昏迷取人中、内关等穴。

◎**背部取穴法：** 即取脊背部督脉和膀胱经上的腧穴。督脉为阳脉之海，而足太阳膀胱经在背部有五脏六腑的腧穴。其可以反应出脏腑、经络的相应病变，因此对这些腧穴施以适当的刺激，则有良好的调理相关脏腑的作用。

六大配穴原则

◎**本经配穴法：** 指选取发生病变的脏腑经脉的腧穴进行配伍。如咳嗽取肺经的中府、尺泽等。

◎**表里经配穴法：** 即指取表里两经的穴位进行配伍。如胃痛可以取胃经的中脘、足三里等穴，也可以结合脾经的地机、阴陵泉等穴。

◎**上下配穴法：** 即选取人体上部和下部穴位相结合治疗疾病的方法。如高血压既可取用上部的肾俞穴，又可取用下部的太溪、涌泉穴。

◎**前后配穴法：** 即选取胸腹部的穴位和腰背部的穴位配合应用。如哮喘，前取中府、膻中等穴，后取肺俞、膏肓等穴。

◎**左右配穴法：** 指根据经脉循行左右交叉的原理，在配穴时实施左病取右或右病取左的取穴方法。如一侧发生了腰痛，就可以取对侧的腰眼、肾俞、膈俞等穴。

◎**远近配穴法：** 即选取病变的局部或者邻近部位和远处穴位配伍应用。如牙痛近取颊车、大迎等穴，远取合谷、太溪等穴。

刮痧的适用禁忌证

适用证

◎**内科病症：**感受外邪引起的感冒发热、头痛、咳嗽、呕吐、腹泻以及高温中暑等，急慢性支气管炎、肺部感染、哮喘、心脑血管疾病、脑卒中后遗症、泌尿系统感染、急慢性胃炎、肠炎、便秘、腹泻、高血压、糖尿病、胆囊炎，各种神经痛、脏腑痉挛性疼痛等。

◎**外科病症：**以疼痛为主要症状的各种外科病症，如急性扭伤、感受风寒湿邪导致的各种软组织疼痛、各种骨关节疾病、坐骨神经痛、肩周炎、落枕、慢性腰痛，颈椎、腰椎、膝关节骨质增生等病症。

◎**五官科病症：**牙痛、鼻炎、鼻窦炎、咽喉肿痛、视力减退、弱视、青少年假性近视等病症。

◎**妇科病症：**痛经、闭经、月经不调、乳腺增生、产后病等。

◎**保健：**预防疾病、病后恢复、强身健体、减肥、养颜美容、延缓衰老等。

禁忌证

◎**内科病症：**有严重心脑血管疾病、肝及肾功能不全、全身水肿者禁止刮痧。因为刮痧会使人皮下充血，促进血液循环，这会增加心肺、肝、肾的负担，加重患者病情。有出血倾向者不要刮痧。

◎**外科病症：**体表的疖肿、破溃、疮痈、斑疹和不明原因包块等患处禁止刮痧，否则会导致创口的感染和扩散。急性扭伤、创伤的疼痛部位或骨折部位禁止刮痧，因为刮痧会加重伤势。

◎**妇科病症：**孕妇的腹部、腰骶部禁用刮痧，否则会引起流产。

◎**禁刮部位：**眼睛、口唇、舌头、耳孔、鼻孔、乳头、肚脐等部位禁止刮痧，因为刮痧会使这些部位黏膜充血，不利于康复。

◎**亚健康状态：**过度饥饱、疲劳、醉酒者不可接受重力、大面积刮痧，否则会引起虚脱。

刮痧常见问题及解决方法

晕刮

晕刮，即指刮痧治疗过程中出现的晕厥现象。在刮痧过程中，病人出现头晕、心悸、面色苍白、四肢发冷甚至神昏欲倒等，均属晕刮现象。

晕刮预防措施

◎对于初次接受刮痧治疗的病人，应做好说明解释工作，消除其顾虑。

◎空腹、过度疲劳、熬夜后不宜使用刮痧治疗法。

◎根据患者的体质选用适当的刮拭手法。对低血压、低血糖、体质虚弱、汗出或吐泻过多、失血过多等虚证，宜用补刮手法，手法宜和缓。

◎在刮痧过程中，要不断地询问病人的感觉，及时发现晕刮的先兆。

晕刮处理方法

病人出现晕刮后应立即停止刮拭，迅速让病人平卧，采取头低脚高的体位，并要安慰病人，消除病人的紧张情绪。让病人饮用一杯温开水或糖水，并注意保温。迅速用刮痧板棱角部点按人中穴，力道宜轻，避免重力点按后出现局部水肿。重刮病人百会穴和涌泉穴，采用泻刮的方法。病人病情好转后，继续重刮内关和足三里穴。采取以上措施后，病人静卧片刻后即可恢复。

出痧少

慢性病会经常进行刮痧治疗，当病情平稳以后，出痧就会减少，甚至不出痧，此时可采取下列的方法：

交替、变换刮拭手法

如果经过多次刮痧以后，出痧明显减少或者不出痧者，为避免损伤正气，不能再用泻法，改为以重点穴位和穴区的治疗为主，可以用面刮法、点按法和按柔法相结合。

适当延长治疗间隔时间

在治疗慢性病的时候，采用左右肢体、经络、穴位交替治疗，这样就使每条经络和治疗区域的间隔时间延长，保持病变经络、穴位的敏感性。

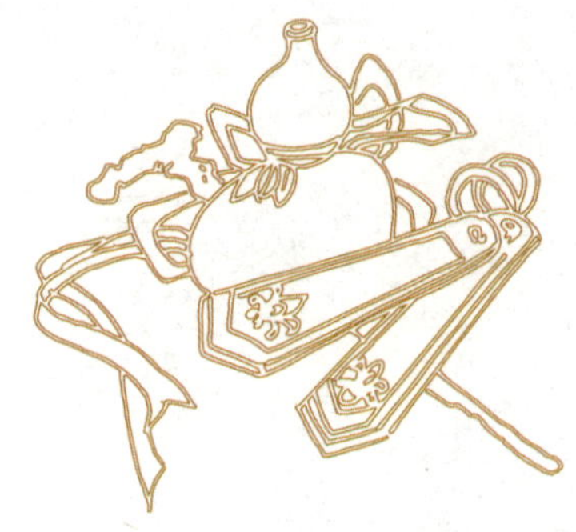

拔罐疗法 ——吸出病气

拔罐功效

拔罐疗法又叫吸筒疗法、拔筒法，是以各种罐为器具，利用燃烧等方法所产生的热力排去罐内的空气以造成负压，使之吸着于经络、穴位、患处或某些部位，使被拔部位的皮肤出现充血、瘀血或者起疱等现象，以达到治疗疾病的目的。

开泄腠理，扶正祛邪

当人体受到风、寒、暑、湿、燥、火等外邪的侵袭或者由于情志、饮食等不节，会引起脏腑的功能失调，产生各种病理产物，最终导致各种病症。拔罐可以通过其吸拔作用，将毛孔打开并使皮肤充血，产生一个良性的刺激，使体内的病理产物从毛孔排出体外。

疏通经络，调整气血

中医理论认为，经络有“行气血，营阴阳，濡筋骨，利关节”的生理功能，如果经络不通则会出现经脉气血的淤滞，导致经络所循行到达的部位的失养，出现萎缩、不利的情况。拔罐疗法则从其穴前导之，或对应之穴启之，使闭阻之穴感受到刺激，循经传导，则其所阻滞之气血亦缓缓通过其穴，而复其流行。

平衡阴阳，调和脏腑

中医理论认为正常的人体是处于阴阳消长平衡的状态，但由于邪气对人体的侵袭，这种平衡状态被打破，则会出现阴阳偏盛偏衰的一些表现。而拔罐疗法则能通过对经络、穴位局部的吸附作用使体表的穴位产生充血、瘀血等变化，并通过经络与内在的脏腑相联系，从而达到治疗各种脏腑疾病的目的。现代医学认为拔罐可以刺激神经系统末梢感受器和血管感受器，将反射传导到大脑的神经中枢，调节大脑皮质的兴奋和抑制功能，从而加强大脑皮质对身体各部分的调节，有助于促进机体康复痊愈。

小器具，大功效

罐

角制罐

用牛、羊或者兽角加工制成，顶端有孔，用于吸吮排气，口端要打磨光滑。这是最早的罐具。

竹制罐

将其按节截断，一端留节做底，另一端去节作口，现在常用于拔水罐、药罐。

陶罐

由陶土做成陶坯后烧制而成，分为大、中、小三种型号。缺点是易碎，无法观察罐内皮肤的变化。

玻璃罐

玻璃拔罐是目前家庭和医疗单位最常用的拔罐器具，其外形如球状，口小肚大，使用时可以清楚的观察到拔罐部位的皮肤充血。

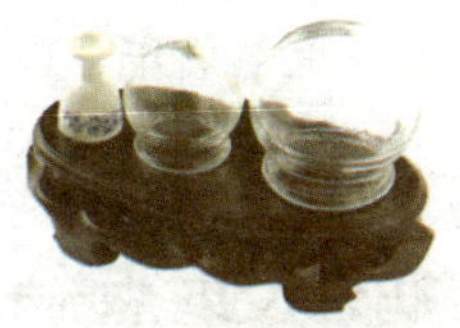

玻璃罐

抽气罐

现在常用的是真空抽气罐，由有机玻璃或透明的工程树脂材料制成，置有活塞便于抽气。使用简便、安全，可以随意调节罐内负压，是家庭最适用的抽气罐。

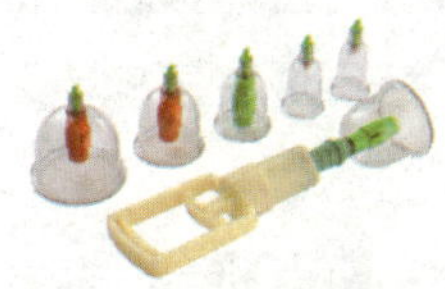

抽气罐

辅助用品

点火物品——酒精

一般多采用浓度为95%的酒精，易于燃烧。

点火工具

用止血钳或者镊子夹着蘸过酒精的棉球、纱布等，也有直接将其投入罐中的。注意蘸酒精的时候不能太多，以免滴到病人的身上。点火常用的是打火机和火柴。

拔罐的四大选穴原则

就近选穴

就近选穴即指在疼痛的部位或者邻近部位选穴进行拔罐。所用的穴位包括阿是穴和病理性反应点。如胆绞痛，对胆囊压痛点进行拔罐治疗，就能立即缓解。

远端选穴

远端选穴即指在疼痛部位的远端病痛处选穴进行拔罐。而远端施术部位的选择是以经络循环为依据，所以这种取穴方法也叫循经取穴。远端拔罐取穴常常按上下、左右和交叉取穴的方法。

特殊部位选穴

某些穴位具有特殊的治疗作用，因此，可以根据病变的特点来选择拔吸部位，即对症取穴。如大椎、曲池、内庭等有退热作用，所以对于发热疾病，可以在这些部位施术。胆囊疾病取胆囊穴，落枕取悬钟，乳房疾病取乳根等。内关穴对心脏有双向调节作用，当出现心跳过缓或者过急等症状时，都可以选用此穴。因此，这就需要施术者对每个穴位都有一定的了解，以便在选穴时能够快速找到该穴位。

病理反射点——中间结合，强调脊椎

按照经脉循行的规律，在疾病相对应的体表部位寻找病理反应性疹点或者压痛点，在这些部位上进行施术。

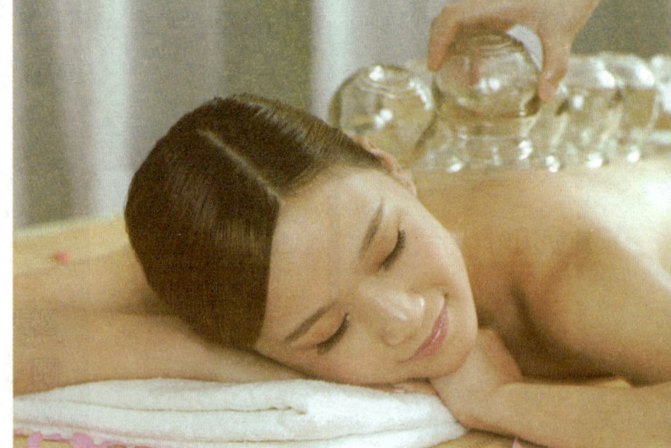

颈椎部是指第7颈椎以上的部位，主要治疗头颈部、肩部、上肢及手部的综合功能异常。如头痛、头晕、颈椎病、落枕、肩周炎、手臂疼痛等。

胸椎上部是指第1胸椎棘突下到第6胸椎棘突下的背部区域，主要治疗心、肺等胸背部疾病，气管、胸廓的病变以及有关组织、器官的病症等。

除督脉、任脉只有一条以外，其他十二条经脉都是左右对称的，所以在拔罐治疗时除任督两脉的穴位外，其他经脉上的穴位都可以平衡的对称拔罐。

拔罐的操作手法

常规手法

闪火法

这是临床上最常用的排气方法。其具体操作是用镊子等夹住或缠住棉球等点火工具，或把纸卷成筒条状，另一只手握住罐体，罐口朝下，将棉球点燃后，放入火罐内绕1～2圈，或者放入罐内至罐体底部马上抽出，然后迅速的将罐体扣在施术部位上，此时罐内形成的负压即可吸附住皮肤。

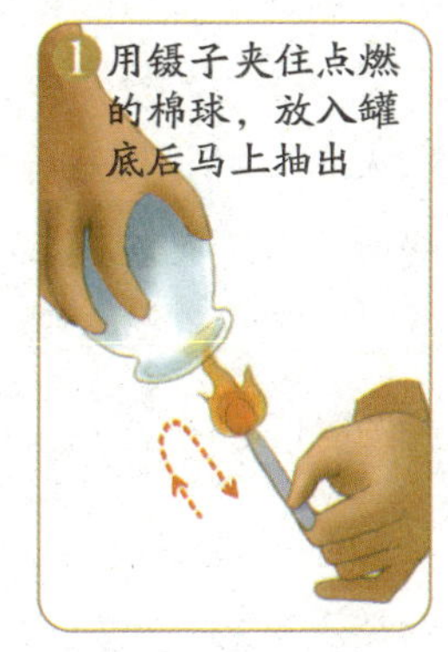
①用镊子夹住点燃的棉球，放入罐底后马上抽出

罐内负压的大小可以根据施术者的经验，通过调整闪火的时间或者叩罐的速度来调节。此法操作简单，可以连续进行，特别适宜走罐、转罐、摇罐、闪罐、排罐，而且因为罐内没有火，相对其他火罐法更为安全。但应该注意几点，棉球蘸的酒精不能太多，以防酒精滴下来灼伤皮肤；手拿罐具的时候，要始终保持罐口朝下，以防热气上溢，影响治疗效果（图①）。

投火法

投火法是民间常用的一种拔罐方法。将纸片折成宽筒条状，点燃后趁其燃烧最旺的时候，迅速投入罐内，然后迅速扣在施术部位。此法适用于身体侧面的吸拔。要注意将纸投入罐内时，没有燃烧的一端应该向下。如果燃烧后的纸条长度大于罐口直径时，即使施术于仰卧位，也不会灼伤皮肤。

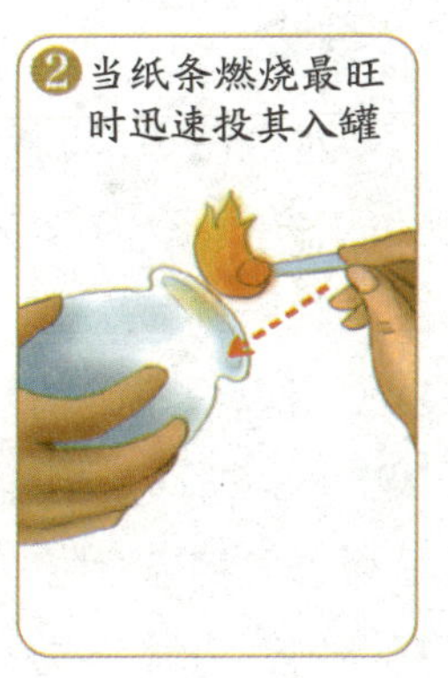
②当纸条燃烧最旺时迅速投其入罐

这种方法不需要用酒精，所以比较适合家庭的医疗保健。需要注意的是，纸条燃烧后会产生烟灰，污染皮肤，所以刺络拔罐或皮肤有破溃之处，最好不要采用这种方法（图②）。

架火法

传统的方法是用易燃的软布，裹一枚硬币，将布的四角翻转折上约一寸，放在施术的部位。操作时，只需把布角点燃，迅速把罐子扣在皮肤上。现在这种方法已经很少采用。较常用的方法是，将不易燃烧或者传导热量的物体，如无孔铜钱、瓶盖、捏成的小薄面饼等，直径要小于罐口，放于施

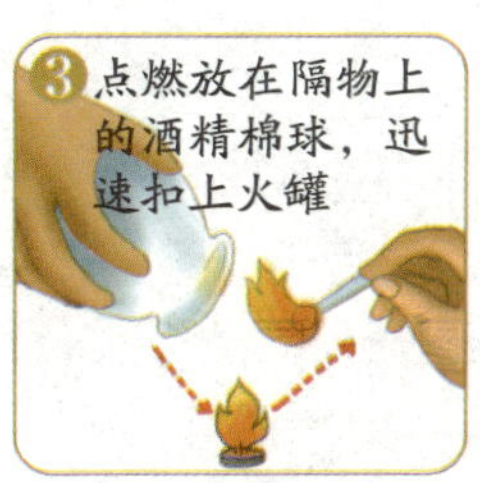
③点燃放在隔物上的酒精棉球，迅速扣上火罐

术部位，然后把酒精棉球放在摆好的隔物上，点燃酒精棉球，把火罐迅速的扣在棉球上即可。此法吸附力强，但是操作比较麻烦，而且容易烧伤（图③）。

贴棉法

贴棉法是指用直径为2厘米左右的棉片，厚度适中，浸渍少量75%～95%的酒精，使棉片贴在罐内壁的底部或侧壁，以火柴点燃，扣在皮肤上。此法多用于吸拔身体侧面，操作简便，吸附力也比较强。但是要注意，棉片上的酒精不能过多，以免滴落烫伤皮肤（图④）。

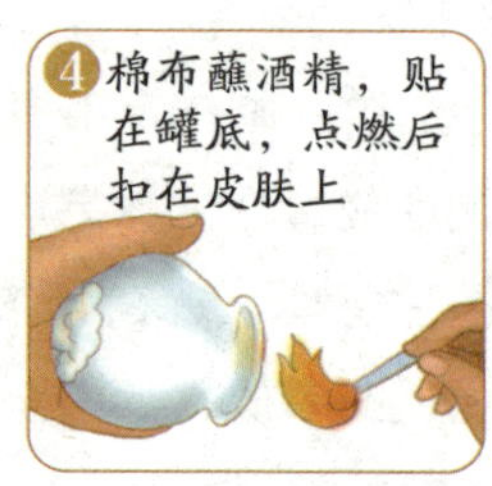
④棉布蘸酒精，贴在罐底，点燃后扣在皮肤上

滴酒法

保持罐口朝上，将几滴酒精或白酒滴入罐内底部，然后转动罐具，使酒精能均匀地蘸湿罐具的内壁，用酒精棉球点燃后迅速吸拔在施术部位。滴入酒精的多少应该根据罐体的大小决定，以不伤到皮肤为准。此法比较简单，但须注意酒精不可滴得太多，亦不可滴在靠口边处，以免酒精流至罐口，在点燃时烫伤皮肤（图⑤）。

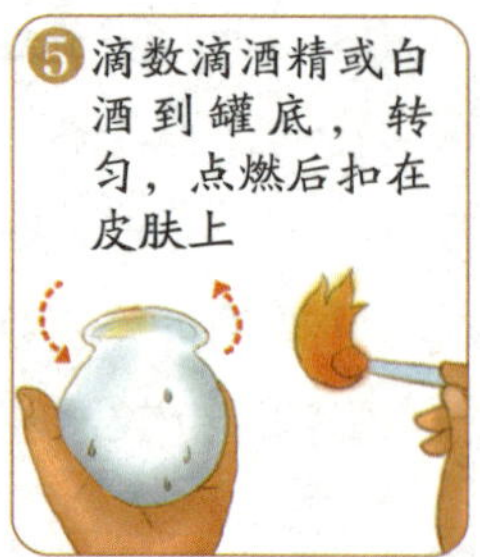
⑤滴数滴酒精或白酒到罐底，转匀，点燃后扣在皮肤上

水煮法

水煮法是指利用煮药液时蒸汽的力量，排去竹罐内的空气，使竹罐内形成负压，吸拔于皮肤表面的一种方法。著名的壮医竹罐疗法，就属于此种疗法。这种疗法也适用于木罐，可以根据病情选用相应的中药材煮罐，以提高治疗效果。具体方法是将罐具放在热水或者药液中煮3～5分钟，然后用镊子将罐夹出，甩掉水液后迅速用干毛巾捂住罐口，保持罐内的热气，然后趁热将罐扣在需要拔罐的位置，对其加压约半分钟，使其吸于皮肤之上（图⑥）。

⑥竹罐用药液煮3～5分钟，甩干后拔罐

抽气法

抽气法使用的是抽气罐，是直接抽出罐内空气以形成负压的一种拔罐方法。优点是罐内的负压大小容易掌握，不会引起烫伤，但是没有温热感，不能实施其他的手法，疗效有限（图⑦）。

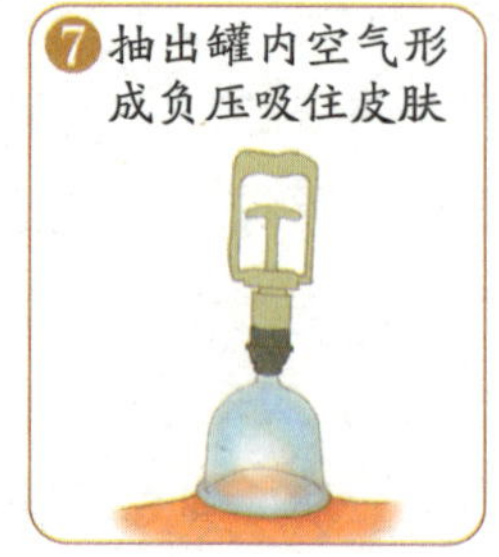
⑦抽出罐内空气形成负压吸住皮肤

特殊操作手法

留罐法

留罐法也叫坐罐法，是指将罐具吸附于皮肤上并停留一段时间的方法，一般是10～15分钟。这种方法是历史最悠久，使用最广泛的一种拔罐方法，适用于大部分病症。其分为单罐法和多罐法，单罐法即用一个罐治疗疾病的方法，其适用的病症比较简单，病变范围较小或者取穴较少的疾病。例如，牙痛拔颊车，头痛用太阳穴，局部软组织的损伤用阿是穴等。多罐法即指多个罐同时使用，适用于病变范围较广泛，病情复杂或者选穴比较多的疾病，如腰背部软组织损伤疼痛，一般面积比较大，所以用多罐法疗效比较好。多罐疗法治疗时又分为分散罐法和排罐法，例如，背部脊柱两侧从上到下成行排列多个罐子，叫做排罐法；罐子排列稀疏或者不成行的，叫做散罐法。留罐要考虑到病人的皮肤、部位、体质、火罐的吸力等。若吸力较强要相应地缩短留罐时间，夏季或肌肉较薄处留罐时间也不宜过长，否则容易起水泡（图⑧）。

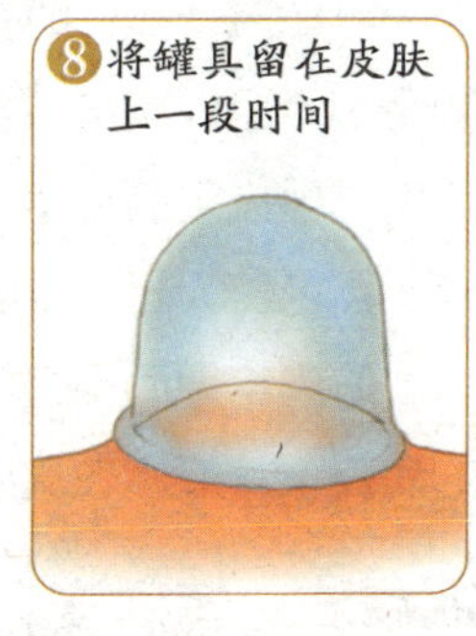
⑧将罐具留在皮肤上一段时间

闪罐法

闪罐法是临床上常用的一种方法，其具体操作方法是：用镊子夹住蘸过酒精的棉球，点燃后放入罐底，快速取出，将罐拔于病变部位，然后马上将罐取下，按照上面的方法再次吸拔于同一部位，这样反复多次的施术，直到皮肤潮红为止。

这种方法一般用于皮肤不太平整，容易掉罐的部位。是指在某一部位（如穴位、病灶点）使罐吸附于皮肤后，又立即取下，反复操作。适宜治疗肌肉萎缩、肢体的麻木酸痛或者有一些较虚弱的病症。

此法不会在皮肤上留下瘀斑，所以也适合在面部使用。注意，采用闪火法要使罐口始终向下，棉球经过罐口要快，防止反复多次的加热以致烫伤皮肤（图⑨）。

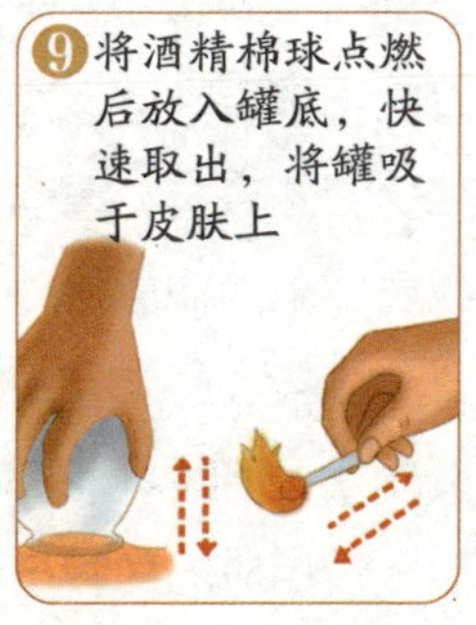
⑨将酒精棉球点燃后放入罐底，快速取出，将罐吸于皮肤上

熨罐法

熨罐法也叫滚罐法，是在闪罐法的基础上演化而来的。多次使用闪罐法后，罐体会变得温热，立即将罐体翻转，按摩穴位或者皮肤（图⑩）。

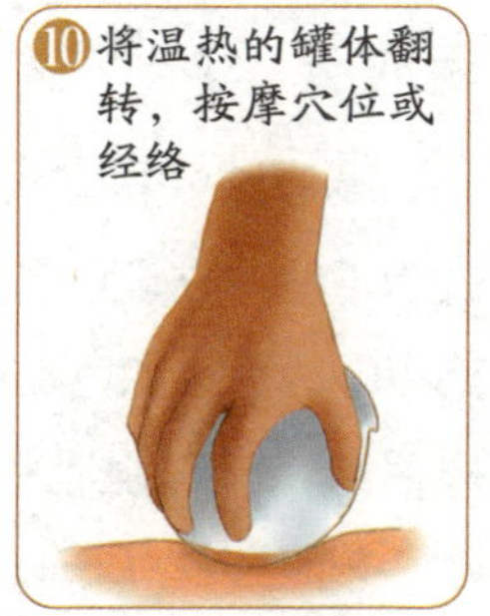
⑩将温热的罐体翻转，按摩穴位或经络

走罐法

走罐法又叫做行罐法、推罐法、滑罐法、移罐法等。具体操作时在皮肤表面或者罐口涂抹一层润滑剂，用闪火法将罐具吸附在皮肤上，循着经络或者需要拔罐的线路来回推罐，直到皮肤出现红、紫、黑色斑为止。走罐法一般用于治疗病变范围较大，肌肉丰厚而平整的部位，或者需要循经络拔罐的病症，常选用玻璃罐或陶瓷罐（图⑪）。

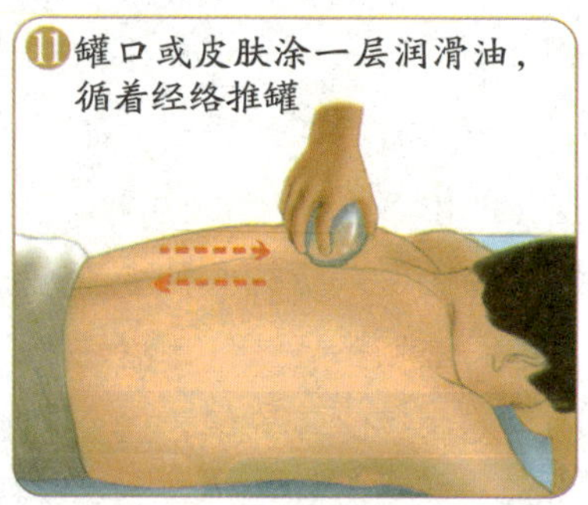
⑪罐口或皮肤涂一层润滑油，循着经络推罐

摇罐法、转罐法、提罐法

三者是在留罐法的基础上发展而来的。摇罐法是先将火罐牢固地吸拔在皮肤表面，然后均匀而有节奏地摇动火罐。操作时，手腕要放松，用力要柔和，速度不能太快，摇动的角度要适宜，以病人能耐受为度。这种反复的牵拉，增加了对皮肤和穴位的刺激量（图⑫）。

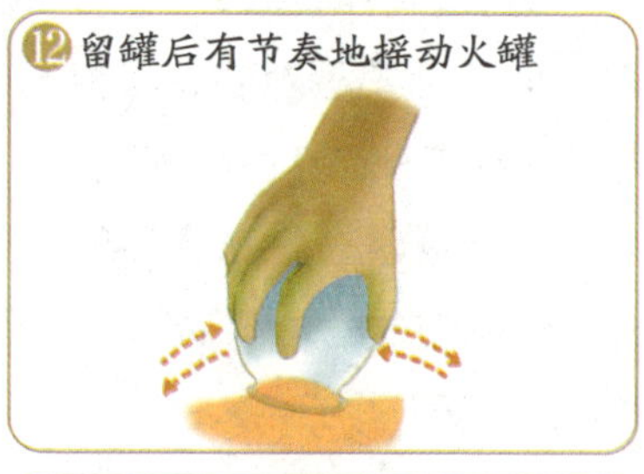
⑫留罐后有节奏地摇动火罐

转罐法较摇罐法力量大，刺激性强，留罐后使罐体来回转动。手法要轻柔，转动角度要适中，以患者耐受为度。这种方法对皮肤或者穴位可以造成更大的牵拉，增强了治疗效果，多用于穴位治疗或局部肌肉的放松（图⑬）。

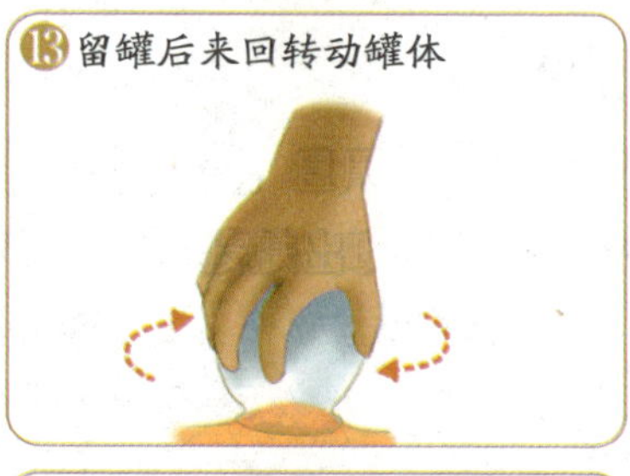
⑬留罐后来回转动罐体

提罐法是在留罐的基础上，为了增强吸拔效果，反复上提罐体，30～40次左右，使肌肤上下移动，对相应的内脏产生治疗作用。此法常用于治疗腹部的疾患，如胃痛、腹痛、痛经等，效果较好（图⑭）。

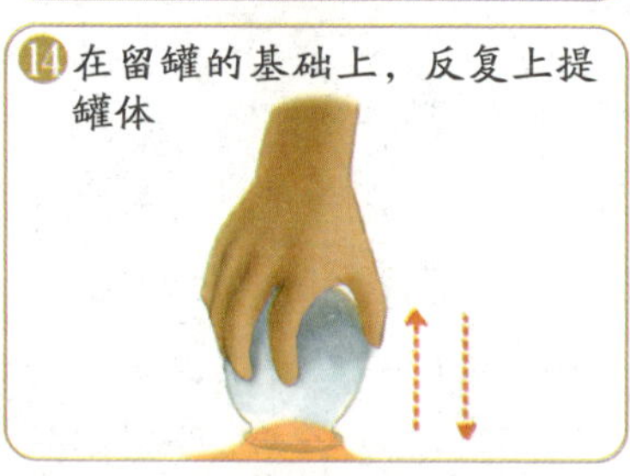
⑭在留罐的基础上，反复上提罐体

拔疱法

拔疱法是指在留罐的基础上，使吸拔部位产生水疱的方法。一般20～30分钟后，即有小米粒或者绿豆大小的密集的小水疱出现，既可以达到治疗目的，又有强壮的功能。起罐后不必将水疱刺破，一般在2～5天内即可消失（图⑮）。

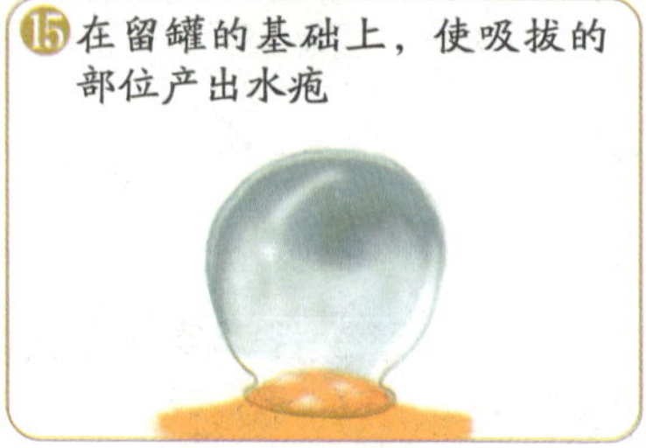
⑮在留罐的基础上，使吸拔的部位产出水疱

针罐法

此法是运用留针与拔罐结合，使针、罐产生协同治疗效果的一种方法。先用毫针在穴位上施用补泻手法，然后在以针为中心的部位上拔罐，留罐10～20分钟，一般使用玻璃罐，因为可以随时观察罐内的情况。本法常用于风湿痹症的治疗（图⑯）。

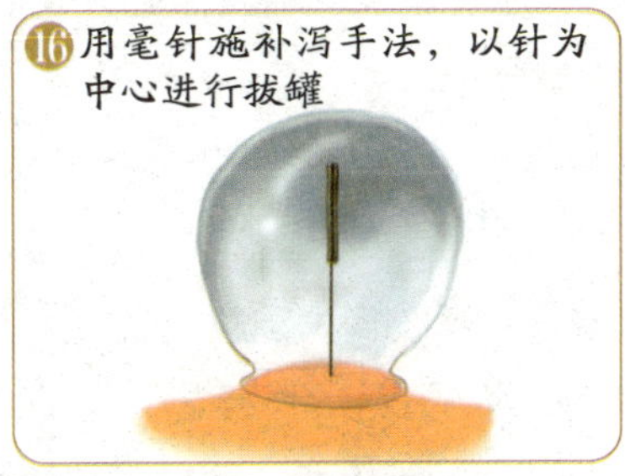
⑯用毫针施补泻手法，以针为中心进行拔罐

血罐法

血罐法，也可以叫做刺络拔罐法或者刺血拔罐法。具体方法是用三棱针点刺出血或用梅花针扣打病变部位，再行拔罐术，以加强治疗的效果。此法多用于丹毒、乳痈，外伤瘀血等疾病（图⑰）。

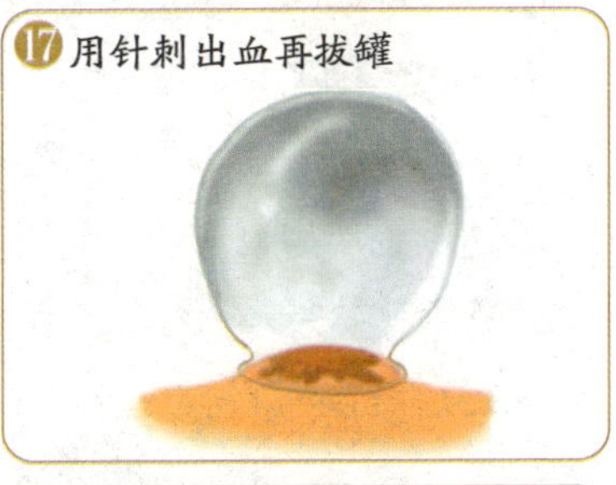
⑰用针刺出血再拔罐

挑痧罐疗法

是将拔罐和挑痧配合使用的一种方法。具体操作方法是：先在选定的部位上拔罐，待皮肤表面出现紫红或者紫黑的瘀血斑块后起罐，在斑块明显处用消毒针挑刺，每个部位挑2～3下，以皮肤渗液、渗血为度。

此法常用于中暑、闷痧、感染性热病、郁痧、痛经等（图⑱）。

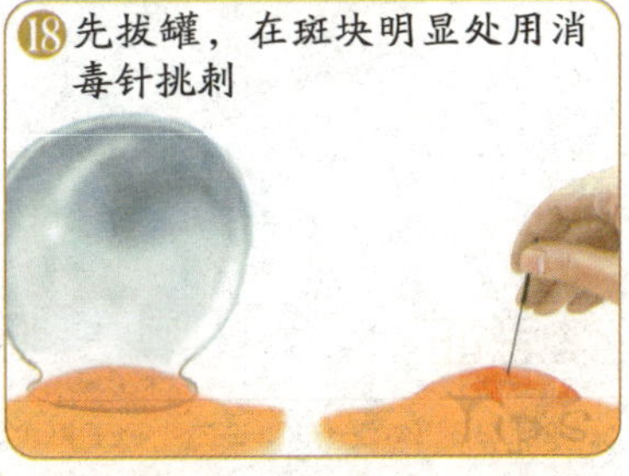
⑱先拔罐，在斑块明显处用消毒针挑刺

涂药拔罐法

在需要拔罐的部位，涂上煮好的中药液，然后将罐子吸拔在施术部位，留罐15～20分钟。这种方法适宜各种慢性病及疑难病证的治疗（图⑲）。

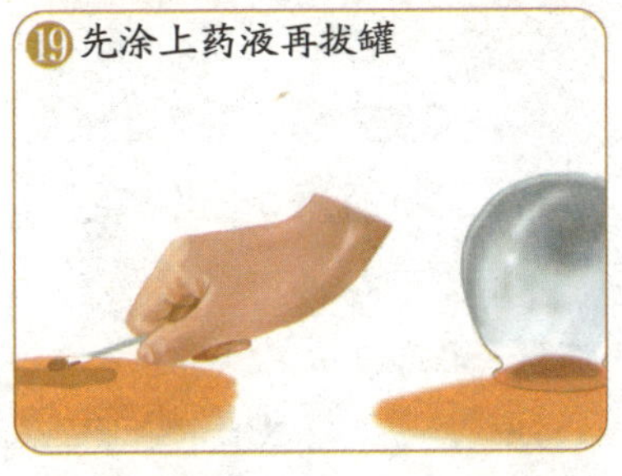
⑲先涂上药液再拔罐

养生祛病小妙招

正确拔罐六步走：一，确定病症；二，确定拔罐部位；三，确定患者体位；四，选择合适的罐具；五，选择排罐方法及拔罐顺序；六，开始拔罐。

拔罐的适用宜忌

适用证

◎**呼吸系统疾病：**急性上呼吸道感染、支气管扩张、肺炎、肺气肿、肺结核。主穴：大杼、风门、肺俞、膺窗。

◎**消化系统疾病：**急慢性胃炎、胃神经官能症、胃及十二指肠溃疡、胃下垂、胃肠痉挛、慢性腹泻、肝硬化、肝炎、慢性胆囊炎等。主穴：脾俞、胃俞、大肠俞、天枢。

◎**循环系统疾病：**高血压、低血压、冠心病、风湿性心脏病、病毒性心肌炎、心肌缺血、心肌梗死、心律不齐等。高血压取主穴：肝俞、胆俞、脾俞、肾俞、委中、承山、足三里。

◎**运动系统疾病：**颈椎关节痛、肩关节及肩胛痛、肘关节痛、背痛、腰椎痛、骶椎痛，髋痛等。主穴：在疼痛部位及其关节周围拔罐，根据部位选择罐的大小。

◎**神经系统疾病：**神经性头痛（主穴：大椎、大杼、天柱、至阳）、肋间神经痛（主穴：章门、期门及肋间痛区）、坐骨神经痛（主穴：秩边、环跳、委中）。

◎**泌尿系统疾病：**肾小球肾炎、尿路感染、泌尿系结石等。

◎**妇科疾病：**痛经（主穴：关元、血海、阿是穴）、闭经（主穴：关元、肾俞）、白带（主穴：关元、子宫、三阴交）、盆腔炎（主穴：秩边、腰俞、关元俞）。

禁忌证

◎**呼吸系统疾病：**活动性肺结核。

◎**血液系统疾病：**凝血机制差、有出血倾向，如血友病、紫癜等、失血症、白血病。

◎**循环系统疾病：**重度心脏病、心力衰竭。

◎**神经系统疾病：**重度神经质、狂症、狂躁不安、不合作。

◎**泌尿系统疾病：**全身性水肿。

◎**妇女疾病：**月经期间。

◎**外科疾病：**手术局部疝气史、外科骨折、广泛性皮肤病。

◎**其他疾病：**高热、全身剧烈抽搐或痉挛、施术部位溃疡、全身高度水肿、急性传染病。

禁用部位

大血管通过之处、乳头、心脏搏动处、鼻部、耳部、前后阴部、静脉曲张部、浅显动脉分布处，如腹股沟动脉搏动处、足背动脉搏动处等、孕妇腹部及腰骶部、敏感穴位、骨骼凸凹不平的部位、毛发过多的部位等。

拔罐的常见问题及解决方法

晕罐

如果在拔罐过程中，患者自觉头晕、目眩、恶心、心慌、面色苍白、冷汗淋漓、四肢厥逆、血压下降、脉搏微细无力等现象，甚至突然意识丧失，晕厥，即为晕罐。施术者应及时取下罐具，使患者平卧，采用头低脚高的体位。对于症状比较轻浅的，给病人喝些糖盐水，静卧片刻即可恢复。重者可将卧龙散或通关散吹入其鼻内，连吹2～3管，待病人打几个喷嚏以后，神志即可清醒，也可以针刺百会、人中、内关、中冲、少商、合谷、十宣或者艾灸百会、中极、关元、涌泉等穴位。一般初次接受治疗的病人、年老体弱者、儿童以及神经紧张、空腹等病人都容易出现这种情况。

气胸

在使用针罐时，要注意拔罐可以使皮肤突起，肌肉收缩，加上底部的撞压，容易使针体弯曲或针尖的深度增加，尤其是胸背部，容易造成气胸，要慎用此法。如果出现这种情况，一定要让病人卧床休息，送入医院治疗。起罐后，治疗部位可能出现潮红或紫红色疹点，用消毒纱布或者干棉球轻轻擦去罐斑处的水珠、润滑剂、血迹等，如果拔罐部位有痒感，嘱咐病人不能用手抓，以免感染。

烫伤

对于这种情况，可以事前在拔罐的地方涂些水，使局部温度降低，从而保护皮肤，降低烫伤发生的可能性；酒精棉球的火焰一定要朝向罐底，不能挨着罐口，罐口也不能沾上酒精。

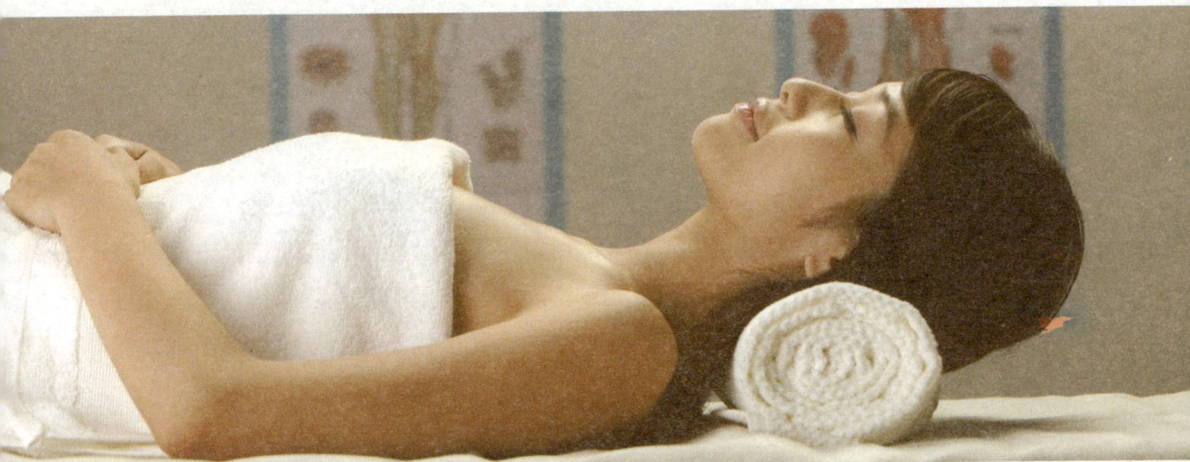

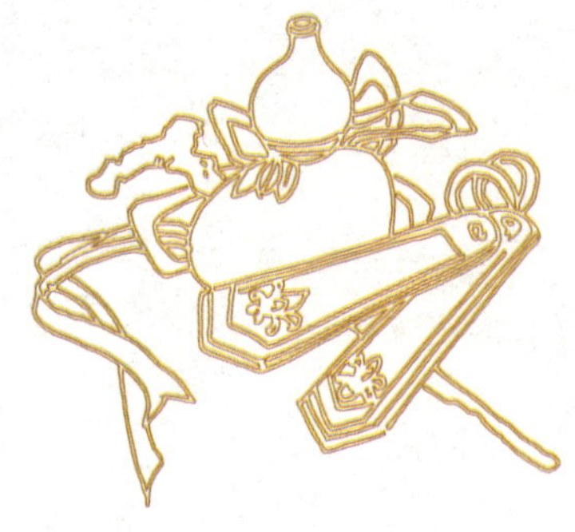

艾灸疗法——传导幸福

艾灸的特点

简便易行

《小品方》云："夫针须师乃行，其灸凡人便施。"

艾灸疗法比较方便，只要有艾绒或艾条就可以直接用来施灸。在施灸过程中，艾条不用消毒，配用物品如姜、蒜等也便于取材。至于艾灸常用工具艾盒、艾筒等器具也比较容易买到。尤其对于那些爱好养生又不愿意去医院的人，更适合在家自疗或互疗。

另外，与需要有较为严格的专业要求的针刺疗法不同，艾灸疗法比较容易学，只要找对艾灸部位，掌握艾灸的时间和方法，不管是隔物灸还是温和灸都可以学习和操作。而且患者在自疗的过程中也比较便于调节温度，非常适合日常家庭保健。

绿色无创

艾灸疗法没有什么不良反应，与针刺疗法相比更安全，不存在弯针、断针等情况。即使初学者对于艾灸的穴位及操作流程不太熟悉，影响疗效，但是只要稍加用心，注意艾灸的穴位，把握好温度及操作时间的要求，就不会发生任何事故，是比较绿色无创的疗法。

物美价廉

艾灸的主要原料是艾叶，使用时常用艾叶的加工品艾绒，价格便宜，取之广泛，而且艾绒的制作工艺较为简单，人人都可以采集艾叶，加工成艾绒，进而制成艾炷、艾条等。这样不仅便捷还节约了成本。而那些常用的蒜、姜等垫物也能随处买到，价格也较为实惠。相对于昂贵的药物来说，艾灸物美价廉，尤其适用那些医疗条件有限的偏远地区人民使用。

常用艾灸法

直接艾炷灸

艾炷灸是将纯净的艾绒，放在平板上，用手搓捏成大小不等的圆锥形艾炷，置于施灸部位点燃而治病的方法。常用的艾炷或如麦粒，或如苍耳子，或如半截橄榄等。艾灸又分直接灸与间接灸。

直接灸是将大小适宜的艾炷直接放在皮肤上施灸。若施灸时需将皮肤烧伤化脓，愈后留有瘢痕，称为瘢痕灸。若不烧伤皮肤、不让其化脓、不留瘢痕，称为无瘢痕灸。

无瘢痕灸

施灸时先在所灸腧穴部位涂以少量的凡士林（图①），以使艾炷便于黏附，然后将大小适宜的艾炷置于腧穴上点燃施灸，不等艾火烧到皮肤，当患者感到微有灼痛时，即用镊子将艾炷夹去，更换新艾炷再灸。连续灸3～7壮，一般以灸至局部皮肤轻度红晕不起疱为度。因其不留瘢痕，易为患者接受，一般虚寒性疾患均可使用此法。

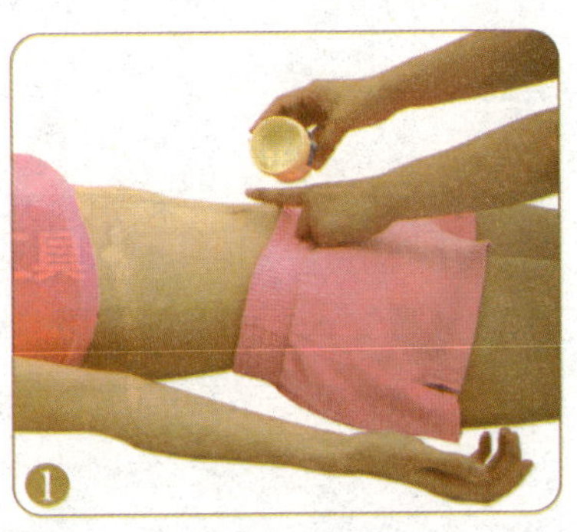
①

瘢痕灸

瘢痕灸又称化脓灸。施灸前先将所灸腧穴部位涂以少量的大蒜汁，以增加黏附和刺激作用，然后将大小适宜的艾炷置于穴位上，用火点燃艾炷施灸。每壮艾炷必须燃尽，除去灰烬后方可继续灸。灸治完毕后应将局部擦拭干净，然后在施灸部位上敷贴玉红膏，可1～2日换敷贴一次。在正常情况下，灸后1周左右，施灸部位化脓形成灸疮，5～6周灸疮自行痊愈，结痂脱落后留下瘢痕。临床上常用于哮喘、慢性胃肠炎、发育障碍等慢性疾病。

间接艾炷灸

在艾炷下面垫一衬隔物放在穴位上施灸的方法称间接灸。因其衬隔药物的不同，又可分为隔蒜灸、隔盐灸等。间接灸火力温和，具有艾灸和垫隔药物的双重作用，受术者易于接受，直接灸更常用，适用于慢性疾病和疮疡等。

隔姜灸

将新鲜生姜切成直径2～3厘米、厚0.2～0.3厘米的薄片，中心用针穿刺数孔

（图②），然后将姜片置于应灸的腧穴部位或患处，再将艾炷放在姜片上点燃施灸。当患者感到微有灼痛时，更换艾炷再灸，至局部皮肤潮红为止。生姜具有解表、散寒、温中、止呕的作用，故此法多用于治疗外感表证和虚寒性疾病，如感冒、呕吐、腹痛、发热、泄泻等。

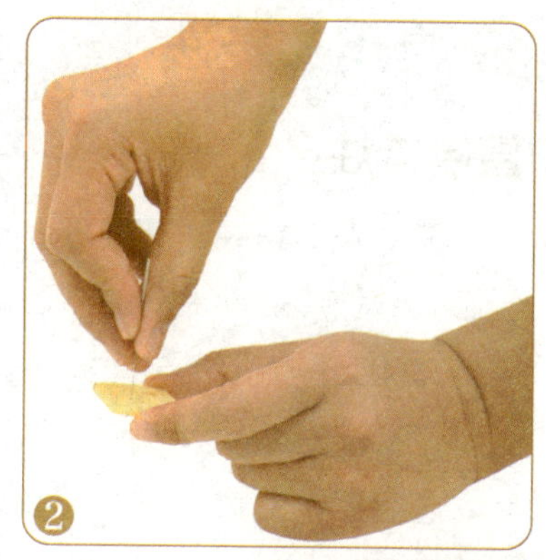
②

隔盐灸

用纯净的食盐填敷于脐部（图③），再放上薄姜片，上置艾炷施灸。隔盐灸多用于治疗急性腹痛、吐泻、痢疾、四肢厥冷和虚脱等。

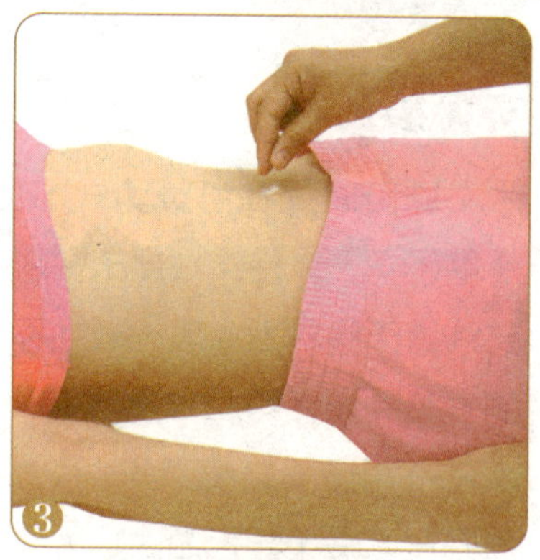
③

隔蒜灸

用鲜大蒜头，最好为独头大蒜，切成0.2~0.3厘米厚的薄片，中间用针穿刺数孔（图④）。将艾绒做成花生米大的艾炷备用。将蒜片置于穴位或患处，然后将艾炷放在蒜片上，点燃施灸。待艾炷燃尽，更换艾炷再灸，每灸4~5壮，换去蒜片，每穴一次可灸5~7壮。因大蒜液对皮肤有刺激性，灸后容易起疱，故应注意防护。大蒜具有解毒、健胃、杀虫之功效，因此，本法多用于治疗肺结核、腹中积块及未溃疮疖等。

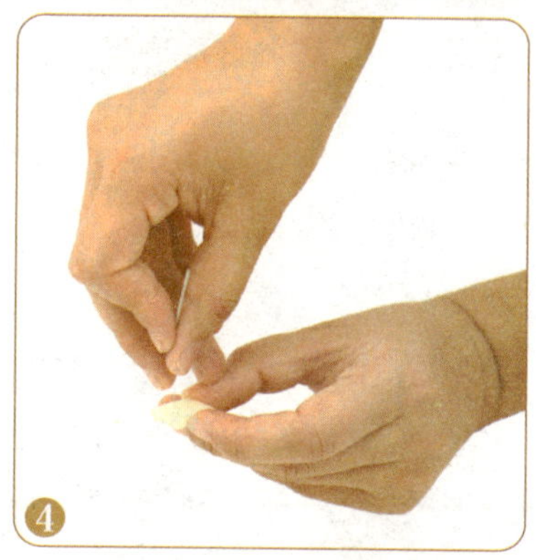
④

隔附子灸

隔附子（附子饼）灸。以附子片或附子饼（将附子切细研末，以黄酒调和做饼，厚约0.5厘米，直径约2厘米）作间隔，用针刺数孔，放在应灸腧穴或患处（图⑤），上面再放艾炷施灸，可根据病情选取适当的部位灸治，药饼干后更换，直至皮肤出现红晕。药饼灸后可重复再用。附子有温肾补阳的作用，故用来治疗各种阳虚证，如阳痿、早泄以及外科疮疡久不收口等。

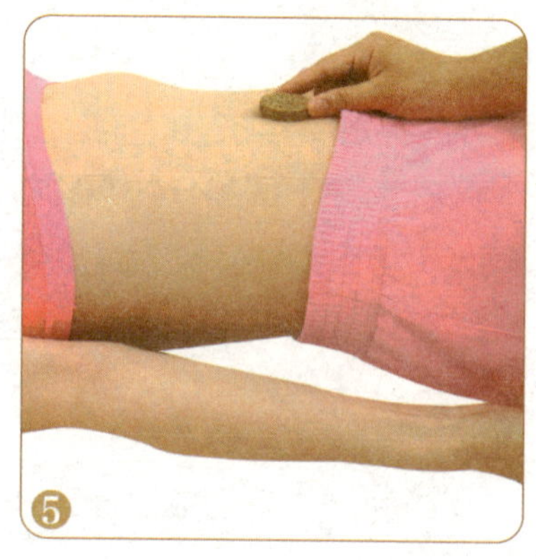
⑤

隔胡椒饼灸

以白胡椒末适量，加面粉和水制成厚约0.5厘米、直径约2厘米的圆饼，使中央呈凹陷形，置适量药末（如丁香、麝香、肉桂等）填平，上置艾炷灸治。每次5～7壮，以受术者感觉温热舒适为度。胡椒有温中散寒之功，主要用于治疗胃寒呕吐、腹痛泄泻、风寒湿疼痛、麻木等。

艾条灸

艾条灸是艾灸法的一种，是一种用特制艾条在穴位上熏烤的方法。如在艾绒中加入辛温芳香的药物制成药艾条施灸，就叫做药条灸。常用的有温和灸、雀啄灸和回旋灸。

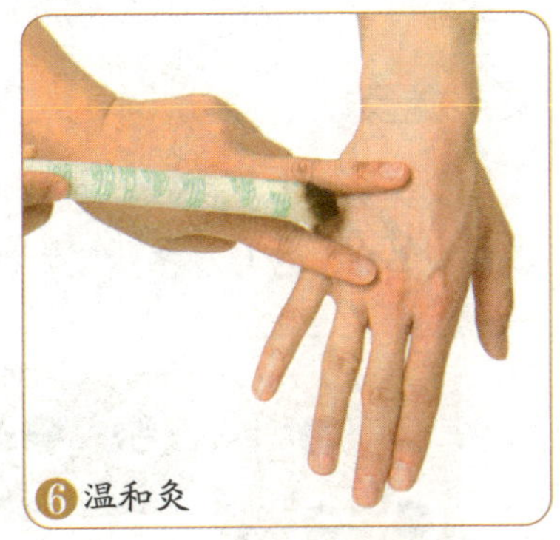
⑥温和灸

温和灸

施灸时，将艾条一端点燃，对准应灸的腧穴部位或患处，在距离皮肤2～3厘米处熏烤，使局部有温热、无灼痛感为宜，一般每穴灸5～7分钟，至皮肤出现红晕为度。对昏厥或局部感觉减退的患者及儿童，施术者应将食指、中指置于施灸部位两侧，以测知局部受热程度，随时调节施灸距离，掌握施灸时间，防止烫伤（图⑥）。

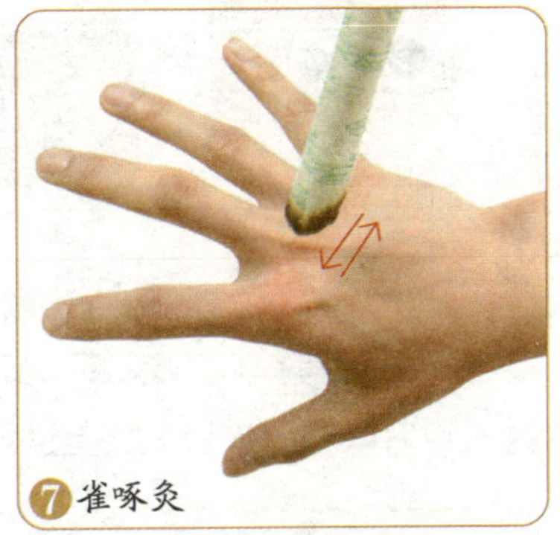
⑦雀啄灸

雀啄灸

施灸时，艾条点燃的一端与施灸部位的皮肤并不需要固定在一定的距离，而是如鸟雀啄食一样，一上一下地活动着施灸（图⑦）。

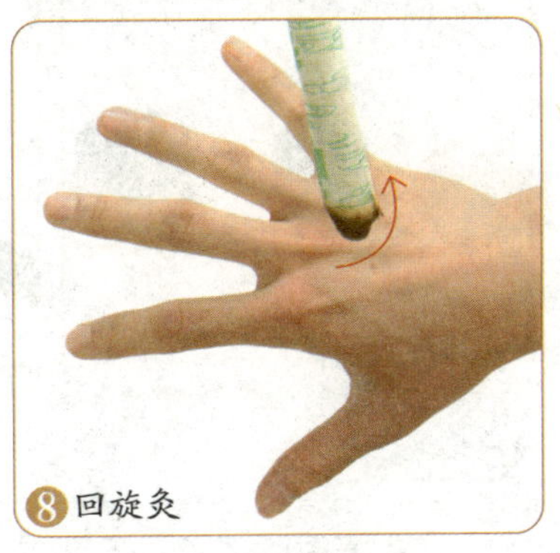
⑧回旋灸

回旋灸

施灸时，艾条点燃的一端与施灸皮肤虽然要保持一定的距离，但位置不固定，而是以施灸部位为中心，均匀地向左右方向移动或反复地旋转着施灸（图⑧）。

温针灸

操作时，将针刺入腧穴得气后，留针于适当深度，然后将针柄上穿置长约1.5厘米的艾条点燃进行施灸，或将纯净细软的艾绒捏在针尾上点燃施灸。待艾绒或艾条烧完后，除去灰烬，再将针取出。施灸时应叮嘱受术者不要移动体位，并在施灸下方垫一纸片，以防艾火掉落灼伤皮肤或衣物。

艾灸器灸

艾灸器是一种专门用于施灸的器具，用艾灸器施灸的方法叫艾灸器灸。施灸时，施术者点燃艾绒后，先将艾灸器盖好，用手持长柄将艾灸器置于施灸的穴位或患病部位上来回熨烫，直到局部发红为止。

艾灸盒灸

艾灸盒是艾灸的首选辅助器具，通常为木制或竹制，根据其孔眼数不同可分为单孔艾灸盒、双孔艾灸盒、多孔艾灸盒。

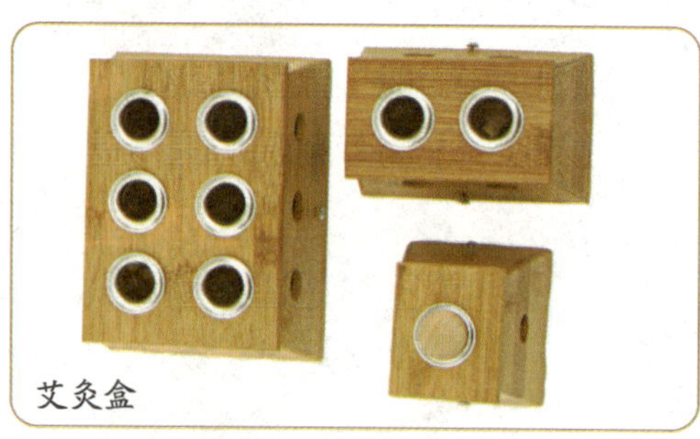
艾灸盒

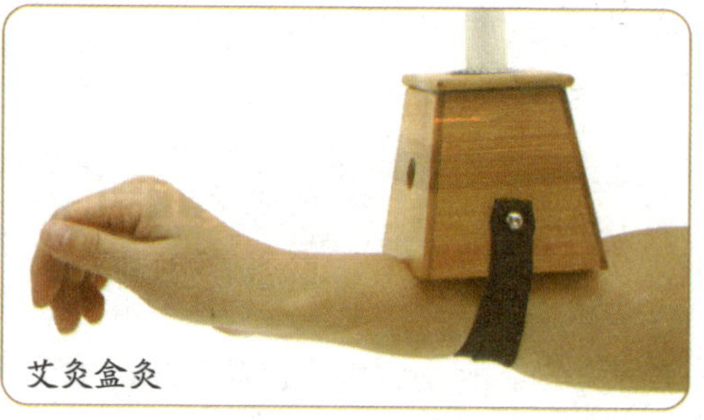
艾灸盒灸

艾灸罐灸

艾灸罐有单罐、双罐、多罐之分，可以在全身不同部位使用，艾灸罐可以手持，也可以用绑带缚在身上进行艾灸，使用起来也很方便。

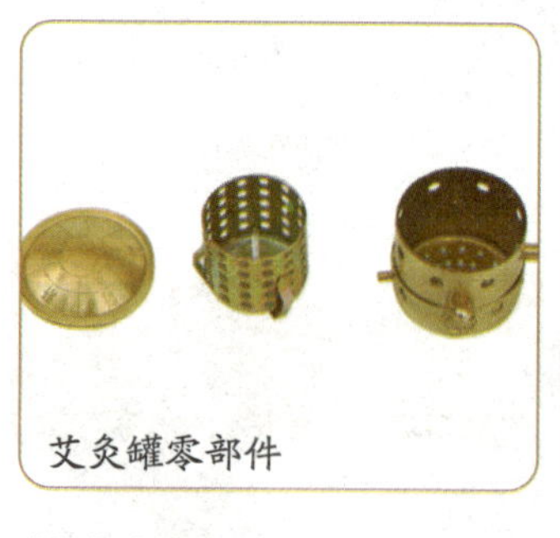
艾灸罐零部件

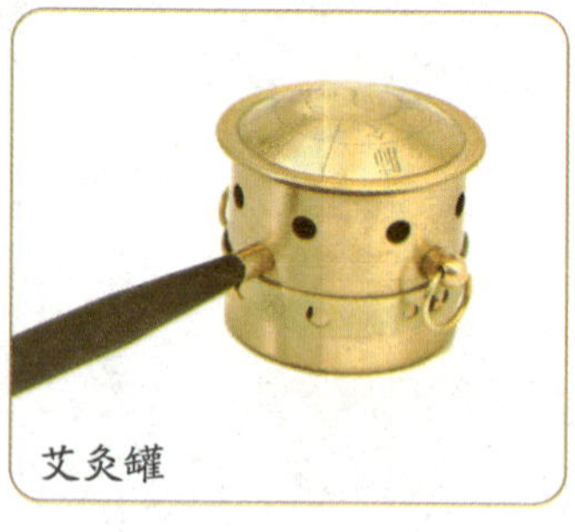
艾灸罐

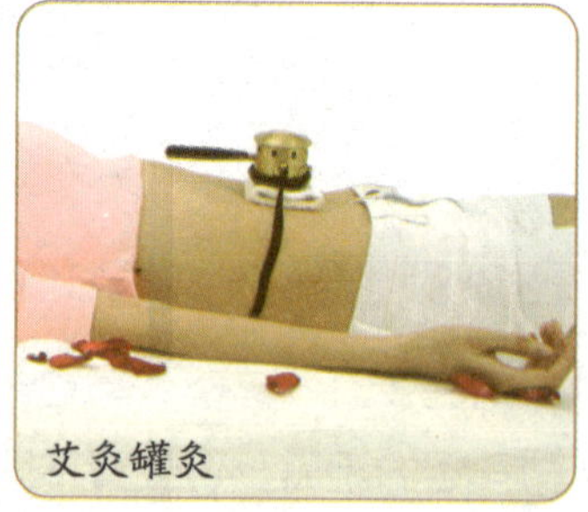
艾灸罐灸

艾灸管灸

艾灸器具除了艾灸盒和艾灸罐外，还有艾灸管。艾灸管是用竹管或苇管做成特制的艾灸管，插入耳道内施灸的一种方法。现在应用于临床上的艾灸管主要有一节管状器和两节管状器两种，主要用于治疗面瘫。

艾灸的注意事项

艾灸讲究先后有序

古人认为，施灸应讲究先阳后阴、先上后下、先少后多、先小后大的顺序。所谓先阳后阴是指要先灸阳经后灸阴经，先灸背部后灸腹部；先上后下是指要先灸头部后灸四肢；先少后多是指施灸的壮数由少到多，逐渐增强；先小后大是指先灸小艾炷，后灸大艾炷。在具体施灸的过程中，这个顺序并不是一成不变的，而是应结合病情灵活应用。

艾灸要把握好灸的量

壮

古代将艾灸的计数单位称为“壮”，每燃烧完1个艾炷就称为“1壮”。艾炷越大或艾灸壮数越多，那么刺激量也就越大。一般每个穴位灸3～7壮。

艾灸的距离

距离越近，刺激量越大。因此，艾条施灸一般距离皮肤2～3厘米，以不灼伤皮肤为度。

施灸的时间

时间越长，刺激量越大，一般以5～10分钟为宜。

艾灸时要防止烫伤

对昏厥或局部感觉减退的患者及儿童进行艾条灸时，施术者应将食指、中指两指置于施灸部位两侧，以测知局部受热程度，随时调节施灸距离，掌握施灸时间，以防止烫伤。

艾灸后要注意防火

艾炷、艾条极易燃烧，因此要特别注意防火安全，最好将其放在密闭的玻璃容器中保存。用完后一定要将其完全熄灭。

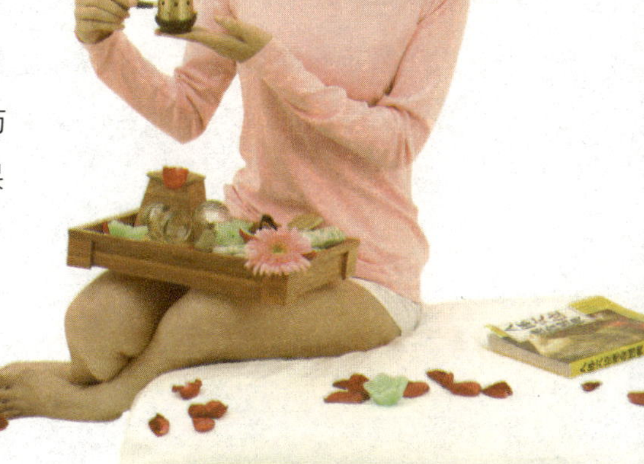

● 艾条讲究量和度，一般以施灸处感到温热、舒适为度

艾灸的适用宜忌

艾灸是通过刺激穴位，继发经络的功能，从而达到调节机体各组织器官功能失调的治疗目的。总体而言，艾灸的适应证非常广泛，不论寒热虚实、表里阴阳，都有灸法的适应证。归纳起来，主要有以下几个方面：

适用证

◎内科病症。感冒、流行性腹泻、慢性支气管炎、支气管扩张症、支气管哮喘、慢性胃炎、胃下垂、冠心病、高血压、风湿性关节炎等。

◎外科病症。乳腺增生、褥疮、颈椎病、腰扭伤、狭窄性腱鞘炎、肱骨外上髁炎、骨关节炎、骨结核、慢性前列腺炎、前列腺肥大症、直肠脱垂等。

◎皮肤科病症。带状疱疹、斑秃、银屑病、冻疮、神经性皮炎、黄褐斑、鸡眼等。

◎妇产科病症。子宫脱垂、习惯性流产、外阴白色病变、胎位不正、功能性子宫出血、痛经、慢性盆腔炎等。

◎儿科病症。流行性腮腺炎、小儿腹泻、小儿厌食、小儿遗尿等。

◎五官科病症。近视、睑腺炎、青光眼、白内障、过敏性鼻炎、萎缩性鼻炎等。

禁忌证

◎器质性病症：器质性心脏病。

◎出血倾向性病症：血友病、血小板减少症。

◎神经精神性病症：精神分裂症、狂躁不安、重度神经质等。

◎妇科病症：崩漏、经期血量多。

◎代谢性病症：糖尿病。

◎实热证或阴虚发热、邪热内炽等证：高热、高血压危象、肺结核晚期、大量咯血、呕吐、贫血、皮肤痈疽等。

禁忌部位

大血管走行的体表区域、黏膜附近均不宜施灸。皮薄、肌少、筋肉结聚处，妊娠期妇女的腰、骶部，下腹部，乳头，阴部，睾丸等不能施灸。另外，面部、颈部不要直接灸。

艾灸常见问题及解决方法

晕灸

艾灸后偶然会出现发热、疲倦、口干、头晕、烦躁等现象，不必过于担心，可以尝试活动活动身体，饮适量温开水，或针刺合谷、后溪等穴，可迅速缓解不适症状。

烫伤

实施瘢痕灸者，在灸疮化脓期间，要注意保持局部清洁，并用膏药保护灸疮，每日换药1次，至结痂为止。还要注意适当休息，加强营养，防止受凉。如果灸疮出现流黄绿色脓液或有渗血现象，可涂抹杀菌软膏，至结痂自愈为止。

用瘢痕灸以外的方法施灸后，患者的局部皮肤会有微红灼热的现象，这是正常的，无需特殊处理。如果出现水疱，可用消过毒的毫针将水疱挑破，放出水液，或用注射针具将水液抽出，再涂上甲紫，最后用纱布包敷，数日后即可痊愈。

过敏

若出现局部或全身过敏性皮疹者，一般于停止艾灸后几天内可自然消退。在此期间应服用抗组胺、维生素C等药物，多饮水。如兼有发热、奇痒、口干、烦躁不安等症状时，可适当应用皮质类激素，如泼尼松，每日服20～30毫克。情况严重者应及时去医院就诊。

● 艾灸后若出现晕灸、烫伤或过敏等状况一定要冷静处理

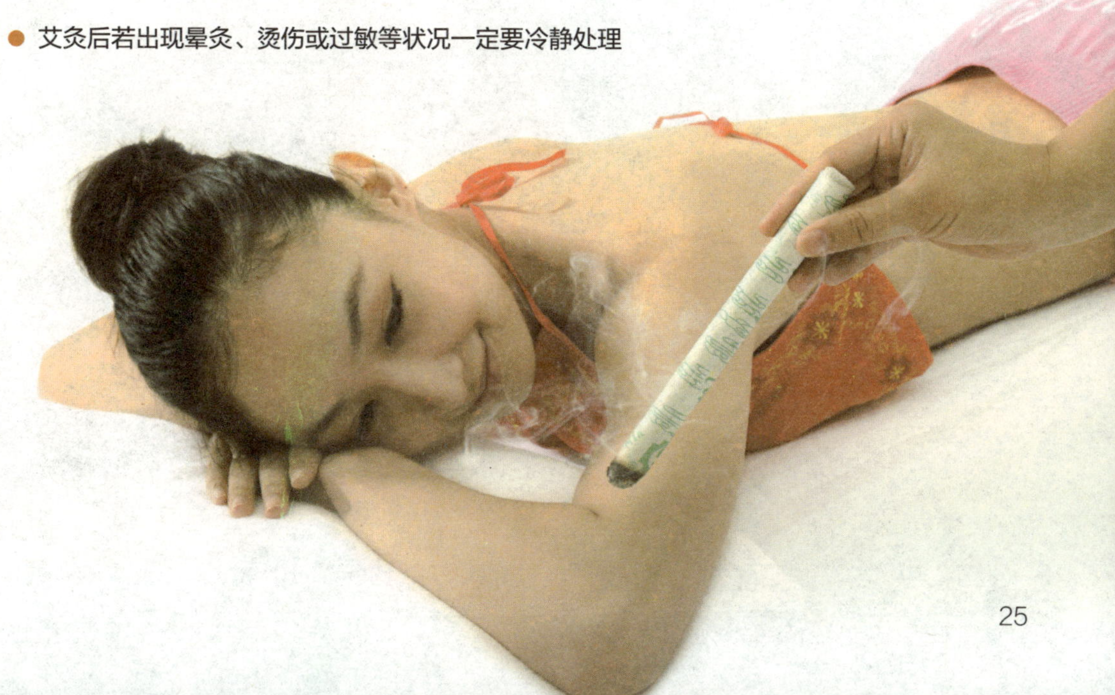

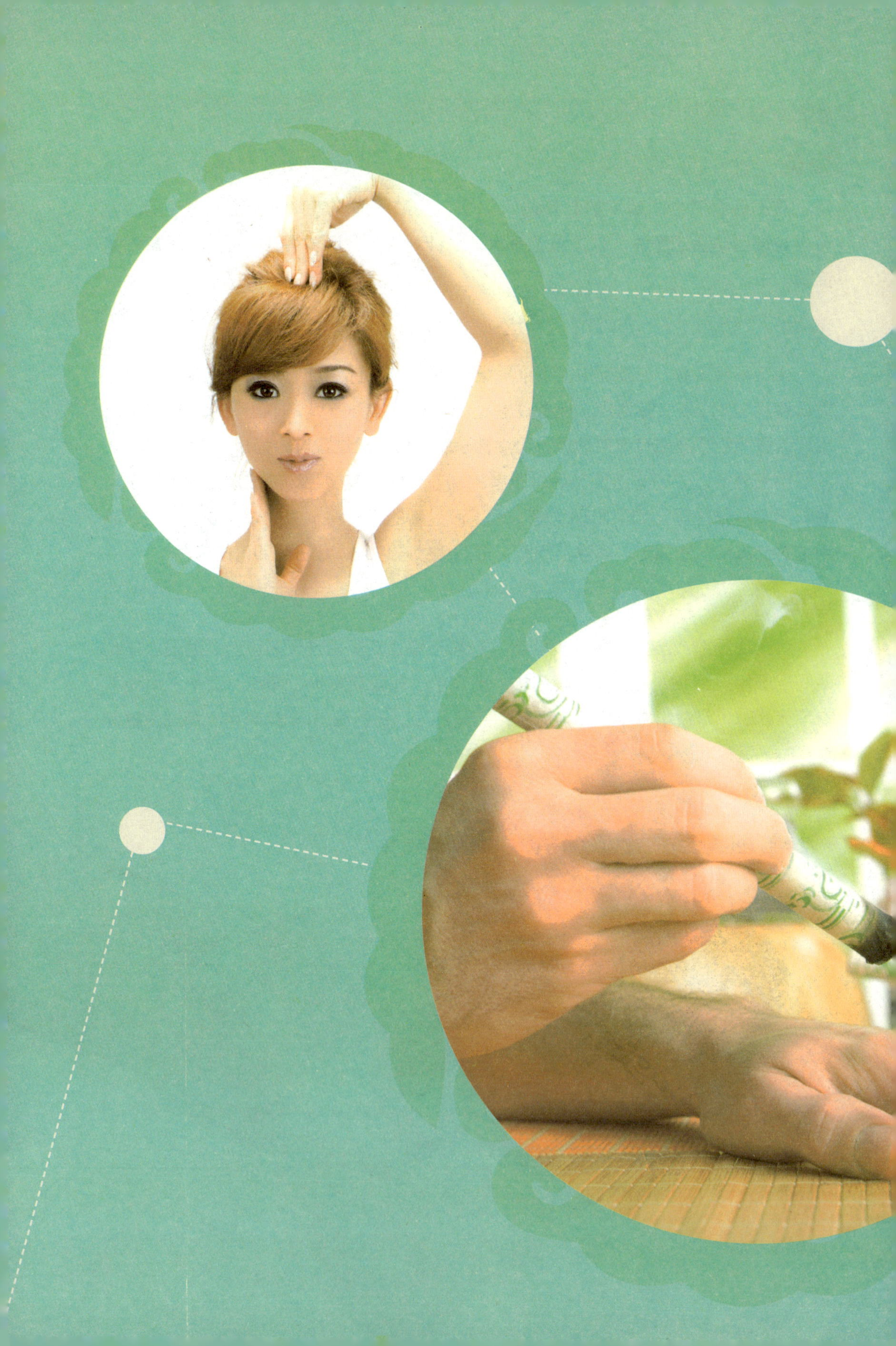

第二章 三大自然疗法的循行路线——经络

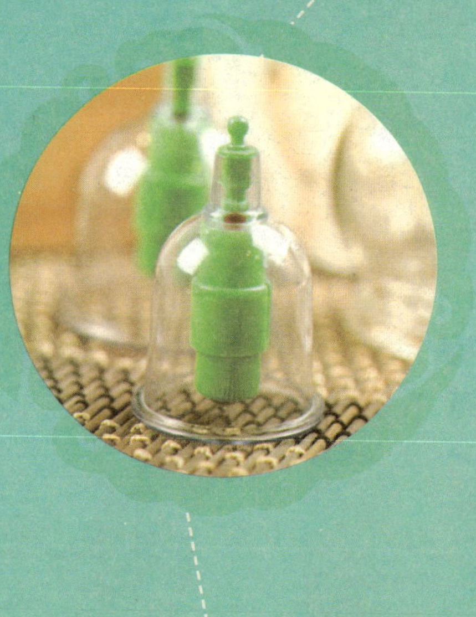

经络是中医学的重要组成部分，它的神奇令全世界人们对中医刮目相看。认识经络，了解穴位疗法，不但可以强身健体，还能防病祛病。

手太阴肺经

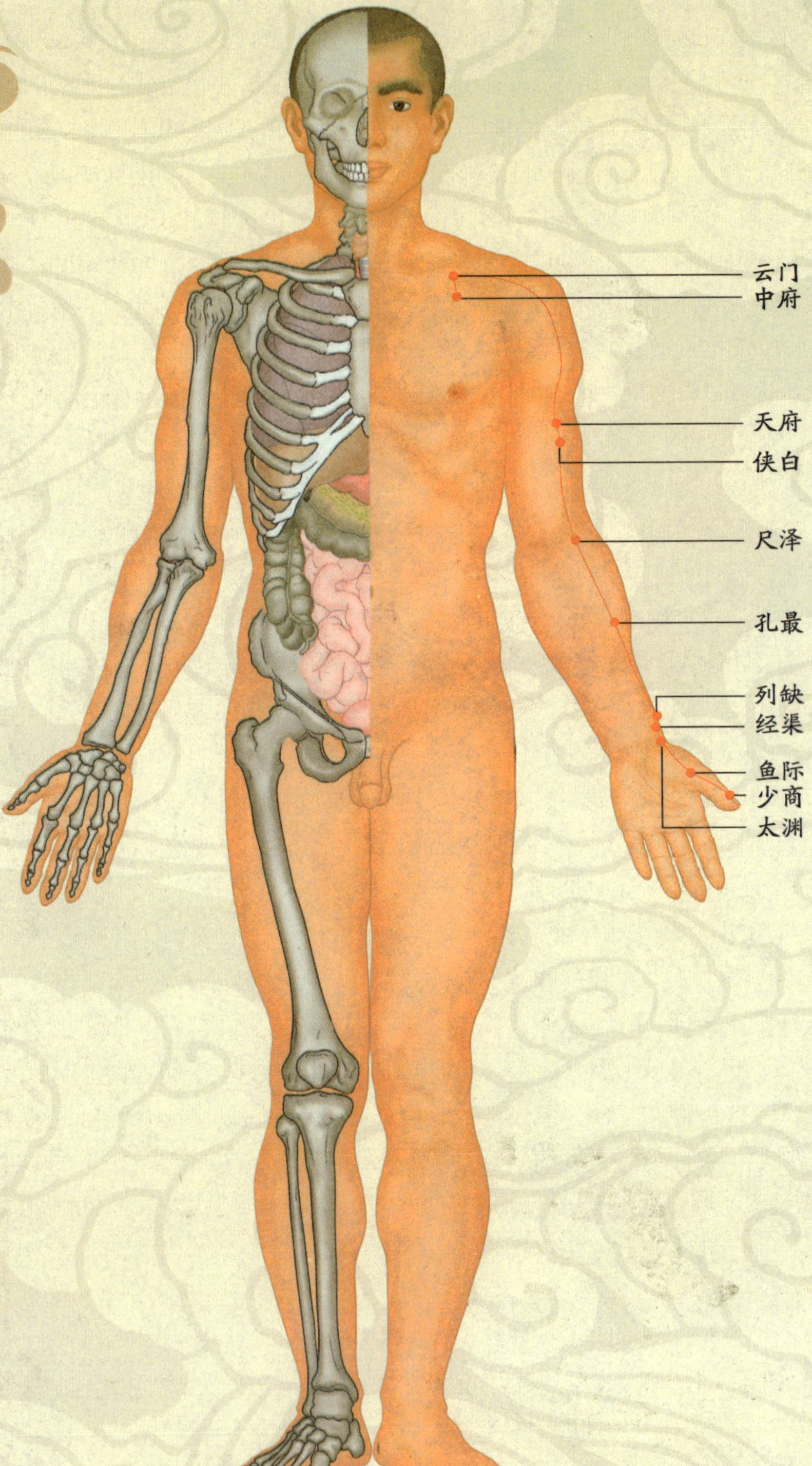

云门
中府
天府
侠白
尺泽
孔最
列缺
经渠
鱼际
少商
太渊

功能主治

本经腧穴主治咳喘、咳血、咽喉痛等肺系疾病及本经脉循行线上的其他病症，如咳嗽、喘息气粗、心烦、胸闷、手臂的内侧前缘酸痛厥冷或掌心发热等。

肺经养生时间

肺经经气最旺的时间是寅时，也就是早上3～5点，但这时人们往往处于睡眠之中，这时按摩手太阴肺经显然是不现实的。不妨利用同名的经络来实现，即在足太阴脾经经气最旺的时候，也就是上午9～11点，来按摩脾经，同样能达到祛病养生的效果。

另外，肺对应季节上的秋天，秋天是养肺的好时节，要把握时机养生祛病。

肺经循行路线

手太阴肺经起始于中焦胃部，向下联络于大肠，回绕过来沿着胃上口，穿过膈肌，进入肺脏。从肺系上行至气管、喉咙部，横行出于腋下（中府、云门），沿上臂内侧下行，行于手少阴心经、手厥阴心包经的前面（天府、侠白），向下经过肘窝（尺泽），沿前臂内侧前缘（孔最），进入寸口——桡动脉搏动处（经渠、太渊），上向大鱼际部，沿边际（鱼际），出于拇指的桡（内）侧端（少商）。

手腕后方的支脉：从列缺处分出，沿着手腕背侧走向食指的桡（内）侧端（商阳），与手阳明大肠经相接。

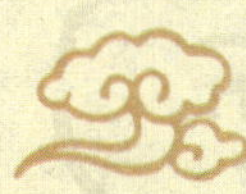
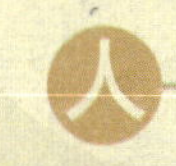

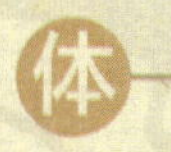

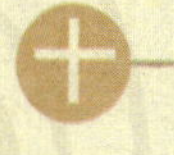

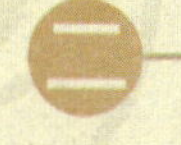

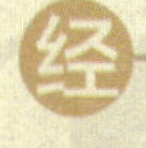

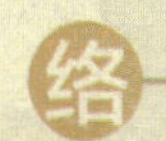

手阳明大肠经

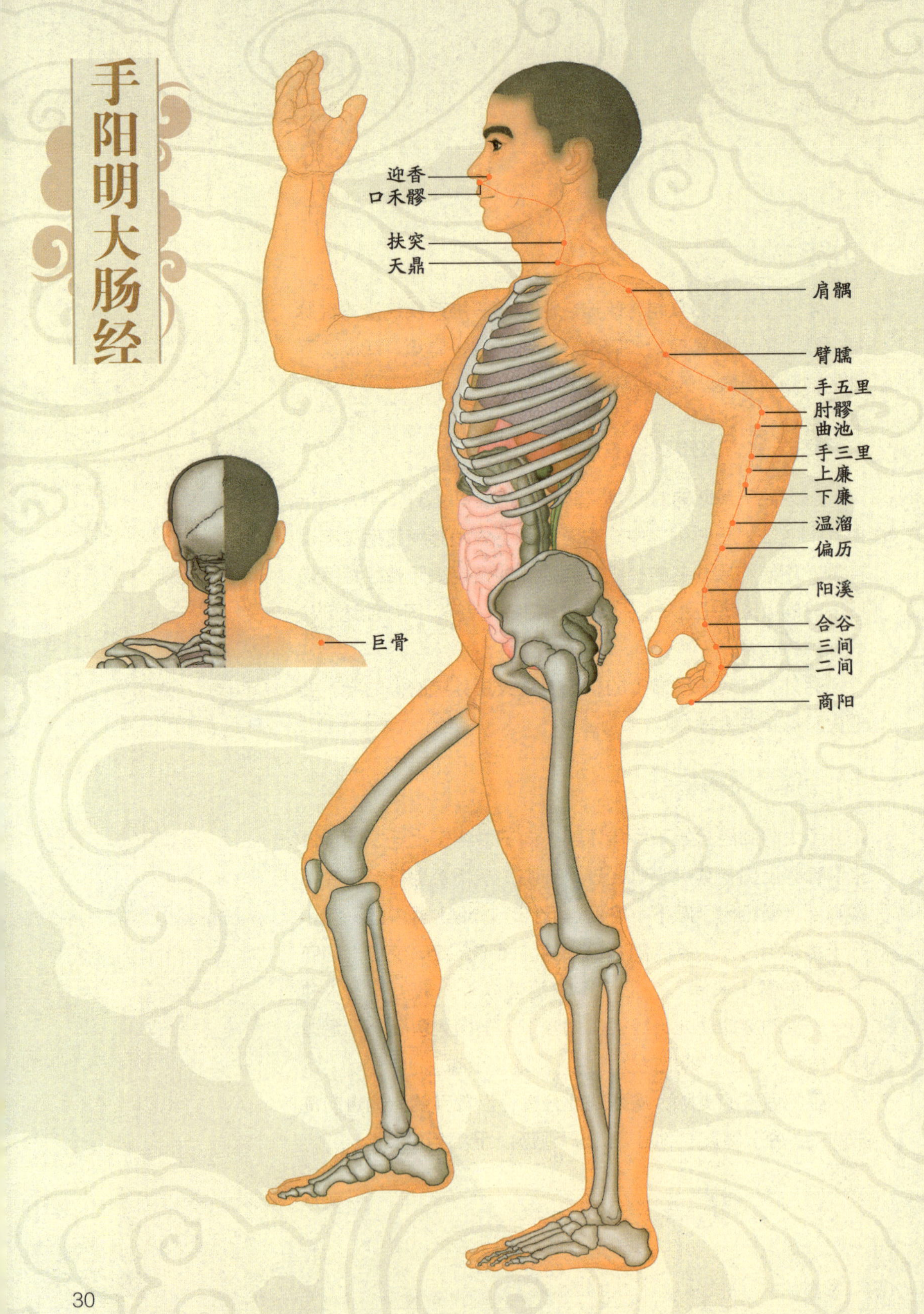

功能主治

本经腧穴主治头面五官疾患、热病、皮肤病、肠胃病、神志病以及经脉循行所经过部位的病症。

大肠经养生时间

卯时气血流注于大肠经，也就是说，早上5～7点是大肠经经气最旺。清晨起床最好在排大便之后锻炼身体，做一下养生操，可以用一手搓摩另一手臂，着重按摩手臂的前缘以及颜面和颈部，以促进大肠经气血循环，也可以打打太极拳以舒展经络。

大肠经循行路线

手阳明大肠经从食指末端起始（商阳），沿食指桡（内）侧缘（二间、三间）向上，通过第1、第2掌骨之间（合谷)，进入两筋（拇长伸肌腱和拇短伸肌腱）之间的凹陷处（阳溪），沿前臂桡侧（偏历、温溜、下廉、上廉、手三里），进入肘部外侧（曲池、肘髎），再沿上臂外侧前缘（手五里、臂臑），上走肩端，沿肩峰前缘，向上交会于颈部（大椎），再向下入缺盆（锁骨上窝部），联络肺脏，通过横膈，属于大肠。

缺盆部支脉：从锁骨上窝上行颈旁（天鼎、扶突），通过面颊，进入下齿龈，回绕至上唇，交叉于水沟（人中）——左脉向右，右脉向左，分布在鼻孔两侧（迎香），与足阳明胃经相接。

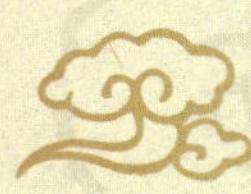
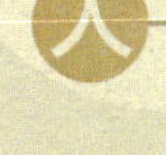

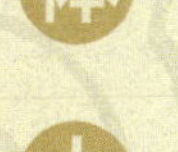

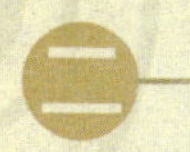

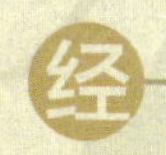

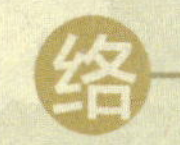

足阳明胃经

头维
四白
承泣
巨髎
下关
颊车
地仓
大迎
人迎
水突
缺盆
气舍
气户
库房
屋翳
膺窗
乳中
乳根
不容
承满
梁门
关门
太乙
滑肉门
天枢
外陵
大巨
水道
归来
气冲
髀关
伏兔
阴市
梁丘
犊鼻
足三里
上巨虚
条口
丰隆
下巨虚
解溪
冲阳
陷谷
内庭
厉兑

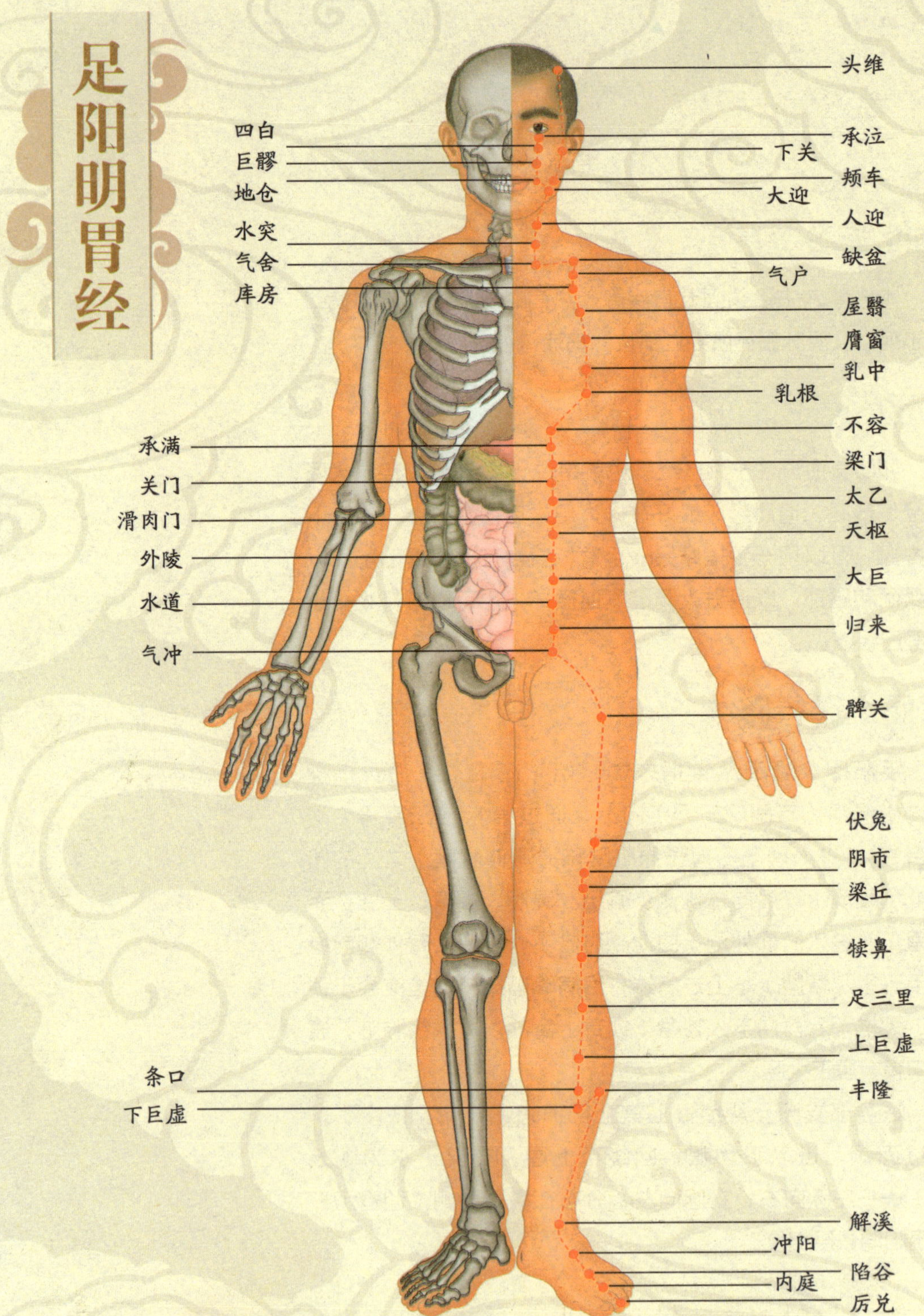

功能主治

胃经属于胃，络于脾，所以它和胃的关系最为密切，同时也和脾有关。因此，胃经主治胃肠等消化系统疾病，另外对神经系统、呼吸系统、循环系统和经脉循行路线所经过部位的病症也有较好的疗效。如：肠鸣腹胀、腹泻、胃痛、呕吐、善饥易渴、厌食、鼻出血、牙痛、口眼歪斜、咽喉肿痛、胸部及下肢等本经循行部位的疼痛、热病等。

胃经养生时间

辰时（上午7~9点）气血流注胃经。胃主受纳，腐熟水谷。《黄帝内经》上说："脾胃者，仓廪之官，五味出焉。"将脾胃的受纳运功能比成仓廪，可以摄入食物，并输出精微营养物质以供全身以水谷。胃经旺，则有利于消化系统。此时除了应按时进食早餐外，还可循经按摩一下胃经，以活化胃经气血，增强消化系统功能。

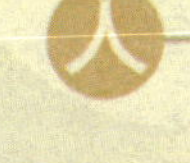

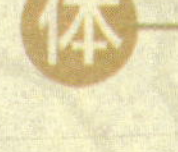

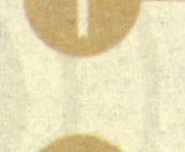

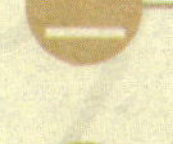

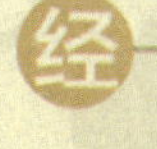

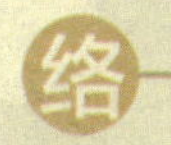

胃经循行路线

足阳明胃经起于鼻翼两侧，上行到内眼角，与足太阳膀胱经相交会，向下沿鼻外侧进入上齿中，复出环绕口唇，向下左右两脉交会于颏唇沟处，再向后沿口腮后方，出于下颌大迎，沿下颌角上行耳前，经下关，沿发际，到达前额。

面部支脉：从大迎穴前下方走到人迎穴，沿着喉咙，进入缺盆部，向下通过膈肌，属于胃，联络脾脏。

缺盆部直行的支脉：从缺盆向下，经乳头，向下挟脐旁，进入少腹两侧气冲。

胃下口部支脉：沿腹部向下到气冲会合，再沿大腿前侧下行，下至髀关，直低伏兔部，下至膝盖，沿胫骨外侧前缘，下行至足背，进入足第2趾外侧端。

胫部支脉：从外膝眼下3寸（足三里）处分出，进入足中趾外侧。

足背部支脉：从足背分出，进入足大趾内侧端，与足太阴脾经相接。

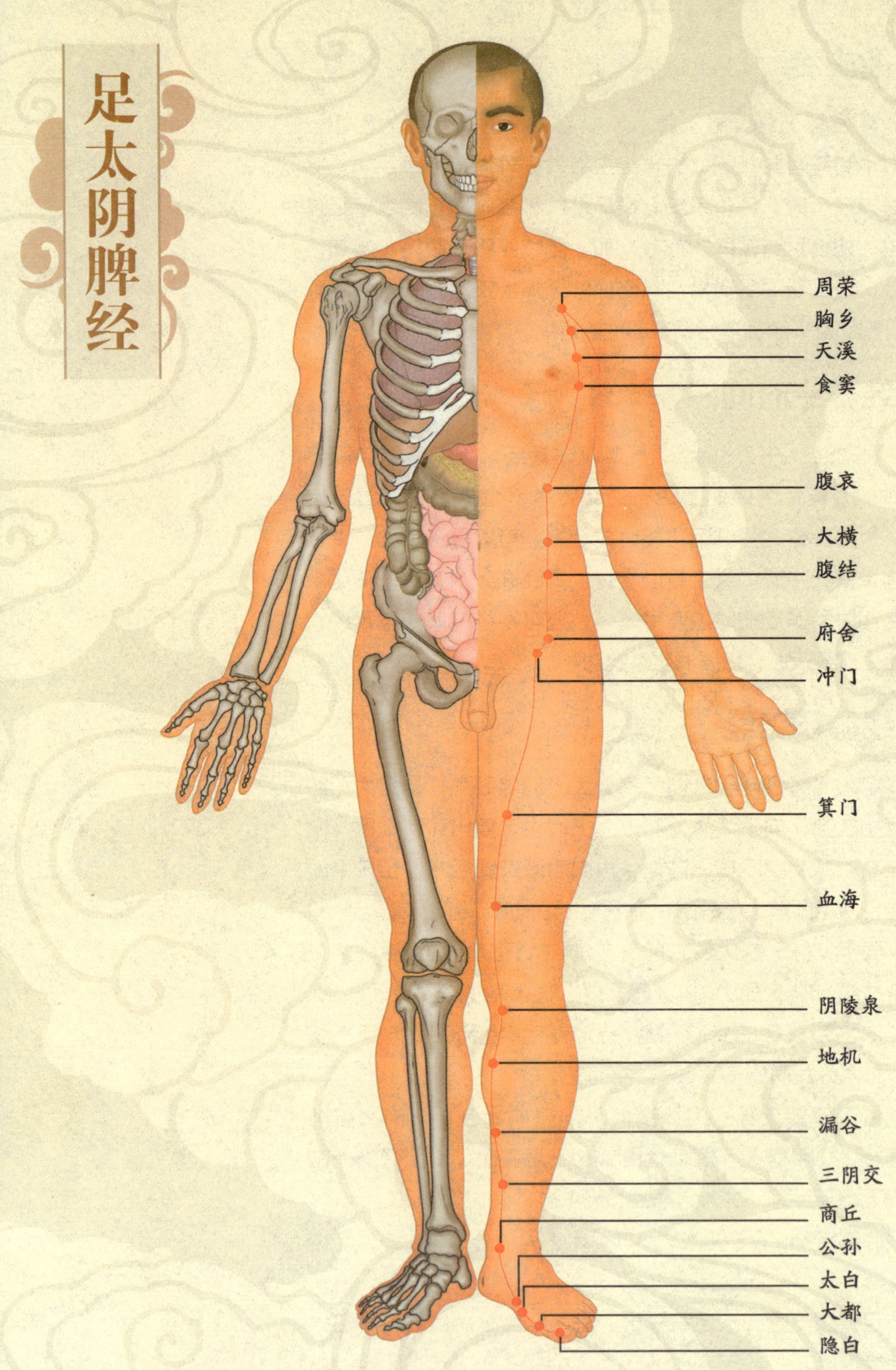
足太阴脾经
周荣
胸乡
天溪
食窦
腹哀
大横
腹结
府舍
冲门
箕门
血海
阴陵泉
地机
漏谷
三阴交
商丘
公孙
太白
大都
隐白

功能主治

主治脾、胃等消化系统病症及经脉循行路线上的其他病症。如胃痛、恶心、呕吐、打嗝、腹胀、腹泻、黄疸、月经不调、痛经、闭经、盆腔炎、前列腺炎、身体沉重无力、舌根强痛及膝关节、大腿内侧肿胀、冷痛等。

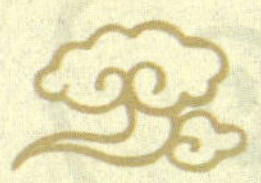

脾经养生时间

巳时（上午9～11点）气血流注于脾经。这时是脾经经气最旺盛的时间，调理脾经也最容易收效。

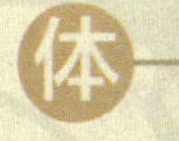

脾经循行路线

足太阴脾经从大趾末端（隐白）开始，沿足大趾内侧赤白肉际（大都，足背皮肤与足掌皮肤交界处），经过足大趾本节后第1跖趾关节上行，到达内踝前面，向上行于至小腿内侧，沿胫骨后缘（三阴交、漏谷），与足厥阴肝经交叉，行于肝经之前（地机、阴陵泉），向上经过膝关节和大腿内侧前缘（血海、箕门），进入腹部（府舍、腹结、大横）；属于脾，联络于胃（腹哀），通过膈肌，挟食管两旁，连系舌根，散布于舌下。

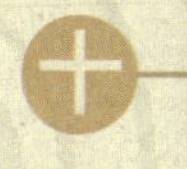

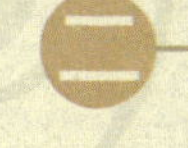

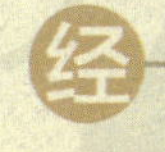

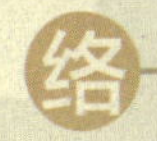

胃部的支脉：从胃部分出，向上经过膈肌，流注心中，与手少阴心经相接。

手少阴心经

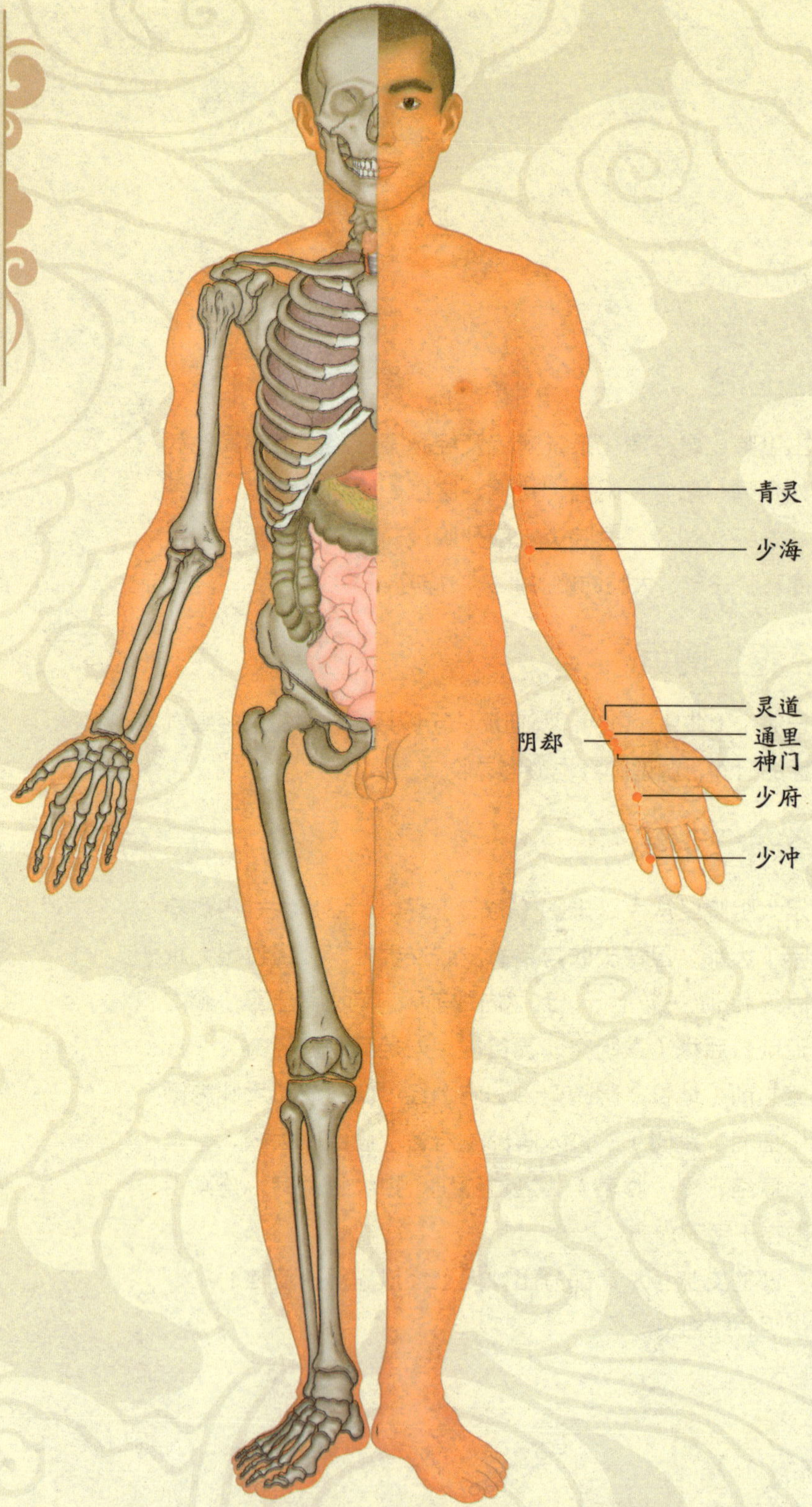

青灵
少海
灵道
通里
阴郄
神门
少府
少冲

功能主治

本经腧穴主治心、胸、神经系统、循环系统病症以及经脉循行所经过部位的病症。如心痛、心悸、失眠、咽干、口渴及上肢内侧后缘疼痛等。

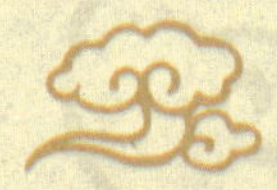

心经养生时间

心经经气最旺的时候是在午时，即11～13点。这个时候人的阳气已达到最旺盛的状态，并开始慢慢向阴转化，阴气开始上升，此时是按摩心经的最佳时机。

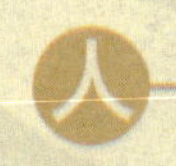

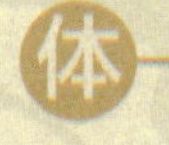

心经循行路线

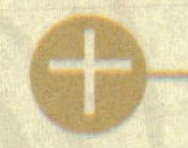

手少阴心经起于心中，出属于“心系”（心与其他脏器相连系的脉络），通过横膈，向下联络小肠。

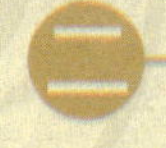

“心系”向上的支脉：起于心中，挟着食管上行，联结于目系（指眼球与脑相联系的脉络）。

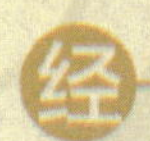

“心系”直行的支脉：向上行于肺部，再向下出于腋窝（极泉），沿上臂内侧后缘、肱二头肌内侧沟，至肘窝内侧，沿前臂内侧后缘，到达掌后豌豆骨部，进入手掌，沿着小指桡侧，出于末端（少冲），与手太阳小肠经相接。

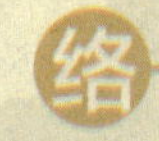

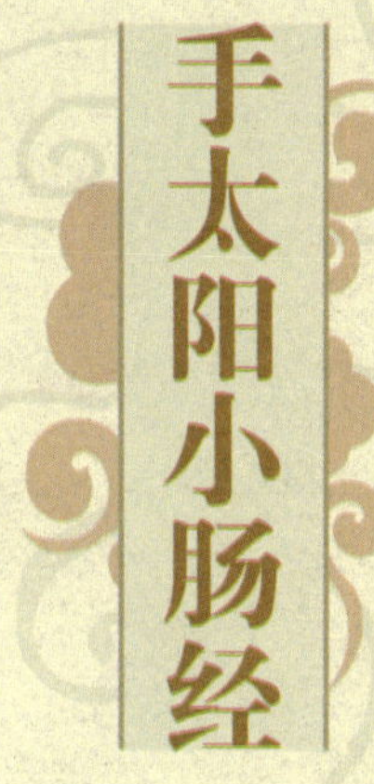

手太阳小肠经

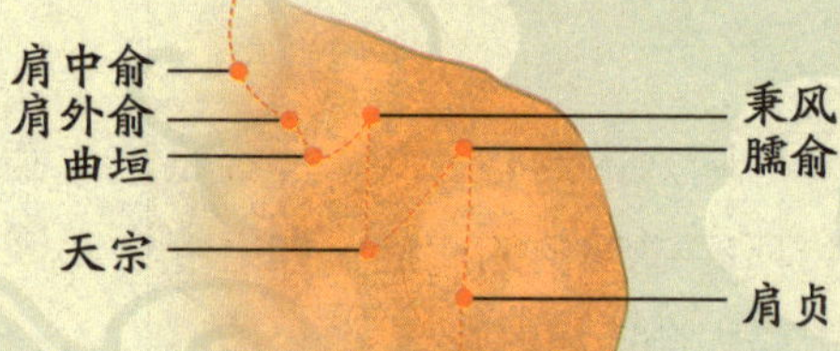

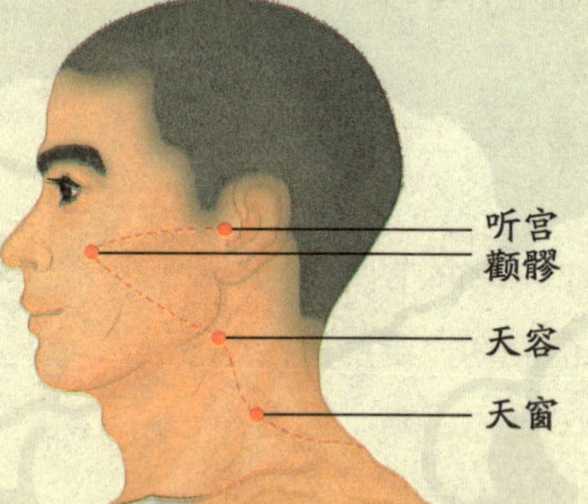

功能主治

本经穴位主治头项病症、五官病症 、热病、神志疾患及本经循行部位的病变，如颈项痛、肩臂痛、耳聋、目黄、咽喉肿痛、癫狂及肩臂外侧后缘痛等。

小肠经养生时间

手太阳小肠经经气在未时最为旺盛，即13～15点。此时阳气开始下降，阴气开始上升，因此这段时间是按揉小肠经的最佳时段。

小肠经循行路线

手太阳小肠经起于手小指尺（外）侧端（少泽），沿手背尺侧上行至腕部，直上出于尺 骨茎突，沿前臂外侧后缘上行，经过尺骨鹰嘴与肱骨内上髁之间，沿上臂外侧后缘，出于肩关节，绕行肩胛骨，左右两脉交会于督脉大椎穴，向下进入缺盆穴，联络于心，再向下沿食管，通过膈肌，到达胃，属于小肠。

缺盆部支脉：沿颈部上至面颊，至外眼角，转入耳中（听宫）。

面颊部支脉：上行到达目眶下，抵于鼻旁，至内眼角（睛明），与足太阳膀胱经相接。

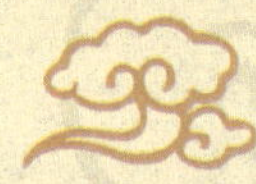

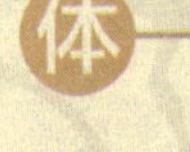

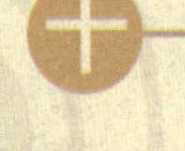

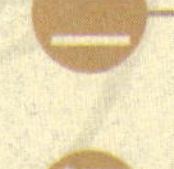

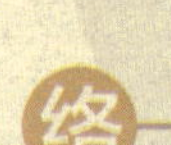

络

足太阳膀胱经

承光
眉冲
通天
五处
曲差
攒竹
睛明
络却
玉枕
天柱
大杼
风门
肺俞
厥阴俞
心俞
督俞
膈俞
肝俞
胆俞
脾俞
胃俞
三焦俞
肾俞
气海俞
大肠俞
上髎
次髎
中髎
下髎
会阳
附分
魄户
膏肓
神堂
譩譆
膈关
魂门
阳纲
意舍
胃仓
肓门
志室
关元俞
小肠俞
胞肓
中膂俞
秩边
白环俞
膀胱俞
承扶
殷门
浮郄
委阳
委中
合阳
承筋
承山
飞扬
跗阳
昆仑
申脉
仆参
至阴
足通谷
金门
束骨
京骨

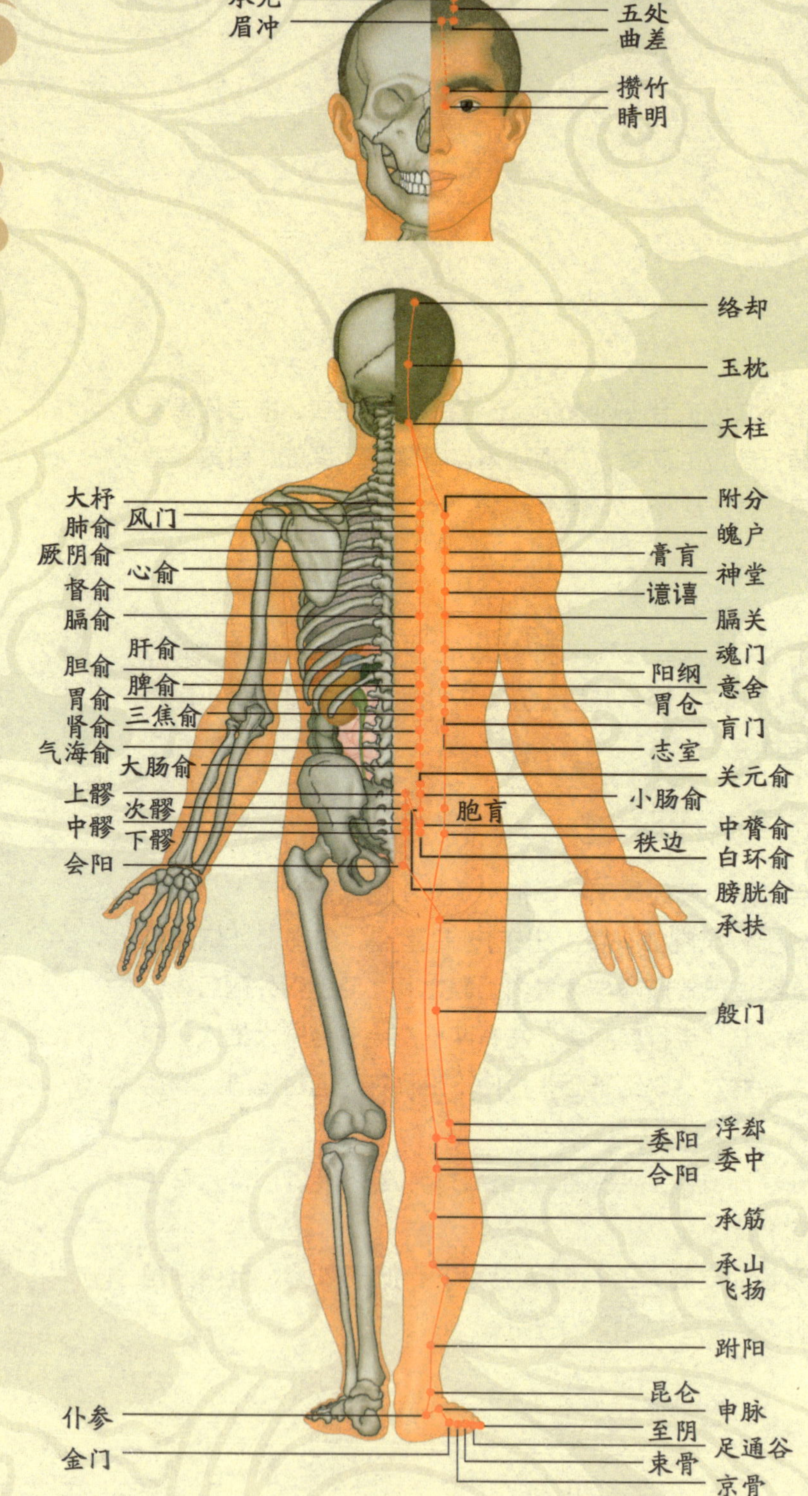

功能主治

本经腧穴主治头项、眼、背、腰、下肢部病症以及神志病症，背部的穴位主治与其相关的脏腑病症和有关的组织器官病症，如：癫痫、头痛、目疾、鼻病、遗尿、小便不利及下肢后侧部位的疼痛等症。

膀胱经养生时间

足太阳膀胱经的气血在申时最旺，即15～17点，这时如果能按摩一下膀胱经上的腧穴，把气血给疏通了，对人体是很有保健作用的。

膀胱经循行路线

足太阳膀胱经起于内眼角（睛明），向上经过前额，交会于巅顶（百会）。

巅顶部支脉：从头顶到达耳上角。

巅顶部直行的支脉：从头顶入颅里联络大脑，回出分开下行项后，沿肩胛部内侧（大杼）挟着脊柱，到达腰部，从脊柱旁肌肉进入体腔，联络肾脏，属于膀胱。

腰部支脉：向下通过臀部，进入腘窝内（委阳）。

后项部支脉：通过肩胛骨内缘向下（附分），经过臀部下行，沿大腿后外侧与腰部下来的支脉会合于膝关节腘窝中（委中），由此向下，通过腓肠肌，出于外踝后方，至足小趾外侧端，与足少阴肾经相接。

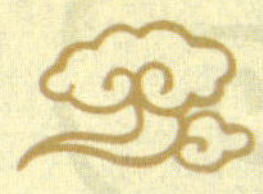
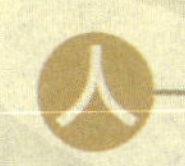

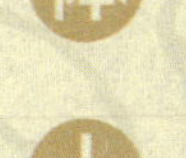

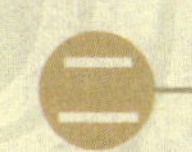

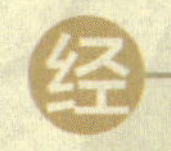

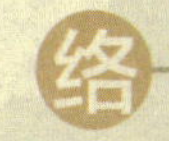

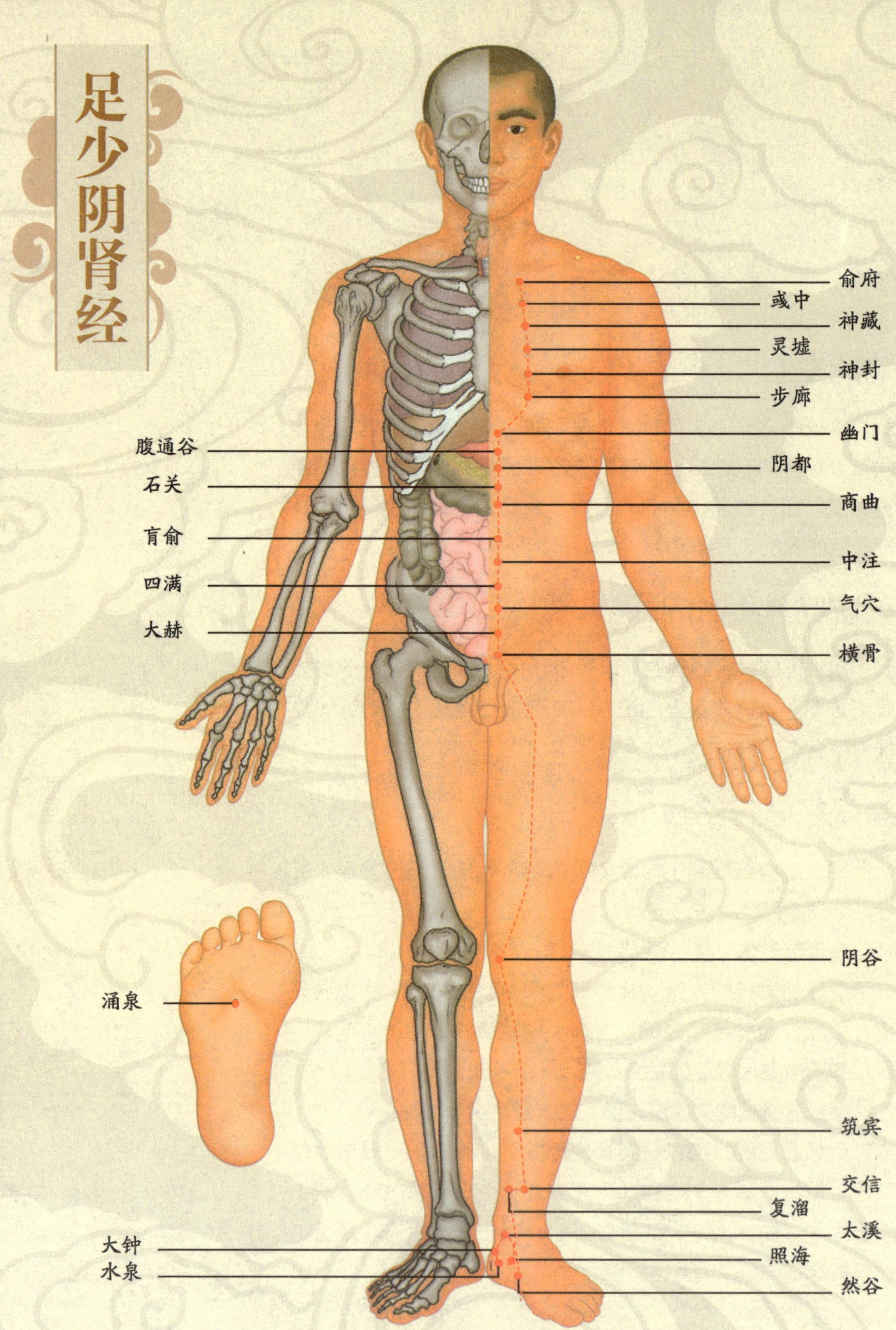
足少阴肾经
俞府
彧中
神藏
灵墟
神封
步廊
幽门
阴都
商曲
中注
气穴
横骨
腹通谷
石关
肓俞
四满
大赫
阴谷
涌泉
筑宾
交信
复溜
太溪
照海
然谷
大钟
水泉

功能主治

主治泌尿生殖系统疾病，还可治疗神经系统、呼吸系统、消化系统、循环系统等病症和本经循行线路所过部位的病症。

如：月经不调、水肿、遗精、阳痿、带下异常、哮喘、泄泻及下肢疼痛麻木等病症。

肾经养生时间

足少阴肾经在酉时（17～19点）经气最旺。人体经过申时泻火排毒，肾在酉时进入贮藏精华的阶段。此时，可循经按摩足少阴肾经上的腧穴。

肾经循行路线

足少阴肾经起于足小趾下面，斜走于足心（涌泉），出于舟骨粗隆的下方，沿内踝后缘，向上沿小腿内侧后缘，到达腘窝内侧，上行经过大腿内侧后缘，进入脊柱内（长强），穿过脊柱，属于肾，联络膀胱。

直行的脉：从肾脏上行，穿过肝脏和膈肌，进入肺，沿喉咙，到达舌根两旁。

另一支脉：从肺中分出，联络心，流注于胸中，与手厥阴心包经相接。

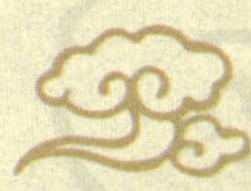

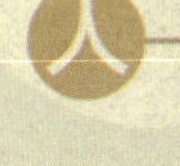

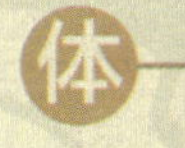

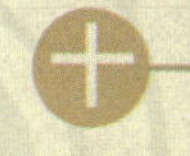

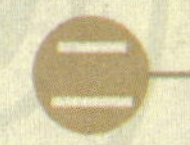

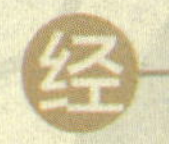

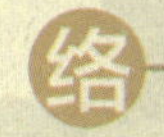

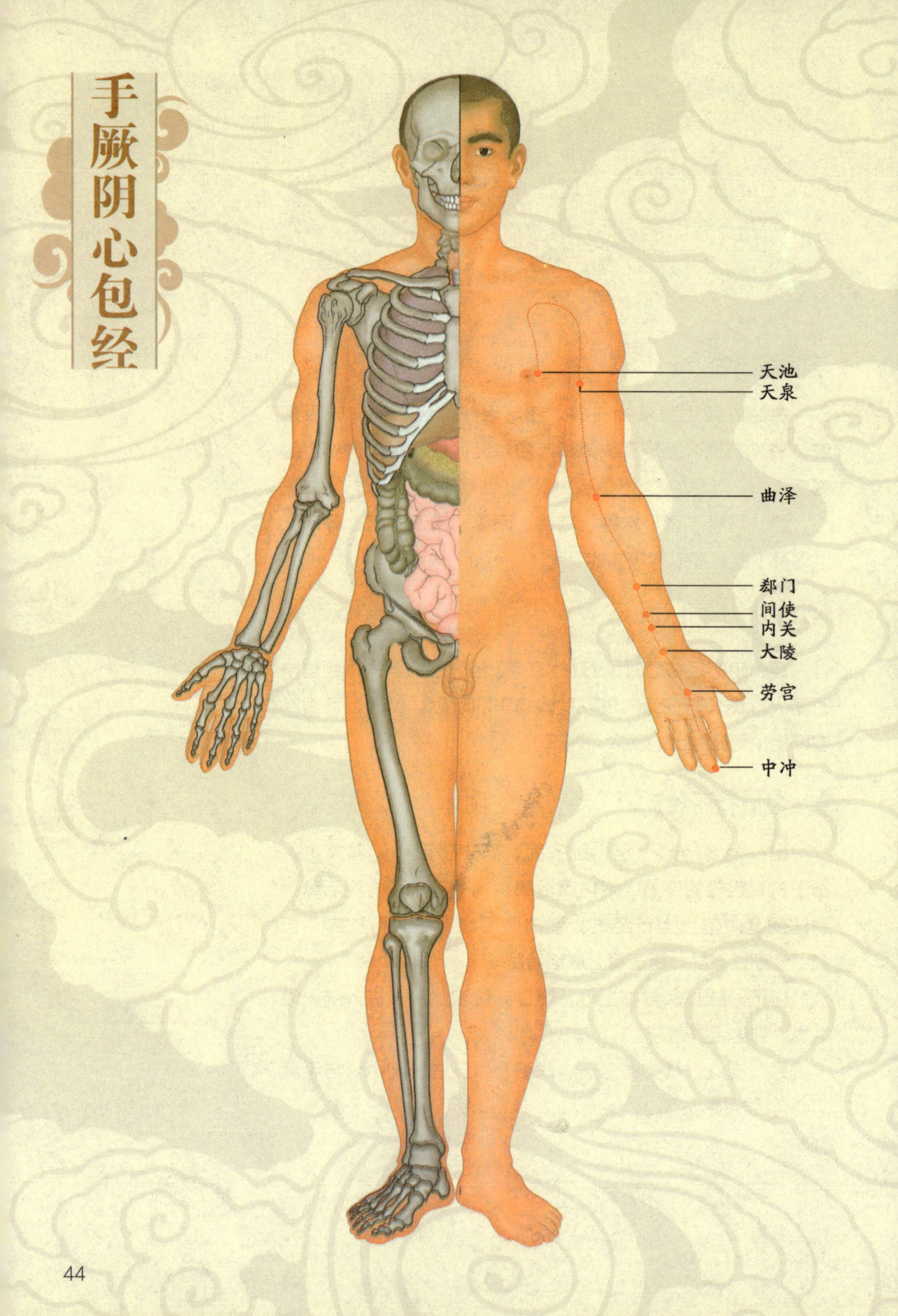
手厥阴心包经
天池
天泉
曲泽
郄门
间使
内关
大陵
劳宫
中冲

功能主治

本经腧穴主治心、胸、胃、神志病及经脉循行部位的其他病症，如心痛、胸闷、心跳过速、心烦、癫狂、精神分裂症、腋窝淋巴结肿大、肘臂挛痛、掌心发热等症。

心包经养生时间

手厥阴心包经在晚上戌时最旺，也就是19～21点。这时刚刚吃过晚饭，正是胃消化食物的时候。

如果在饭后半小时适度按摩心包经，可促进胃部气血运行，帮助消化，但不要在晚饭后立刻就按摩，以免适得其反，也不要力度太大，时间控制在20～30分钟内即可。

心包经循行路线

手厥阴心包经起始于胸中，出于心包络，向下通过膈肌，从胸部向下到达腹部，依次联络上、中、下三焦。

胸部支脉：经过胸中，出于胁肋部，至腋下（天池），向上行至腋窝中，沿上臂内侧中央下行，行于手太阴和手少阴经之间，经过肘窝，向下行于前臂两筋的中间，进入手掌中，沿中指，出于中指尖端（中冲）。

掌中支脉：从劳宫穴分出，沿无名指到指端（关冲），与手少阳三焦经相接。

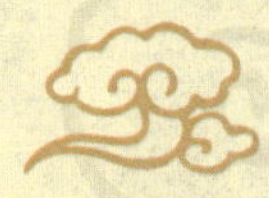

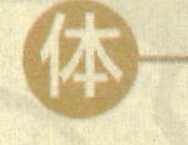

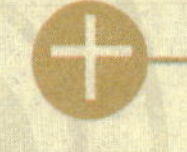

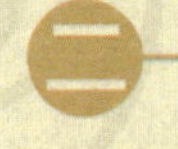

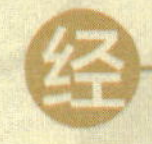

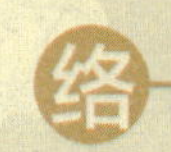

手少阳三焦经

天髎
肩髎
臑会
消泺
清泠渊
天井
四渎
三阳络
支沟
会宗
外关
阳池
中渚
液门
关冲
丝竹空
耳和髎
耳门
天牖
角孙
颅息
瘈脉
翳风

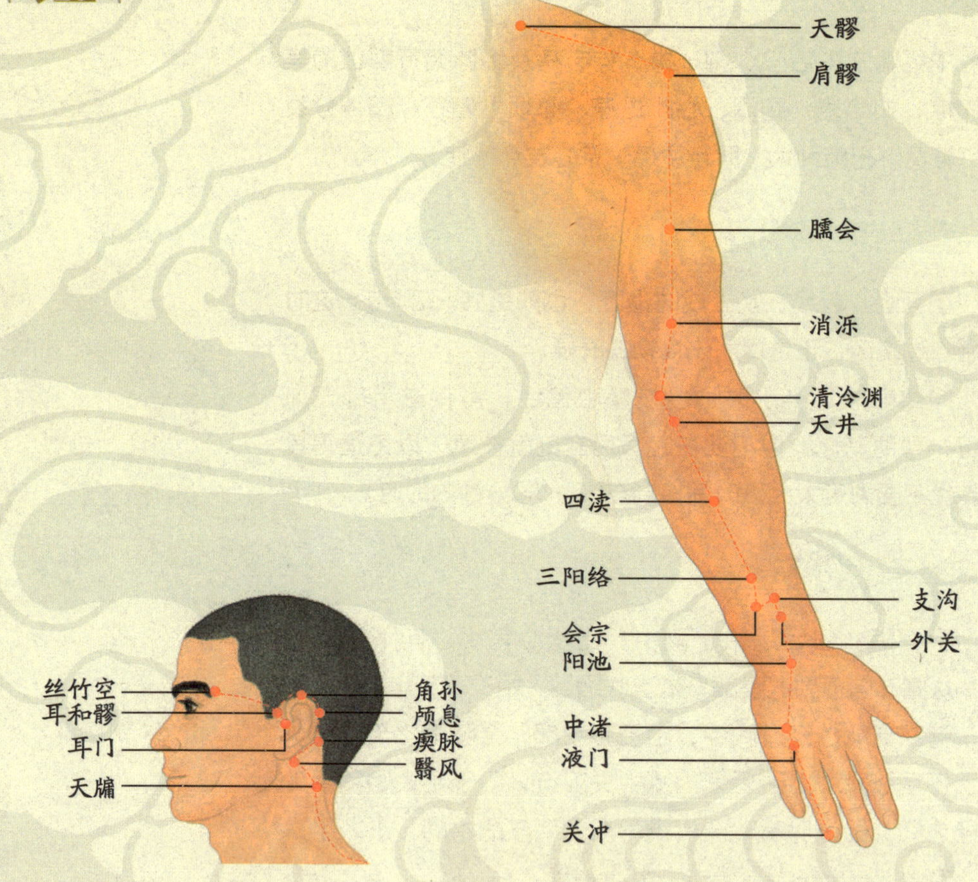

功能主治

本经腧穴主治热病、头面五官病症和本经经脉循行所过部位的病症，如头痛、耳聋、耳鸣、目赤肿痛、面肿、水肿、小便不利、遗尿以及肩臂外侧疼痛等。

三焦经养生时间

手少阳三焦经的气血在亥时最旺盛，即21～23点。此时，可以按摩一下三焦经；也可以伸伸懒腰，有助于按摩三焦经的原穴，以调理三焦。另外，有心肾疾病、低血压、低血糖、阳气虚者，应在此时及时服药，以预防夜半病发；睡前要少喝水，容易患水肿的人睡前不宜多喝水；此时还是入睡的最佳时期。

三焦经循行路线

手少阳三焦经起于第4指末端（关冲），向上行于小指与无名指之间（液门），沿着手背（中渚、阳池），出于前臂外侧尺骨与桡骨之间，向上通过肘尖，沿上臂外侧，向上通过肩部，交出于足少阳胆经的后面，向前进入缺盆，分布于胸中，联络心包，向下通过横膈，从胸至腹，属于上、中、下三焦。

胸中的支脉：从膻中上行，出于锁骨上窝，向上行于后项部，联系耳后，直上出于耳上方，到额角，再曲而下行至面颊，到达目眶下。

耳后的支脉：从耳后入耳中，出走耳前，经过上关前，与前脉交叉于面颊部，到达外眼角，与足少阳胆经相接。

足少阳胆经

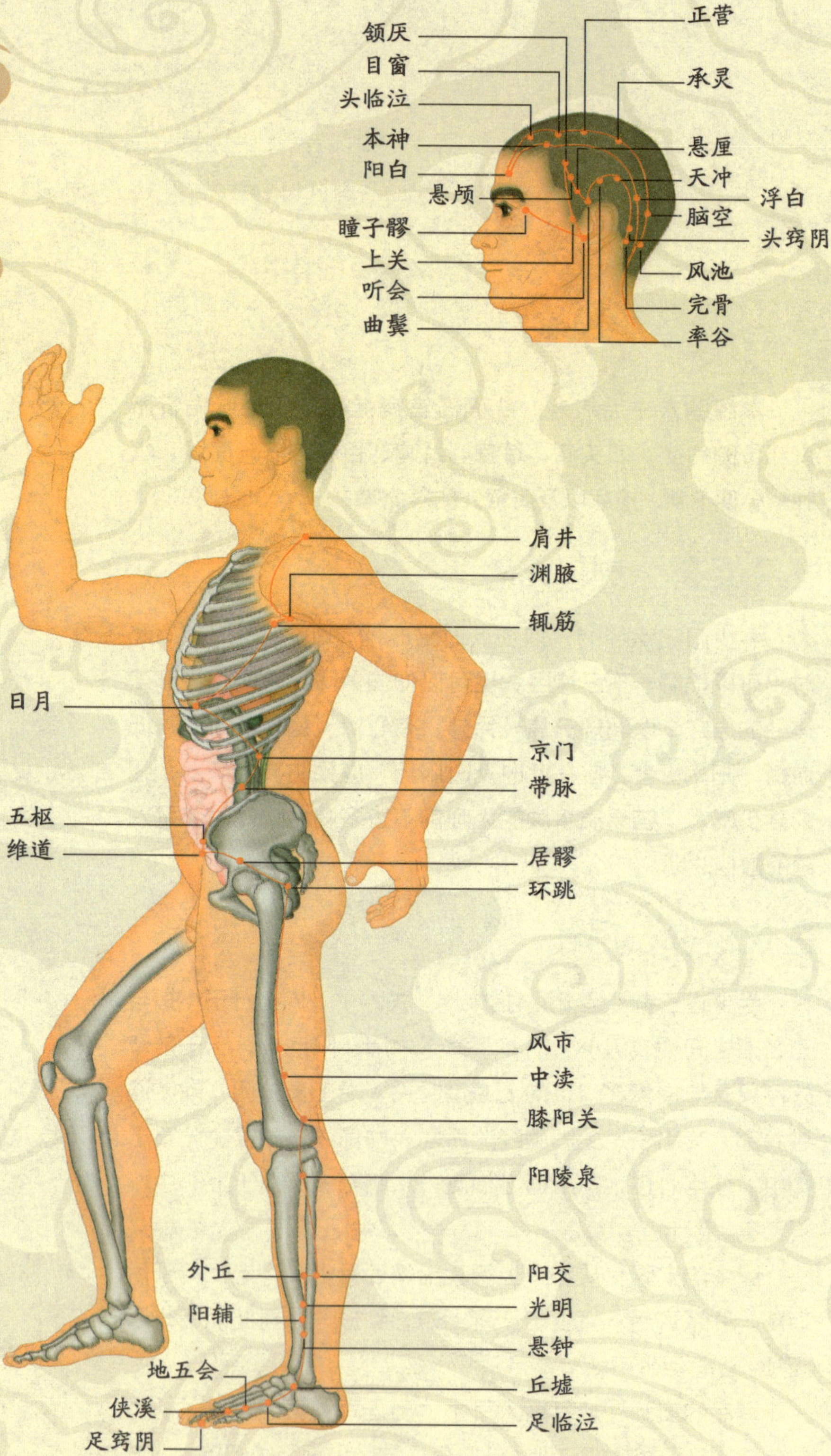

颔厌
目窗
头临泣
本神
阳白
悬颅
瞳子髎
上关
听会
曲鬓
正营
承灵
悬厘
天冲
浮白
脑空
头窍阴
风池
完骨
率谷
肩井
渊腋
辄筋
日月
京门
带脉
五枢
维道
居髎
环跳
风市
中渎
膝阳关
阳陵泉
外丘
阳辅
阳交
光明
悬钟
地五会
丘墟
侠溪
足临泣
足窍阴

功能主治

主治肝胆病症、头面五官病症、神志病、热病以及本经经脉循行路线所经过部位的病症。如：头痛、目眩、烦躁易怒、胁肋部疼痛、口苦、失眠、神经衰弱、面色灰暗、皮肤干燥、下肢外侧疼痛等。

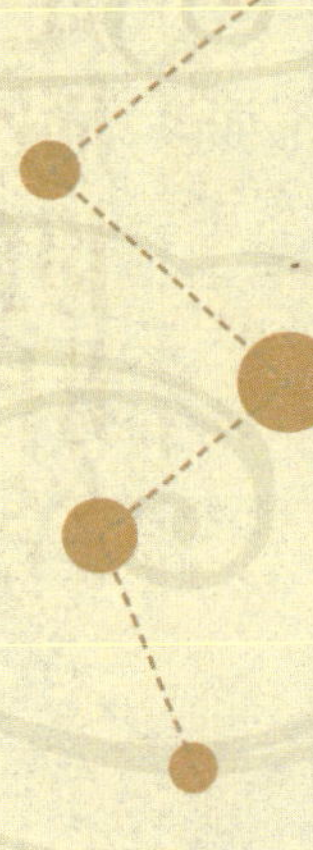

胆经养生时间

子时（晚上23~次日凌晨1点）气血进入胆经。胆经旺，胆汁推陈出新。胆的生理功能是供应内脏胆汁，帮助食物的消化代谢。如果不注意保健胆经，就会影响气血回流胆经，影响正常的新陈代谢。

理论上说，在胆经最旺的子时按摩胆经是最好的进补，但我们强调子时前一定要睡觉。因为同名经同气相求，因此退而求其次，可以在手少阳三焦经经气旺时（晚上21~23点），进行敲打或揉搓手足外侧的少阳经。

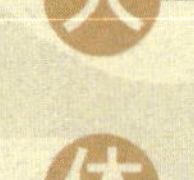

胆经循行路线

足少阳胆经开始于外眼角，上行到额角，向下经过耳后，沿着头颈下行至第7颈椎，退回来向前进入缺盆部。

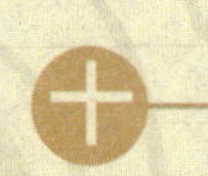

耳部的支脉：从耳后进入耳中，出于耳前，至外眼角后方。

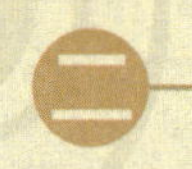

外眼角部的支脉：从外眼角分出，向下到大迎穴，与手少阳三焦经在眼下会合，下行至颈部，与前脉会合于缺盆，由此向下进入体腔，通过膈肌，联络于肝，属于胆，沿胁肋部，向下绕阴部毛际，横向进入髋关节部，与前脉会合于此。

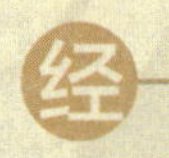

缺盆部的支脉：从锁骨上窝下向腋下，沿侧胸部，经过胁肋，向下与前脉会合于髋关节部。再向下，沿着大腿外侧，膝关节外侧，向下行于腓骨前缘，直下到腓骨下段，下出于外踝之前，沿足背到达足第4趾外侧端。

足背的支脉：从足背上分出，进入足大趾端，回转过来通过趾甲，出于大趾背毫毛部，与足厥阴肝经相接。

足厥阴肝经

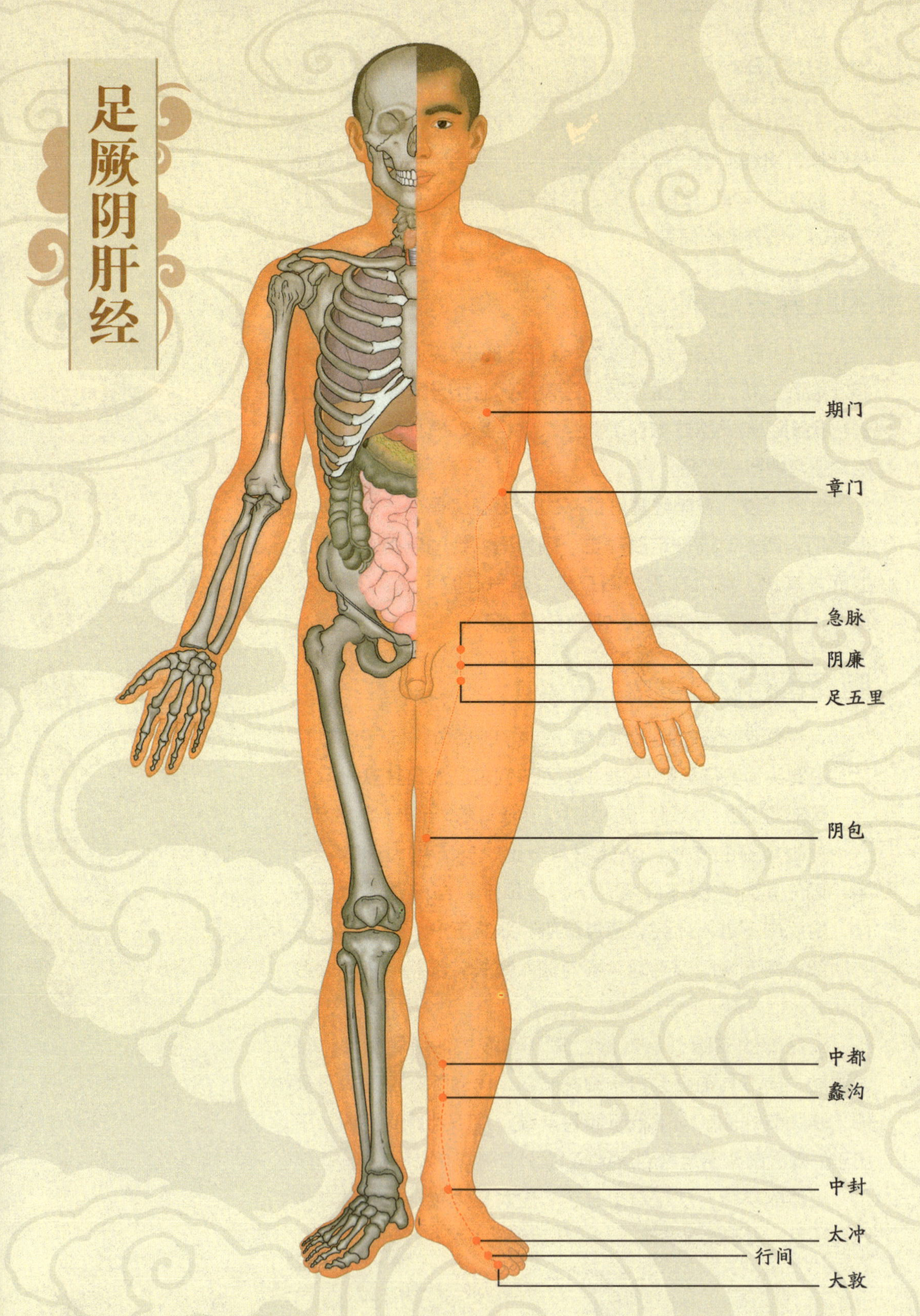

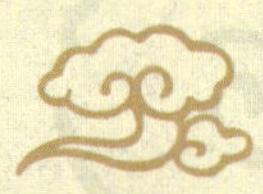

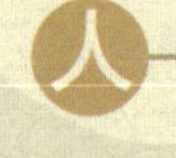

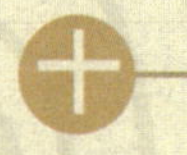

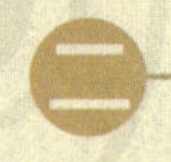

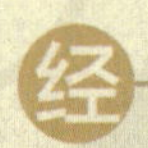

功能主治

泌尿生殖系统病症、神经系统病症、肝胆病症、眼病及本经脉所经过部位之病症。如胸满、呃逆、腰痛、疝气、遗尿、小便不利、月经不调、子宫出血、性功能减退、烦躁易怒、失眠、视力减退、头晕眼花、易疲劳、口咽干燥、皮肤枯黄、面色暗晦等病症。

肝经养生时间

丑时（凌晨1～3点）是足厥阴肝经气血最旺的时刻。如果丑时不能入睡，肝脏还在输出能量支持人的思维和行动，就无法完成新陈代谢。所以，这类人往往面色青灰、情志怠慢而躁、易生肝病、脸色晦暗长斑。因此，丑时最好的养生方式就是睡眠。

肝经循行路线

足厥阴肝经起于足大趾，向上沿足跗部上行，经内踝前1寸处，行至内踝上8寸处，交出于足太阴脾经之后，沿小腿内侧正中上行，经膝关节内侧，沿大腿内侧进入阴部，环绕阴部上至少腹部，挟胃旁过，属于肝脏，联络胆腑，再向上通过膈肌，分布于胁肋部，沿气管后侧，向上进入咽喉部，连接于“目系”，再上行出于额部，与督脉交会于头顶。

“目系”的支脉：从“目系”下行经过面颊，环绕口唇之内。

肝部的支脉：从肝分出，通过膈肌，向上流注于肺，与手太阴肺经相接。

任脉

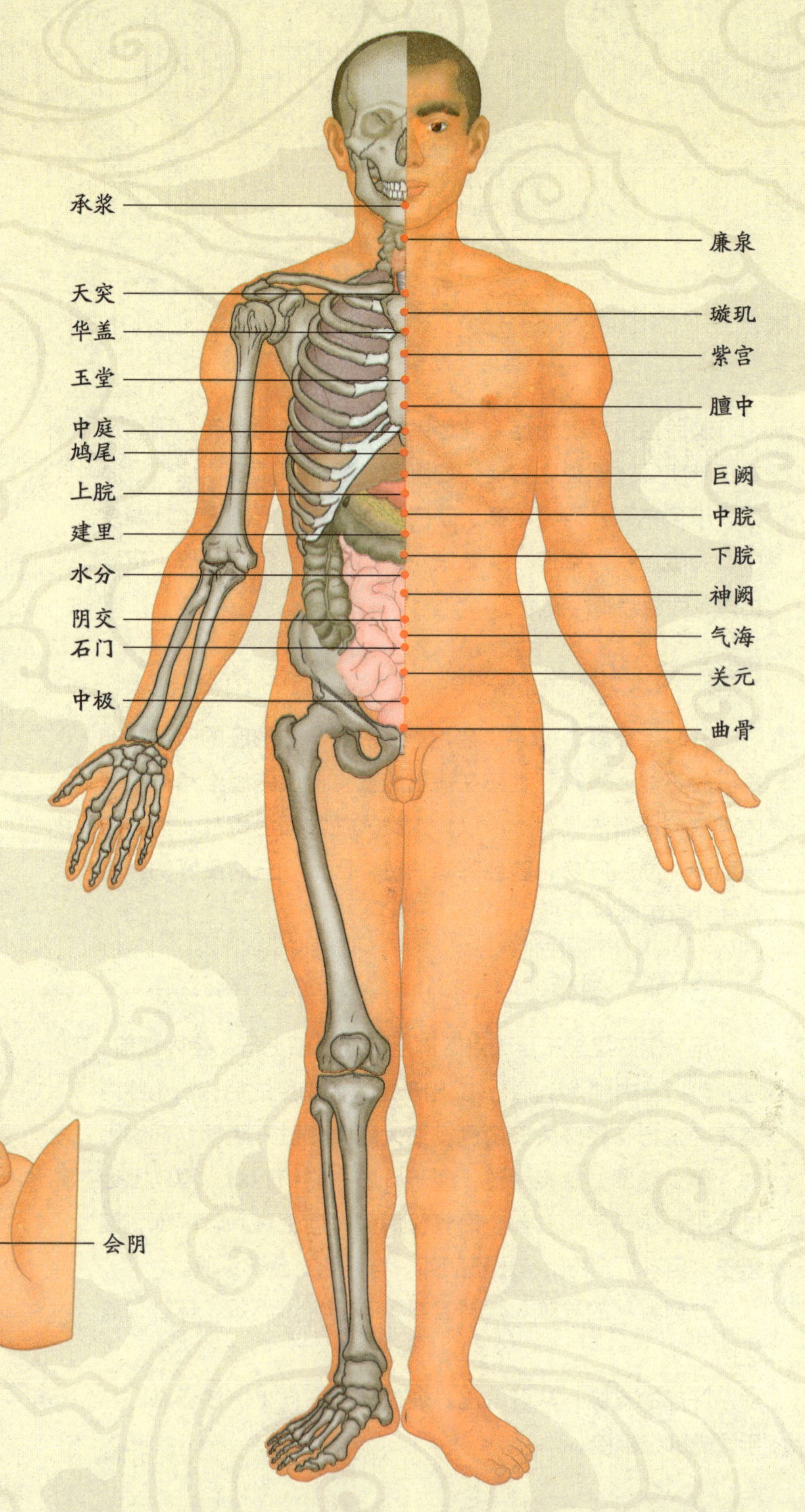

功能主治

对于小腹、脐腹、胃脘、胸、颈、咽喉、头面等局部病症及相应的内脏病症，部分腧穴均有强壮作用，还可治疗神志病。

◎**下焦病：**小腹胀满、疼痛，二便不通，遗精，月经不调，痛经。

◎**中焦病：**腹胀，腹痛，肠鸣，腹泻，胃脘痛，呕吐，纳呆，水肿。

◎**上焦病：**胸闷，气喘，咳嗽，胸痛，呃逆。

◎**面颈部疾病：**失语，口眼歪斜，牙痛。

按任脉驻颜防老

通过按摩任脉，可起到调节人体性激素分泌的作用，保持肾气充足而畅通，因此可以在一定程度上预防人体衰老。在日常生活中，只要注意保养任脉，保证任脉的通畅，就可以延缓衰老，容颜永驻。

任脉循行路线

任脉起于小腹内，下出于会阴部，向上行于阴毛部，沿着腹部正中线上行，经过曲骨、关元、鸠尾等穴，到达咽喉部（天突），到达下唇内，左右分行，环绕口唇，再分别通过鼻翼两旁，进入眼眶下，交于足阳明胃经。

分支：由胞中分出，与冲脉相并，上行于脊柱，循行于背部。

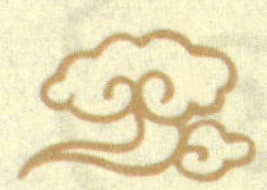

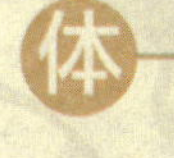

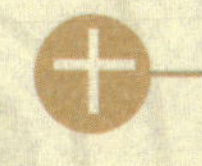

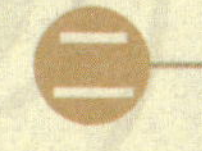

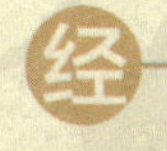

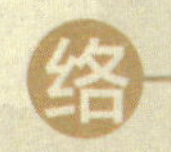

督脉

龈交
囟会
神庭
前顶
上星
印堂
水沟
素髎
兑端
长强
百会
后顶
强间
脑户
风府
哑门
大椎
陶道
身柱
神道
灵台
至阳
筋缩
中枢
脊中
悬枢
命门
腰阳关
腰俞
长强

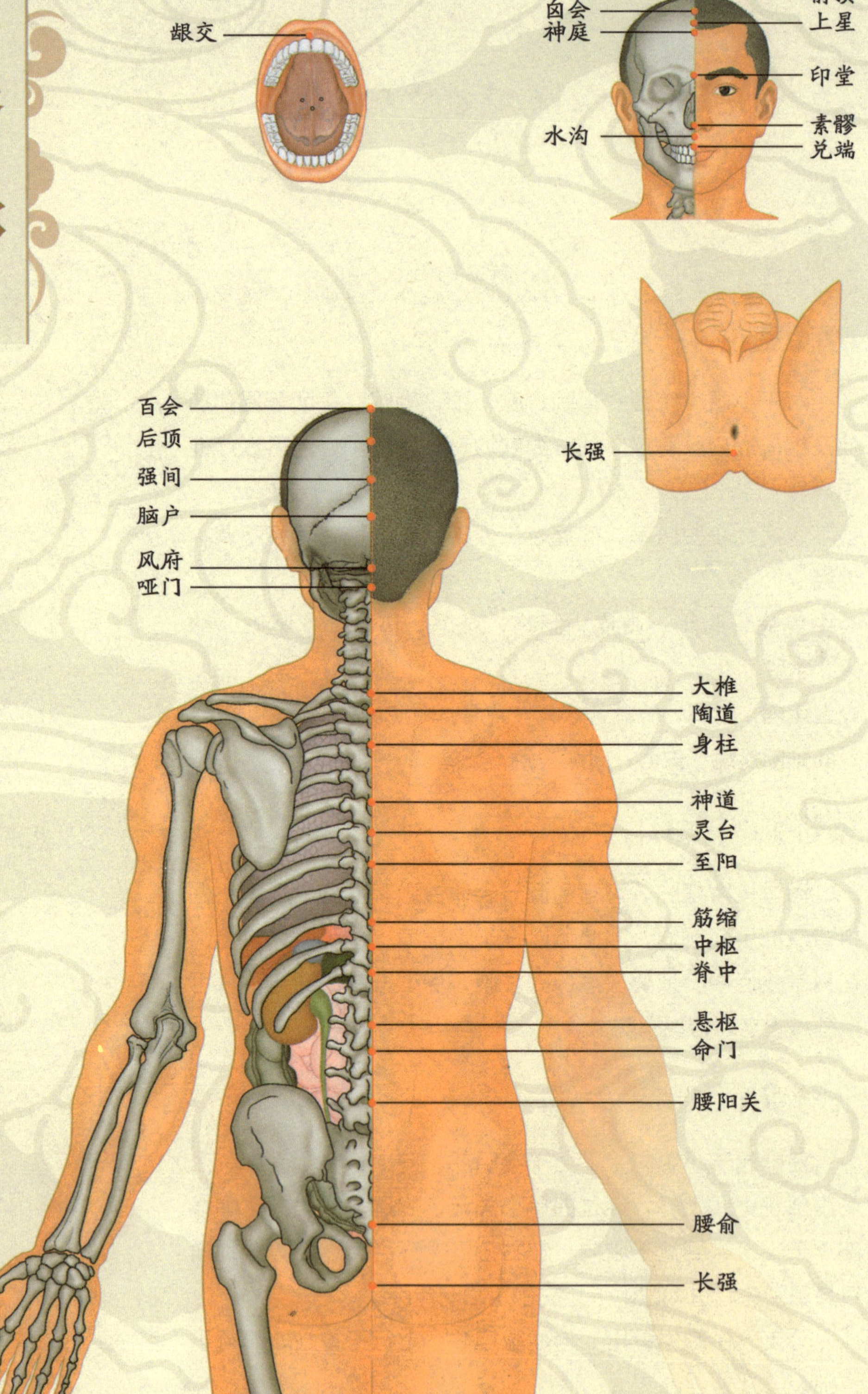

功能主治

主治神志病，热病，腰骶、背、头项等局部病症及相应的内脏病症。

◎**神志病**：不寐，癫痫，癫狂，昏迷，惊风。

◎**热病**：中暑，高热，疟疾，感冒。

◎**外经病**：脱肛，腰骶痛，项背痛。

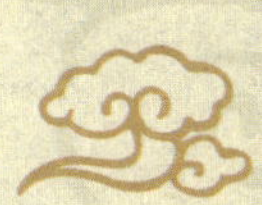

督脉上的常见病症

督脉一旦出现气血异常的情况，人体就会发生以下问题：

主要是关于头脑、五官、脊髓及四肢的疾病，如头痛、头风、头重、颈部发硬、头晕耳鸣、眼花、嗜睡、癫痫、腰背僵痛，此外，还会发生手足震颤、抽搐、麻木及中风等。

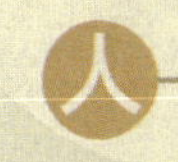

督脉可以急救回阳

督脉管理一身的阳气，推按督脉就能温肾壮阳。因此当人神志不清时，刺激督脉上的穴位就可以起到“回阳”的功效，使人苏醒过来。

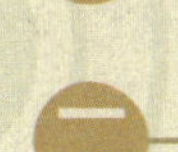

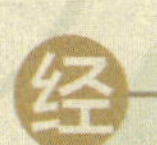

督脉循行路线

督脉起于小腹内，下出于会阴部，向后至尾骶部的长强，沿脊柱上行，经项部至风府，进入脑内，沿头部正中线，上至巅顶的百会，经前额下行鼻柱至鼻尖，过水沟（人中），止于上齿正中的龈交穴。

分支1：从脊柱里面分出，联络肾。

分支2：从小腹内分出，直上经过脐中，向上至心，到咽喉部，向上到下颌部，环绕口唇，至两目下中央。

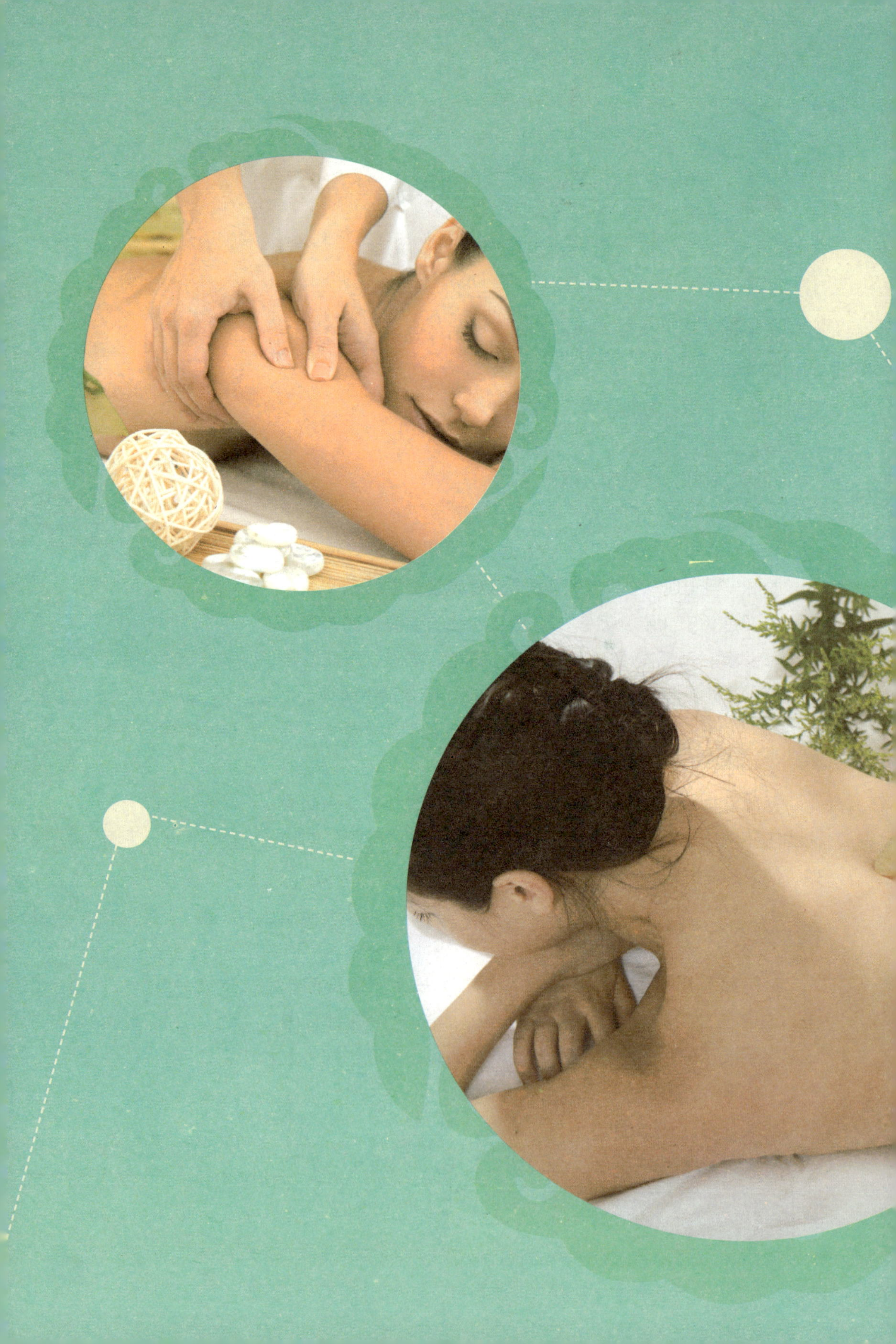

第三章 养生除疾的神奇秘诀——三法合用

刮痧、拔罐、艾灸都是简单易学、安全实用、效果显著的自然疗法。掌握了这三种自然疗法，就能达到缓解疼痛、强身健体的功效。

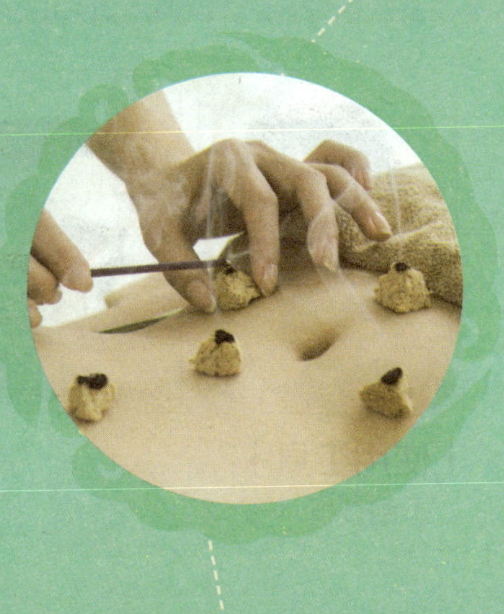

神经系统病症

面瘫

面瘫，是以面部表情肌群出现运动障碍为主要特征的一种病症，常表现为口眼歪斜，是一种常见病、多发病。中医认为，引起面瘫的原因主要是气血亏虚或外邪入侵，患者初起时有耳后、耳下及面部疼痛，还可出现患侧舌前2/3味觉减退或消失等。

刮痧

选穴

主穴 攒竹、瞳子髎、丝竹空、颧髎、率谷

配穴 兼有发热者，加曲池；兼有口眼歪斜者，加阳白、颊车、合谷

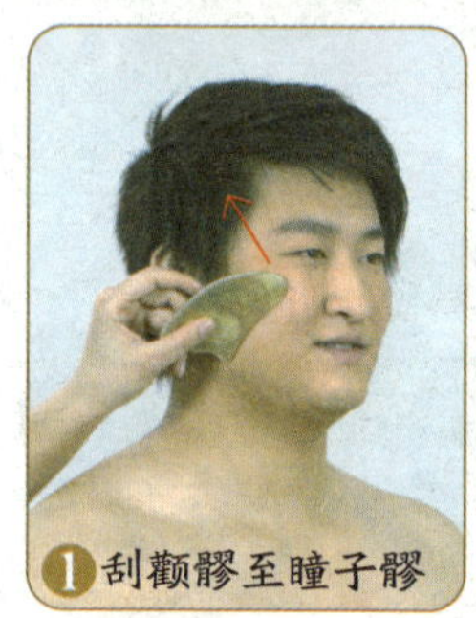
①刮颧髎至瞳子髎

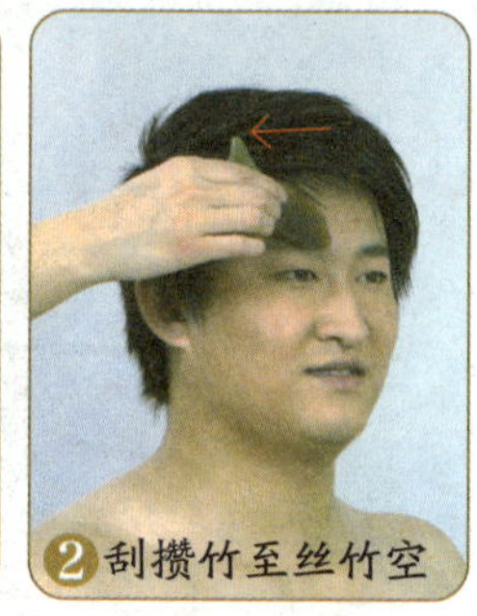
②刮攒竹至丝竹空

适宜体位

坐位

使用工具

刮痧板

操作手法

对所有面部穴位皆用刮痧板的厚缘刮拭，用力要轻。合谷、外关穴可用刮痧板重刮或用其角端点按。先刮头面颧髎至瞳子髎（图①），攒竹至丝竹空（图②），然后再刮拭头侧的率谷。

拔罐

选穴

主穴 合谷、太冲、牵正、颊车、地仓、风池、下关、迎香、承浆、颧髎

配穴 眼睑不能闭合、流泪者，加攒竹、鱼腰、丝竹空；耳后痛者，加翳风；味觉减退者，加廉泉

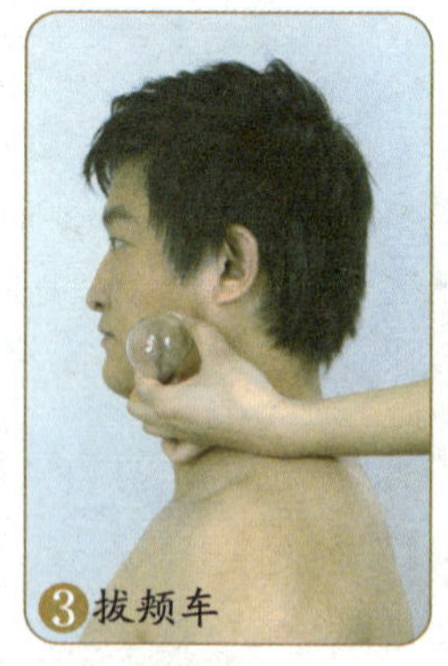
③拔颊车

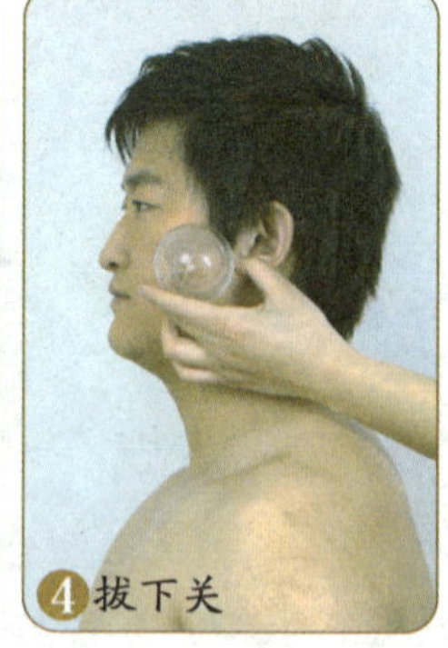
④拔下关

适宜体位

坐位

使用工具

火罐

操作手法

先对颊车、下关施闪罐法，直至局部皮肤变成紫红色，每日1次（图③、图④）。其他主穴以普通拔罐法进行吸拔即可。

艾灸

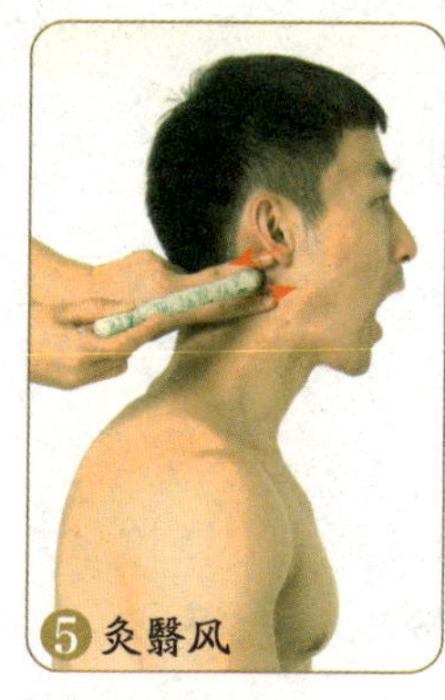
⑤灸翳风

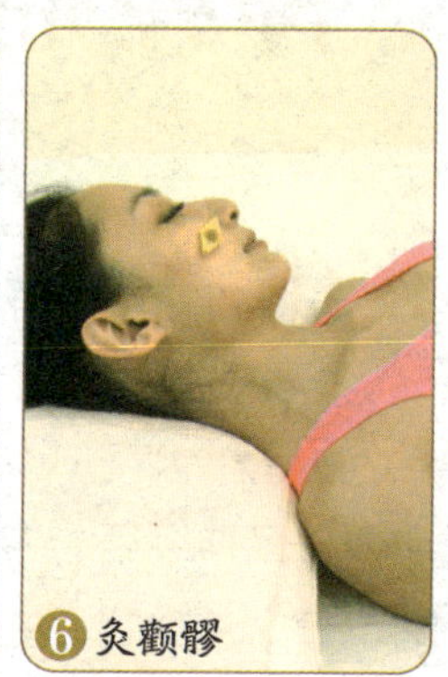
⑥灸颧髎

疗法

◎艾条雀啄灸

◎艾炷隔姜灸

选穴

◎翳风

◎四白、地仓、阳白、颧髎、夹承浆

适宜体位

◎坐位

◎仰卧位

使用工具

◎艾条

◎艾炷

操作手法

◎患者取坐位，用艾条雀啄灸，单独对翳风施灸，每次20~30分钟，每日1次，10次为1个疗程，每个疗程之间休息1日（图⑤）。

◎患者取仰卧位，以黄豆大小的艾炷实施艾炷隔姜灸，每次每穴施灸7~9壮，灸量和灸穴可视恢复情况逐步减少。每日1次，10次为1个疗程，连续治疗2~3个疗程（图⑥）。

养生小贴士 制川乌敷贴法 Tips

原料 制川乌45克，川芎、乳香、熟附子各40克，白芷30克，干姜15克。

用法 将上述药材研成细末，分为8等份，需要使用的时候便取1份，先加入米醋调匀，敷贴在患侧太阳至地仓穴区域，然后用保鲜膜覆盖，并用纱布固定，外用热水袋热敷。每日换药1次，8次为1个疗程。

功效 可有效缓解面瘫症状。

三叉神经痛

三叉神经痛是面部三叉神经分布区内反复发作的阵发性神经痛，是神经外科、神经内科常见病之一。其特点是三叉神经分布区内，出现刀割样、烧灼样、顽固性的剧烈疼痛。

刮痧

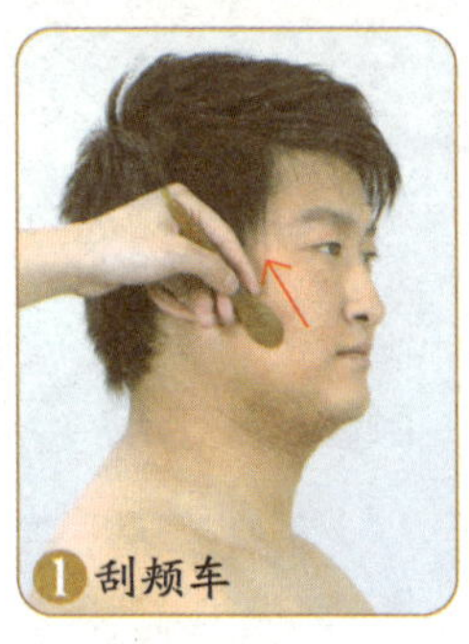
①刮颊车

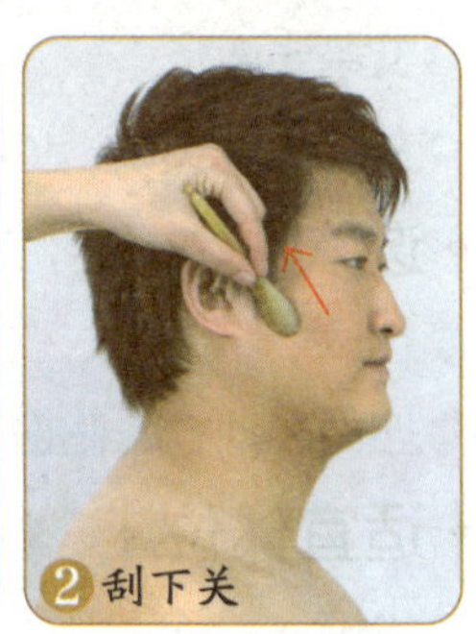
②刮下关

选穴

三叉神经第1支痛：阳白、攒竹、太阳、颊车、列缺；三叉神经第2支痛：四白、合谷；三叉神经第3支痛：下关、颊车、大迎、承浆、合谷、侠溪

适宜体位

坐位

使用工具

刮痧板

操作手法

三叉神经第1支痛：先刮阳白，再刮攒竹、太阳、颊车（图①），最后刮列缺穴。三叉神经第2支痛：先点揉四白，再点揉巨髎，最后刮合谷。三叉神经第3支痛：揉下关、颊车、大迎、承浆，然后刮下关穴（图②）。

拔罐

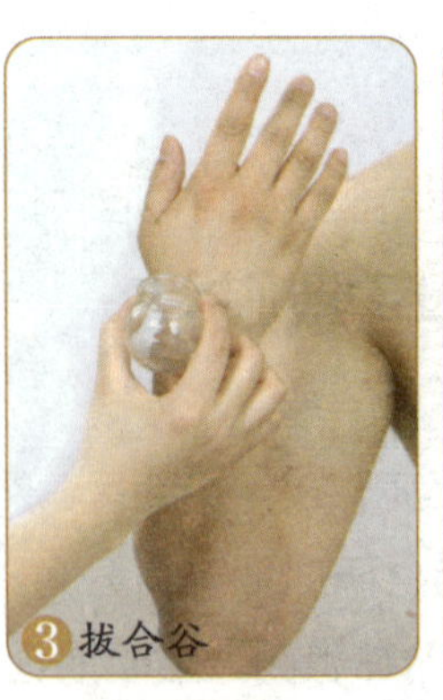
③拔合谷

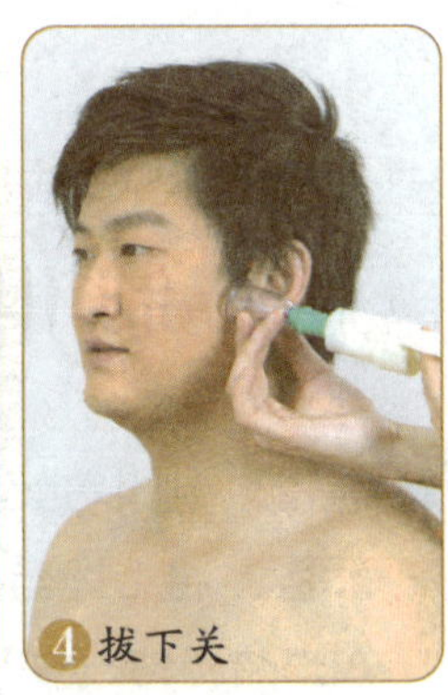
④拔下关

选穴

主穴 风池、翳风、下关、手三里、合谷

配穴 第1支疼痛者，加太阳、阳白、攒竹、头维；第2、第3支疼痛者，加太阳、四白、地仓、承浆、迎香

适宜体位

坐位

使用工具

火罐、抽气罐

操作手法

对合谷、手三里等主穴用玻璃罐拔罐，每次吸拔5～10分钟（图③）。下关可配合用抽气罐吸拔（图④）。

艾灸

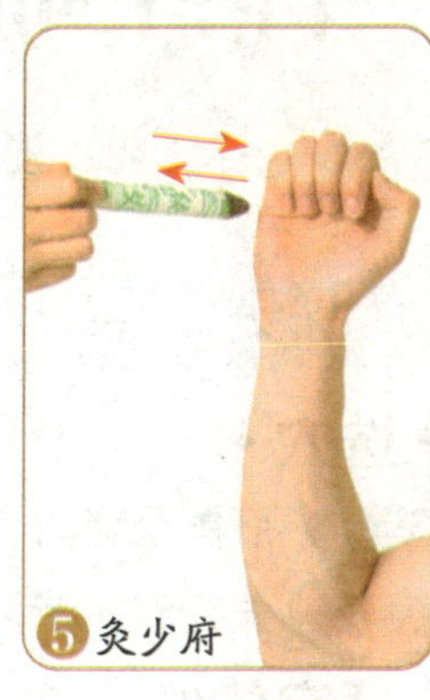

⑤灸少府

疗法

◎艾条雀啄灸

选穴

◎内庭、少府

适宜体位

◎合适体位

使用工具

◎艾条

操作手法

◎患者取合适体位，用艾条雀啄灸，每次每穴施灸10～15分钟，至皮肤发热潮红为度，每日1次，5次为1个疗程，每个疗程间休息1日（图⑤）。

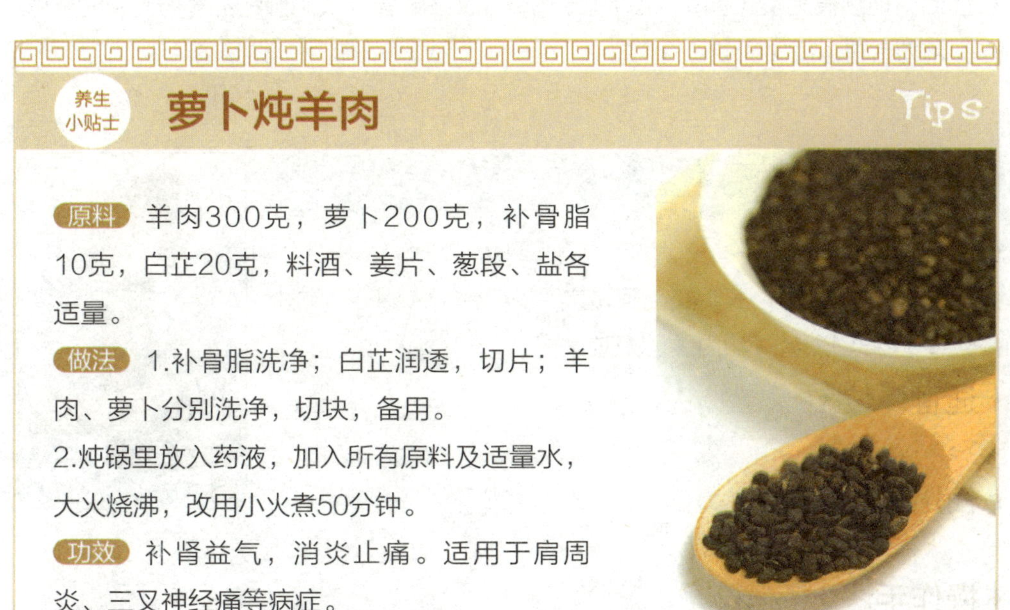

养生小贴士 萝卜炖羊肉 Tips

原料 羊肉300克，萝卜200克，补骨脂10克，白芷20克，料酒、姜片、葱段、盐各适量。

做法 1.补骨脂洗净；白芷润透，切片；羊肉、萝卜分别洗净，切块，备用。

2.炖锅里放入药液，加入所有原料及适量水，大火烧沸，改用小火煮50分钟。

功效 补肾益气，消炎止痛。适用于肩周炎、三叉神经痛等病症。

肋间神经痛

肋间神经痛又叫肋间神经炎，是指由于不同原因，如胸椎退变、胸椎结核、胸椎损伤等使肋间神经受到压迫、刺激，出现的肋间或腹部呈带状疼痛的综合征。

刮痧

选穴

主穴 肝俞至胆俞、膻中、尺泽

配穴 兼有瘀血者，加血海、膈俞

适宜体位

仰卧位、坐位

使用工具

刮痧板、瓷勺

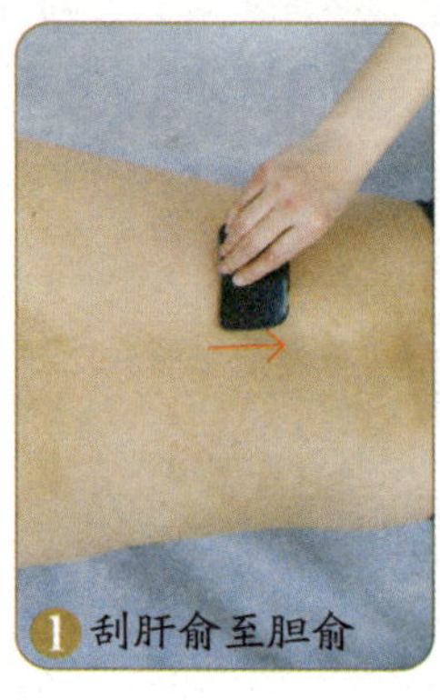
①刮肝俞至胆俞

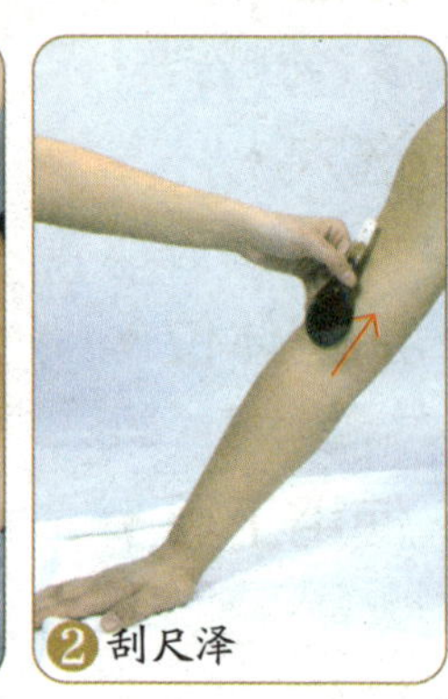
②刮尺泽

操作手法

首先刮拭肝俞至胆俞，用力应轻，使用刮痧板的厚缘进行刮拭，以皮肤变成紫红色或出现瘀痕为度（图①）。刮拭尺泽时应该顺着手太阴肺经的循行方向进行操作，用力宜重（图②）。

拔罐

选穴

主穴 膈俞、肝俞、三阴交、阿是穴

配穴 疼痛剧烈者，加内关、阳陵泉

适宜体位

坐位

使用工具

火罐

③拔内关

操作手法

用火罐吸拔阳陵泉穴。用火罐留罐（图③）。然后于阿是穴痛最明显处，用吸拔的方法，留罐10～15分钟。

艾灸

疗法

◎艾条回旋灸

选穴

◎日月、期门、丘墟、太冲、肝俞、阿是穴、胆俞、外关

适宜体位

◎合适体位

使用工具

◎艾条

操作手法

◎患者取合适体位，用艾条回旋灸，每次取3～4个穴位，每次每穴施灸10～15分钟，每日1次，5次为1个疗程，每个疗程之间休息1日（图④～图⑥）。

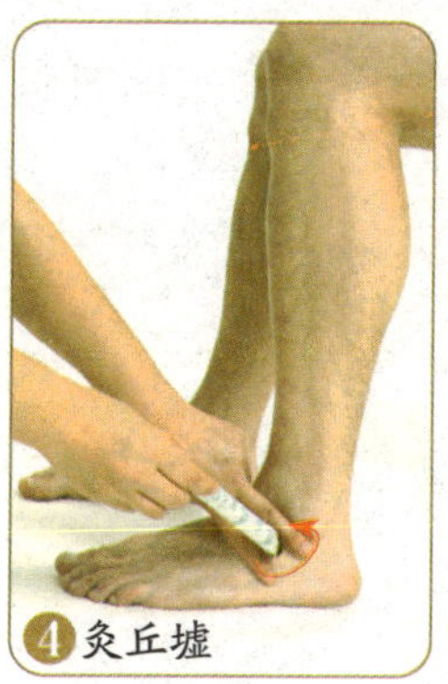
④灸丘墟

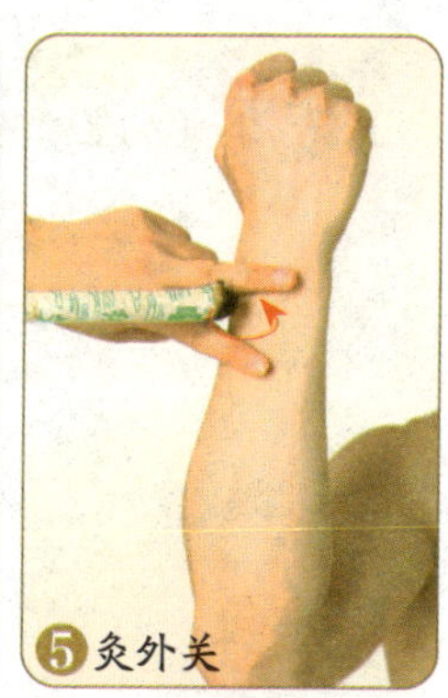
⑤灸外关

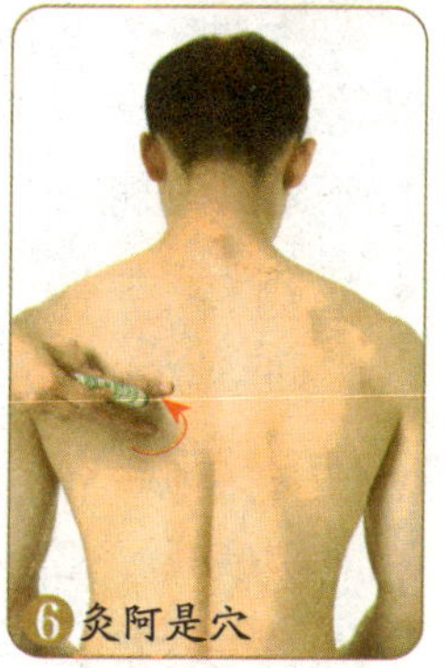
⑥灸阿是穴

养生小贴士 其他辅助治疗法 Tips

◎治疗应明确原发病灶，采用适当的治疗方法，还可以用药物、理疗、针灸、推拿、按摩等方法。

◎推拿在临床上治疗由胸椎损伤或退变引起的肋间神经痛疗效较好。这类患者往往有胸椎关节的位置异常，通过胸椎复位方法纠正后，疼痛就能得到明显缓解。

◎胸椎部位的疾病要及时治疗，以免继发肋间神经痛。常年坐着的工作者要注意姿势，避免劳累。

神经衰弱

对于神经衰弱，《黄帝内经》指出："卫气不得入于阴，常留于阳。留于阳则阳气满，阳气满则阳跷盛；不得入于阴则阴气虚，故目不瞑矣"。通常会有头胀、头昏、头痛、注意力不集中、记忆力减退、失眠多梦等症状。

刮痧

选穴

主穴 神门、膻中、心俞、肾俞

配穴 心悸失眠者，加通里、巨阙；胸闷不适者，加内关

适宜体位

仰卧位、坐位

使用工具

刮痧板、瓷勺

操作手法

四肢的穴位可以用刮痧板的角端进行点按。神门沿着从远端至近端的方向进行刮拭（图①）。膻中、心俞、肾俞要用刮痧板的厚缘进行刮拭，用力宜轻（图②）。

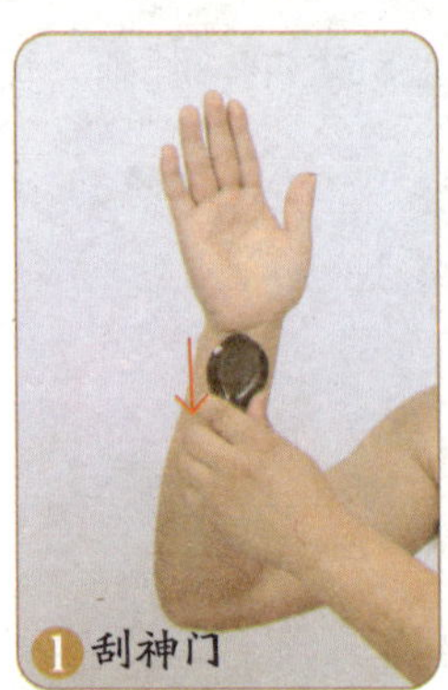
①刮神门

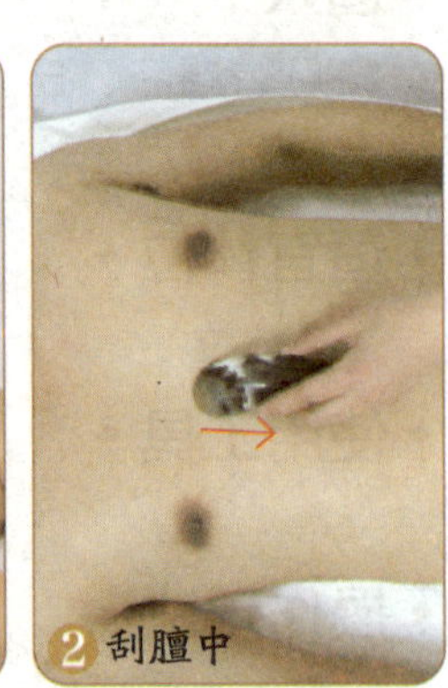
②刮膻中

拔罐

选穴

主穴 内关、神门、曲池、合谷、太阳、足三里、三阴交

配穴 痰热内扰者，加膻中、丰隆；心肾不交者，加心俞、肾俞，或膈俞、肾俞、周荣

适宜体位

坐位

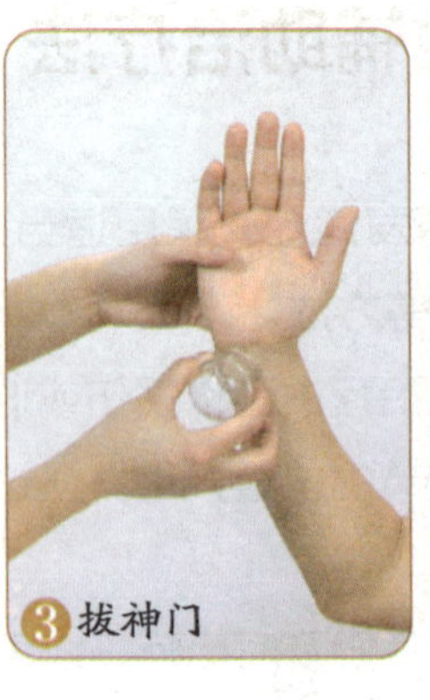
③拔神门

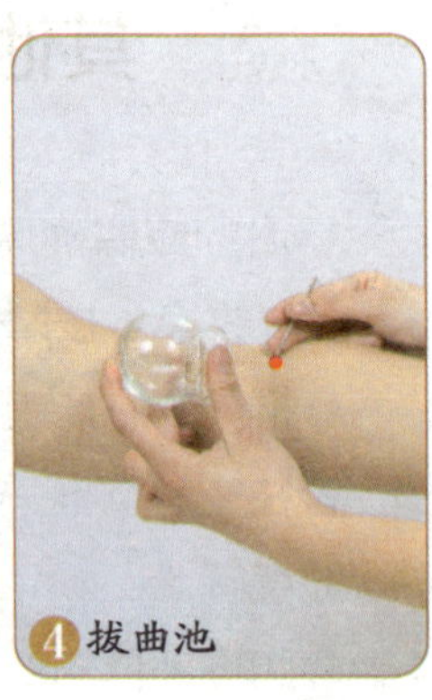
④拔曲池

使用工具

火罐

操作手法

先用拇指指腹在内关、神门、曲池等主穴上进行往复重力揉按5次左右，用闪火法把大小合适的罐具分别吸拔于内关、神门、曲池等主穴上，每次选3～4个穴位，隔日1次（图③、图④）。

艾灸

疗法

◎艾条回旋灸

◎艾条温和灸

选穴

◎百会、四神聪

◎太溪、内关、心俞、神门

5 灸心俞

适宜体位

◎坐位

◎合适体位

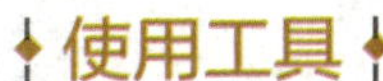

使用工具

◎艾条

操作手法

◎患者取坐位，用艾条回旋灸，每次每穴施灸20～30分钟，每日1次，10次为1个疗程，每个疗程之间休息3日。症状消失后继续巩固10～20次。

◎患者取合适体位，用艾条温和灸，每次选取2～3个穴位，每次每穴施灸10分钟，每日1次，10次为1个疗程（图⑤）。

养生小贴士

磁石敷贴疗法

Tips

原料 磁石9克，麝香壮骨膏适量。

用法 每晚临睡前用热水泡脚20分钟，擦干；将磁石放在麝香壮骨膏上，贴在两侧涌泉穴上，次日早晨取下即可。每日换药1次。

功效 此方具有疏肝解郁、养心安神的功效，可有效改善神经衰弱症状。

消化系统病症

胃下垂

胃下垂的测定标准是直立位时，胃下缘在髂嵴连线以下5厘米，或胃小弯弧线最低点降到髂嵴连线以下的位置。轻度胃下垂有的没有什么症状，胃下垂较明显时会有上腹不适、易饱胀、恶心、嗳气、胃痛、腹胀等症状。严重的胃下垂还可有眩晕、乏力、站立性昏厥等表现。

刮痧

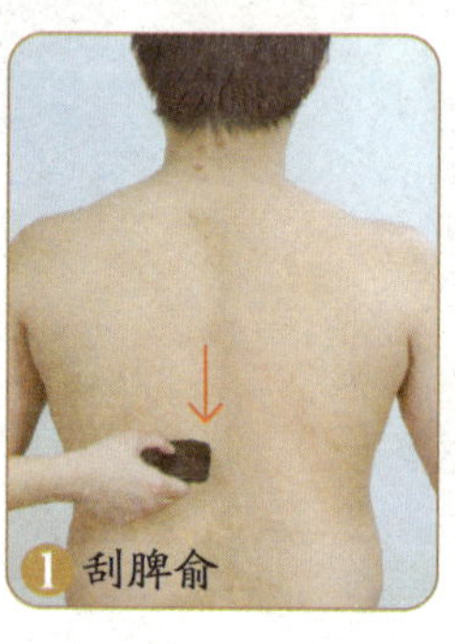

① 刮脾俞

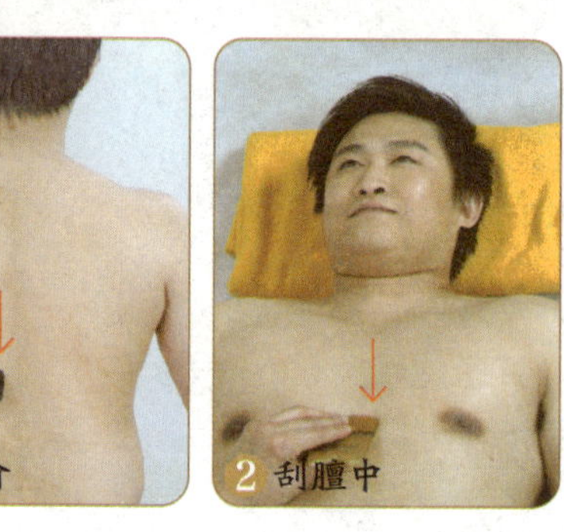

② 刮膻中

选穴

主穴 脾俞、胃俞、膻中、中脘、足三里

配穴 嗳气频作时，加用内关、梁丘；腹胀者，加梁门、大横穴

适宜体位

仰卧位、俯卧位、坐位

使用工具

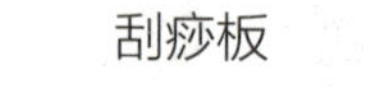

刮痧板

操作手法

沿着脾俞、胃俞由上至下刮拭，以补法为主（图①）。膻中、中脘刮拭力度要轻，用刮痧板的厚缘操作（图②）。

拔罐

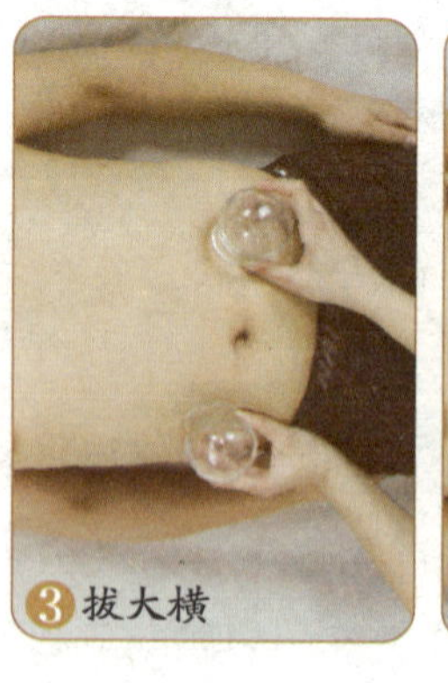

③ 拔大横

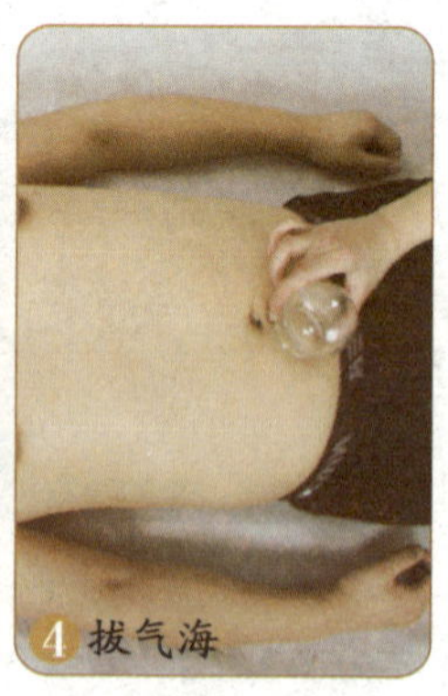

④ 拔气海

选穴

主穴 脾俞、胃俞、中脘、足三里

配穴 中气下陷者，加气海、大横；脾胃虚寒者，加气海、肝俞

适宜体位

仰卧位、俯卧位

使用工具

火罐

操作手法

大横、气海等穴位均可采用闪火法（图③、图④），留罐10分钟，每日2～3次，7日为1个疗程。治疗期间忌做跳跃运动，并要加强锻炼腹部肌肉，使腹肌保持一定的紧张度。

艾灸

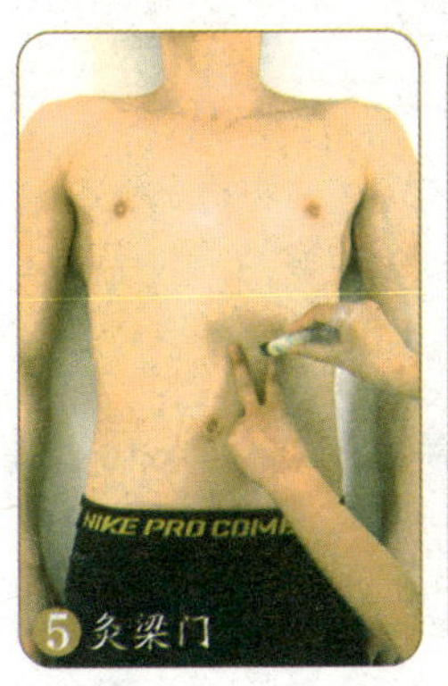
5 灸梁门

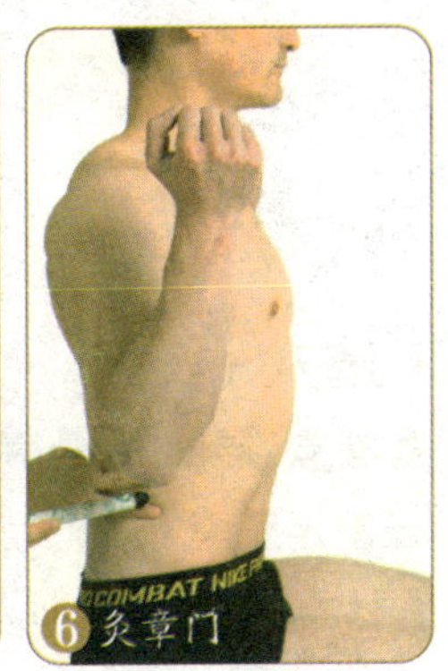
6 灸章门

疗法

◎艾条温和灸

选穴

◎【第一组穴位】关元、足三里、中脘、章门

◎【第二组穴位】三阴交、胃俞、脾俞

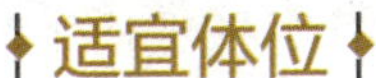

适宜体位

◎合适体位

使用工具

◎艾条

操作手法

◎患者取合适体位，用艾条温和灸，每次选2～3个穴位，每次每穴施灸10分钟，每日1次（图⑤、图⑥）。

养生小贴士

仙人球方

Tips

原料 鲜仙人球（去刺）50克，瘦猪肉35克。

用法 将瘦猪肉剁成肉饼后，与洗净切碎的仙人球一起煮熟。每日1剂，睡前顿服。30日为1个疗程，可连服2～3个月。

功效 健胃，消肿，止痛。适用于胃下垂。

胃肠痉挛

胃肠痉挛常因过度的精神刺激，如长期紧张、恐惧、悲伤、忧郁等引起大脑皮层的功能失调，促使迷走神经功能紊乱，从而导致的胃壁血管痉挛性收缩。

刮痧

选穴

主穴 脾俞至胃俞、中脘、关元、梁丘、足三里

配穴 瘀血者，加梁丘；恶心呕吐者，加内关

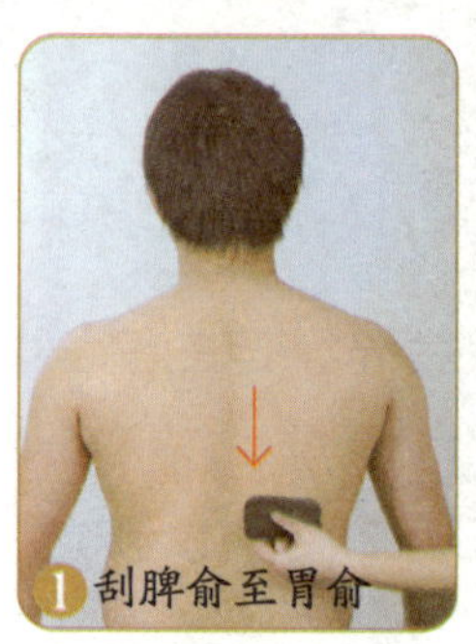
①刮脾俞至胃俞

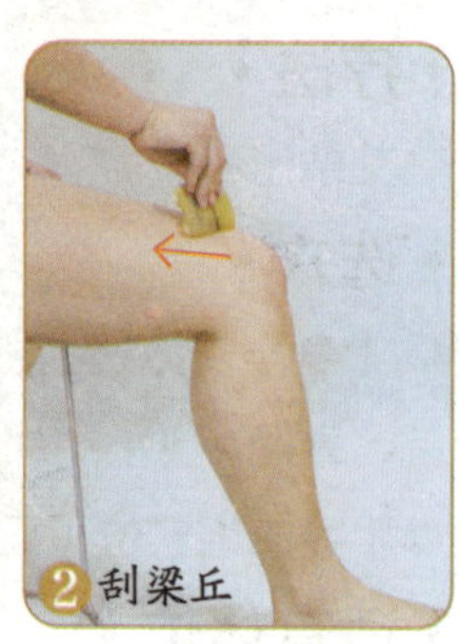
②刮梁丘

适宜体位

仰卧位、坐位

使用工具

刮痧板

操作手法

先刮拭脾俞至胃俞、关元以补法为主（图①）。而刮拭中脘的时候则要用刮痧板的厚缘，且用力宜轻。足三里、梁丘既可用刮痧板的厚缘刮拭，也可以用刮痧板的角进行点按（图②）。

拔罐

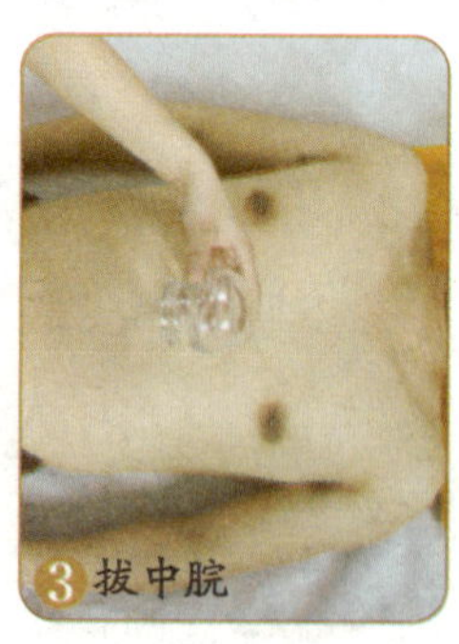
③拔中脘

选穴

主穴 中脘

配穴 恶心呕吐者，加内关、足三里；腹胀者，加梁门、太冲

适宜体位

仰卧位

使用工具

火罐

操作手法

用常规拔罐法对中脘穴进行吸拔，至肤色潮红。留罐约15～30分钟（图③）。

胃、十二指肠溃疡

胃、十二指肠溃疡是指发生在胃、十二指肠球部的慢性溃疡性病变。本病好发于青壮年，秋冬交替和冬春交替二季。

刮痧

选穴

主穴 脾俞、胃俞、天枢、中脘、章门、内关

配穴 兼有肝气郁滞者，加太冲、期门；兼有饮食不消者，加梁门

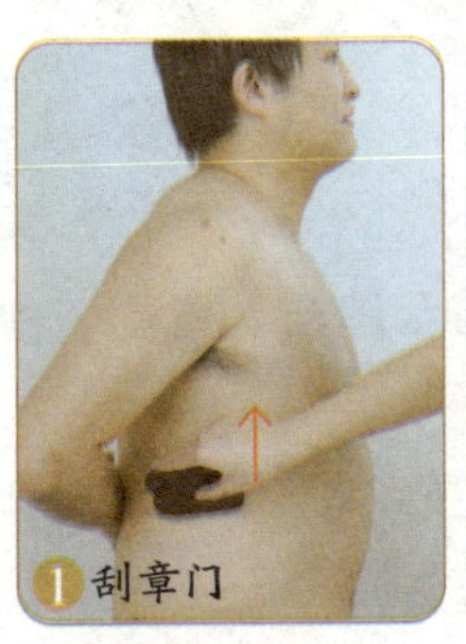
①刮章门

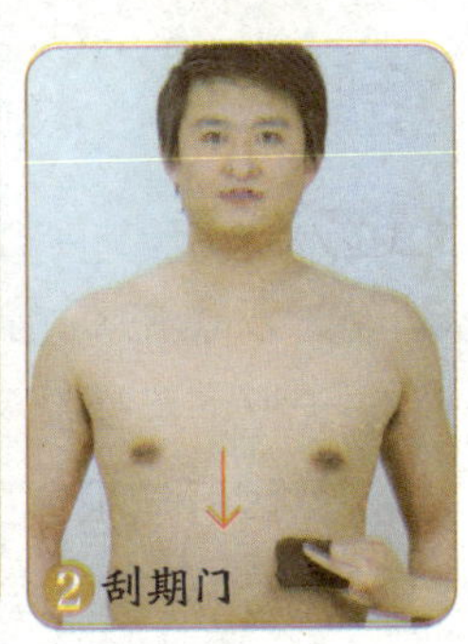
②刮期门

适宜体位

仰卧位、俯卧位、坐位

使用工具

刮痧板

操作手法

刮拭章门穴，要以泻法为主（图①）；内关可用刮痧板的角端点按；期门逆着肝经的走向刮拭（图②）。

拔罐

选穴

主穴 脾俞至肝俞、足三里

配穴 脾胃虚寒者，加气海、内关、梁丘；瘀血内停者，加血海、地机

③拔脾俞至肝俞

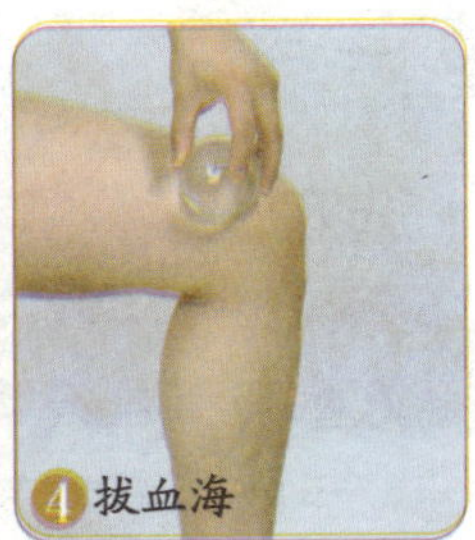
④拔血海

适宜体位

俯卧位、坐位

使用工具

火罐

操作手法

先对脾俞至肝俞采用走罐法，以皮肤变成紫红为度（图③）；足三里和中脘使用常规闪火法拔罐即可，留罐10～15分钟；血海亦采用闪火法，然后留罐（图④）。

慢性胃炎

慢性胃炎是由多种病因引起的各种慢性胃黏膜炎性病变，其起病缓慢，多于进食后有胃脘部不适或疼痛、食欲减退、腹胀及嗳气等。进食后，上腹部多出现无规律的阵发性或持续性疼痛，伴有食欲减退、恶心、呕吐、泛酸、腹胀、消瘦、贫血等。

刮痧

选穴

主穴 双侧的膈俞至脾俞、胃俞、中脘、天枢、足三里

配穴 因肝气犯胃所致者，加太溪、肝俞；兼有消化不良者，加梁丘、梁门

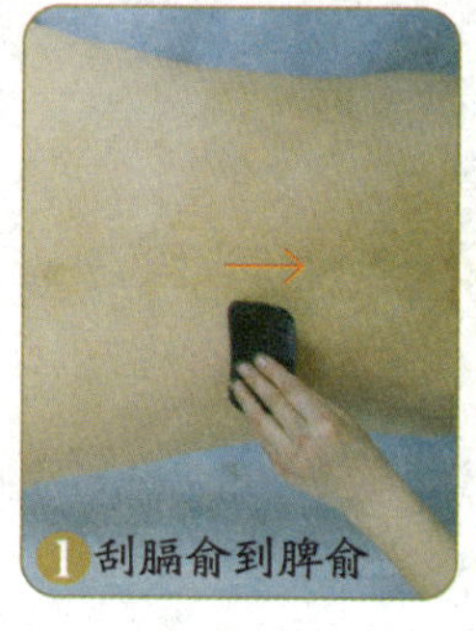

1 刮膈俞到脾俞

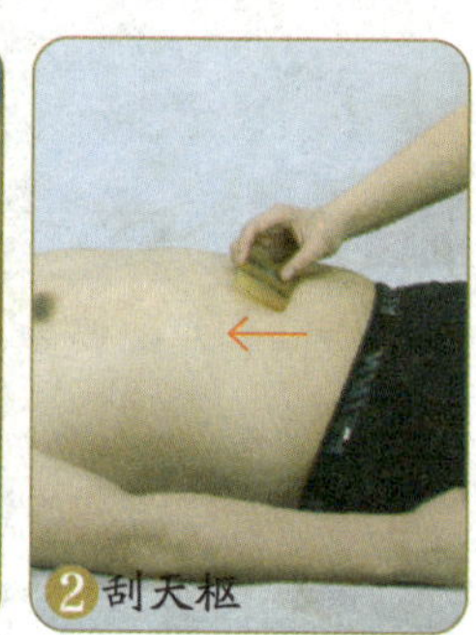

2 刮天枢

适宜体位

仰卧位、俯卧位

使用工具

刮痧板

操作手法

从膈俞到脾俞、胃俞沿着从上至下的方向进行刮拭，以补法为主（图①）。中脘、天枢要用刮痧板厚缘操作（图②），用力宜轻。足三里可用点按或掐的手法。

拔罐

选穴

主穴 胆俞、胃俞、大椎、中脘

配穴 脾胃虚寒者，加大肠俞、关元、巨阙；水泄不止者，加水分、阴陵泉

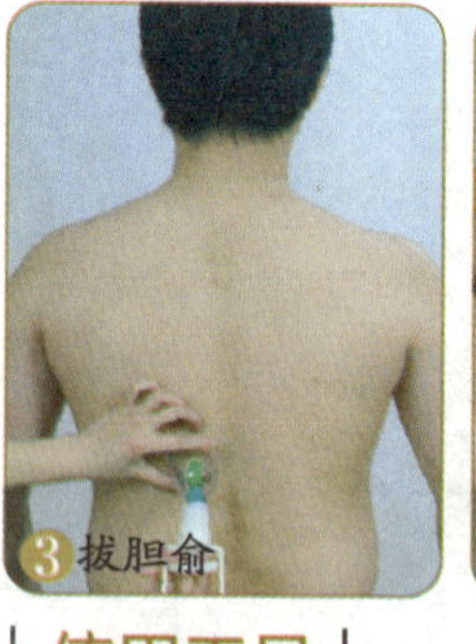

3 拔胆俞

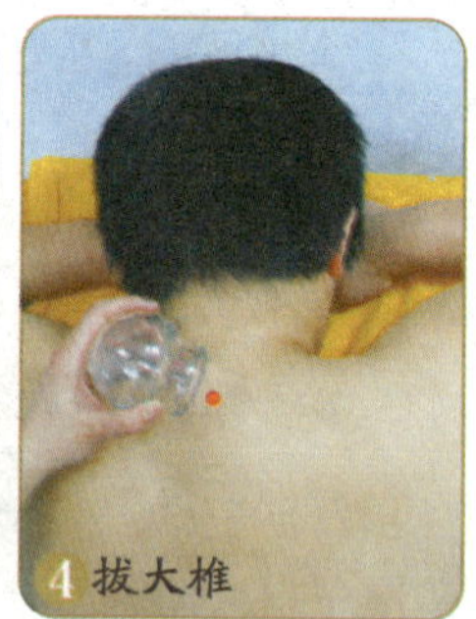

4 拔大椎

适宜体位

坐位、俯卧位

使用工具

火罐、抽气罐

操作手法

胆俞、胃俞用常规拔罐法（图③），留罐10分钟，隔日1次。大椎用闪火法拔罐（图④），留罐10分钟，隔日1次。

艾灸

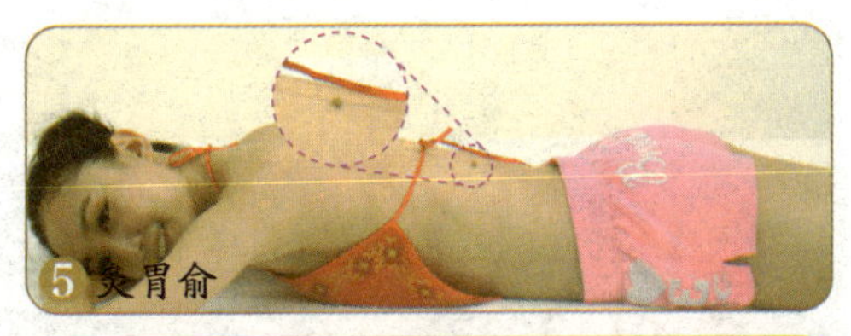
5 灸胃俞

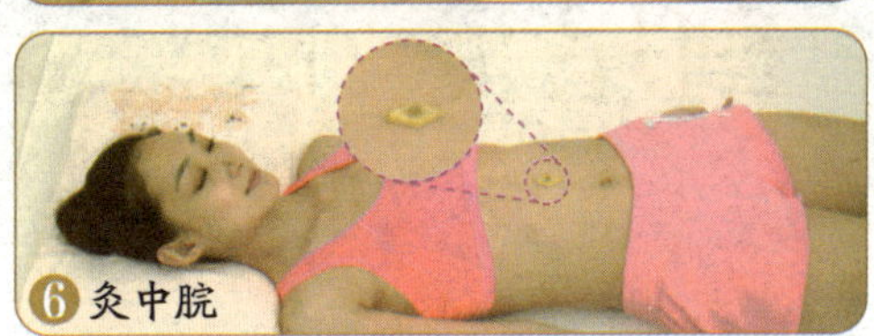
6 灸中脘

疗法

◎艾炷无瘢痕灸

◎艾炷隔姜灸

选穴

◎中脘、足三里、胃俞

◎中脘、脾俞、胃俞、气海、足三里

适宜体位

◎合适体位

使用工具

◎艾炷

操作手法

◎患者取合适体位，用艾炷无瘢痕灸，每次每穴施灸5壮，每日1次，10次为1个疗程（图⑤）。

◎患者取合适体位，用艾炷隔姜灸，每次每穴施灸5～7壮，每日1次或隔日1次，10次为1个疗程，每个疗程之间休息5日（图⑥）。

养生小贴士 Tips

白芥子细辛敷贴疗法

原料 白芥子、细辛、延胡索、生附子、生甘遂按4：3：1：1：1的比例准备好。

用法 将上述药材研成细末，加入姜汁、蜂蜜调匀，做成1厘米×1厘米的饼状；然后将药饼放在胶布上，敷贴于中脘、足三里、脾俞、肾俞穴位上。每次2～3小时，每10日1次，7次为1个疗程，1个疗程完后停1次，再进行下一疗程。

功效 对治疗慢性胃炎有一定效果。

慢性阑尾炎

慢性阑尾炎是阑尾急性炎症消退后遗留的慢性炎症病变，临床症状主要表现为右下腹部的疼痛，呈间断性隐痛或胀痛，时重时轻，且部位比较固定。

刮痧

选穴

主穴 大肠俞、关元俞、大横、天枢、阑尾穴

配穴 恶心呕吐者，加内关、中脘；腹胀者，加梁门

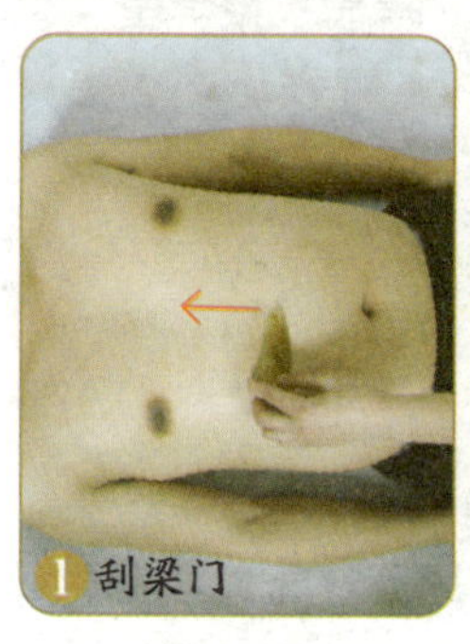

①刮梁门

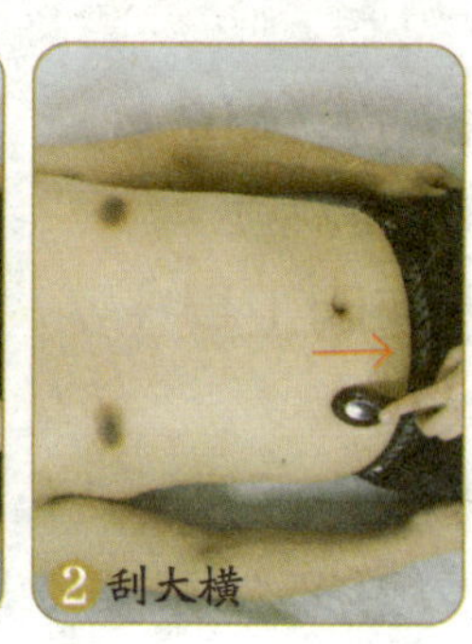

②刮大横

适宜体位

仰卧位

使用工具

刮痧板、瓷勺

操作手法

大肠俞和关元俞在刮拭的时候要按照足太阳膀胱经的循行由上至下进行治疗，梁门、大横、天枢穴刮拭的时候力度要轻，以平补平泻为宜（图①、图②）。

拔罐

选穴

主穴 大肠俞、天枢、上巨虚、阑尾穴

配穴 居髎、血海、阴陵泉、三阴交

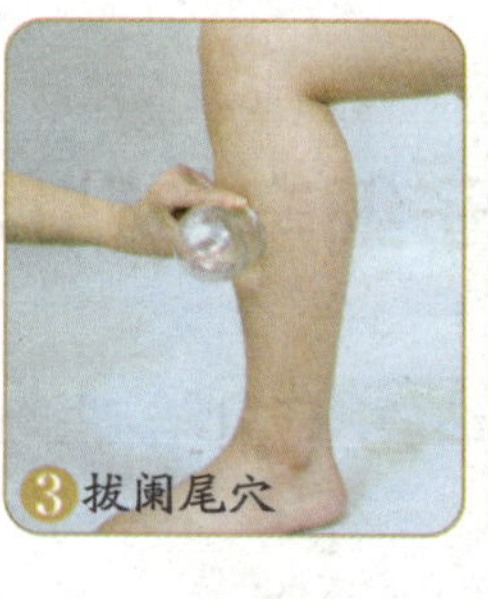

③拔阑尾穴

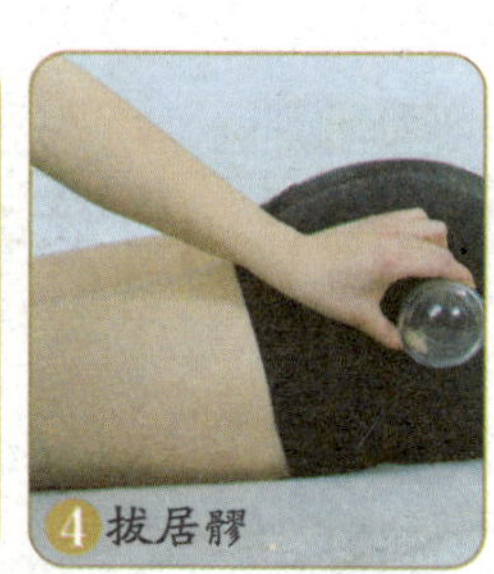

④拔居髎

适宜体位

俯卧位、坐位

使用工具

火罐

操作手法

每次选两个穴位，先对阑尾穴（图③）、天枢进行吸拔，配以居髎（图④），用闪火法，留罐10～15分钟，每日2～3次，7日为1个疗程。

慢性胰腺炎

慢性胰腺炎是由胆道疾病或酒精中毒等因素导致的胰腺实质的进行性损害，主要表现为腹痛、消瘦无力、营养不良、腹泻或脂肪痢。

刮痧

选穴

主穴 脾俞、肝俞、魂门、中脘、天枢

配穴 兼有恶心呕吐者，加内关；大便黏滞不爽者，加丰隆；兼有呕血者，加膈俞、梁丘

1 刮魂门

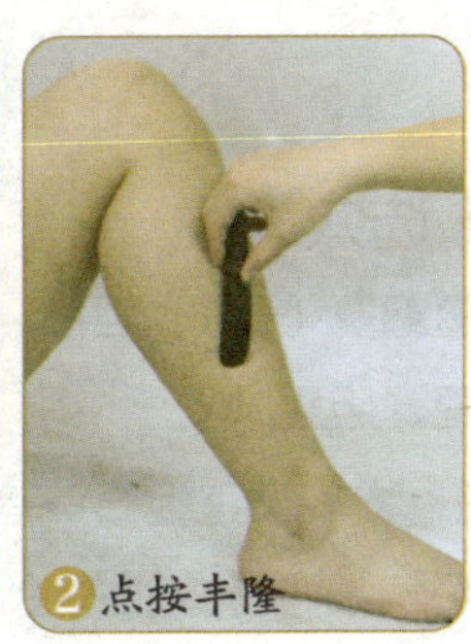

2 点按丰隆

适宜体位

俯卧位、坐位

使用工具

刮痧板

操作手法

刮拭魂门一般用刮痧板的厚缘，用力宜轻（图①）。中脘、天枢用刮痧板的厚缘进行刮拭，以平补平泻方法为主。刮拭丰隆用力可重，或用刮痧板角端点按（图②）。

拔罐

选穴

主穴 足三里、期门、阳陵泉、丘墟

配穴 肝气郁结者，加太冲；脾胃实热者，加中脘、曲池、内庭；湿热者，加阴陵泉、建里；恶心、呕吐者，加内关、中脘

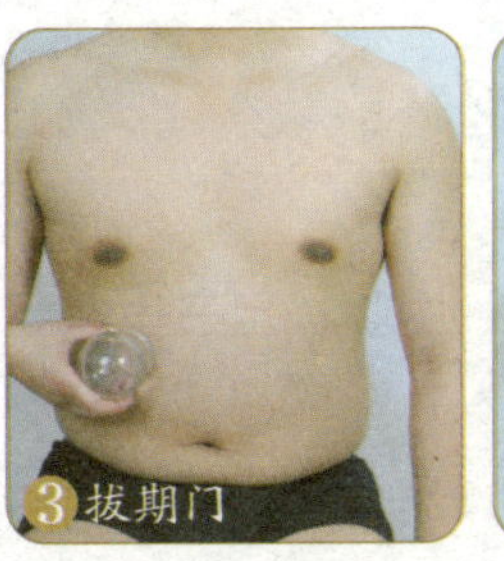

3 拔期门

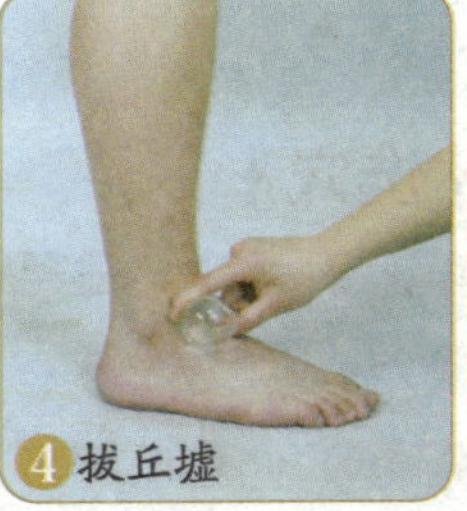

4 拔丘墟

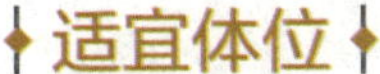

适宜体位

坐位

使用工具

火罐

操作手法

先对期门、丘墟进行定位，用闪火法吸拔相应的穴位，留罐10分钟（图③、图④）。每日2～3次。

慢性胆囊炎

胆囊炎有急、慢性之分，慢性胆囊炎多由急性转变而来，主要表现为腹胀、嗳气和厌食等消化不良症状，右上腹部可有轻度压痛。其主要症状有右上腹部隐痛、腹胀、嗳气、恶心等，尤其在进食油腻食物后症状更为明显。

刮痧

选穴

主穴 肝俞、胆俞、章门、日月、足三里、胆囊穴

配穴 兼有胆石症者，加阳陵泉；兼有嗳气频作者，加内关、中脘

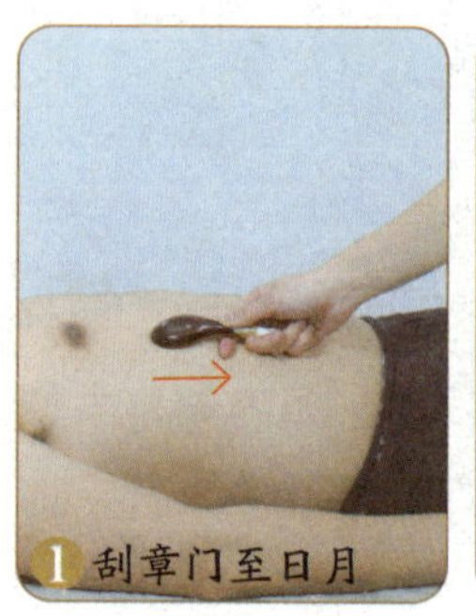

①刮章门至日月

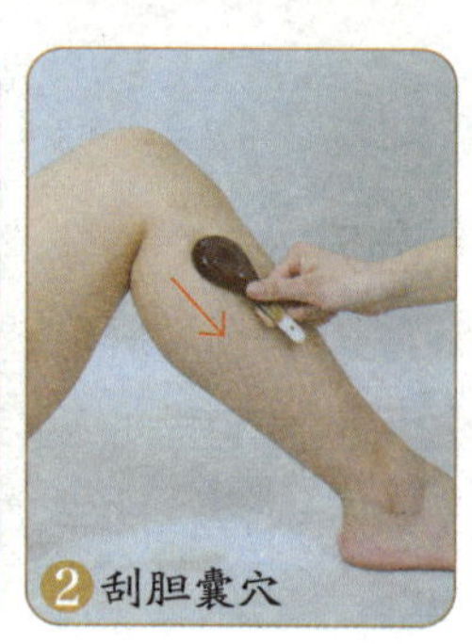

②刮胆囊穴

适宜体位

仰卧位、坐位

使用工具

刮痧板、瓷勺

操作手法

将肝俞、胆俞沿着足太阳膀胱经的循行方向进行刮拭，由上至下从章门刮至日月，直至皮肤发红（图①）。由上至下刮拭胆囊穴（图②）。

拔罐

选穴

主穴 胆俞、日月、中脘、足三里、胆囊穴、阳陵泉

配穴 伴有绞痛者，加合谷；兼有高热者，加曲池；兼有呕吐者，加内关

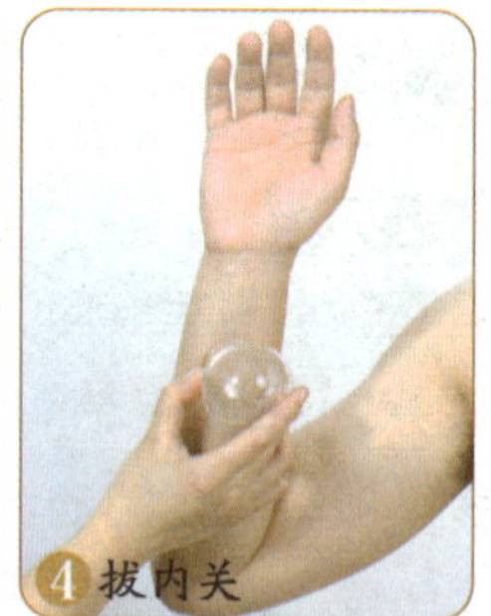

③拔胆囊穴

④拔内关

适宜体位

仰卧位、坐位、俯卧位

使用工具

火罐

操作手法

对以上各穴用闪火法后留罐，每穴10～15分钟，胆囊穴可延长吸拔的时间（图③）。根据病情用闪火法吸拔内关，每次10～15分钟（图④）。

艾灸

疗法

◎艾条温和灸

选穴

◎胆俞、胆囊穴、肝俞、中脘

适宜体位

◎合适体位

使用工具

◎艾条

操作手法

◎选合适体位，用艾条温和灸法，每次每穴施灸15～20分钟，每日1次，10次为1个疗程（图⑤）。

5 灸胆俞

养生小贴士 Tips

西瓜冻

原料 无籽红瓤西瓜14克，冻粉1.5克，冰糖60克。

做法 1.西瓜榨成汁；冻粉切成小块。

2.在西瓜汁中加冰糖15克，放入冻粉煮化，搅拌均匀，凉透，凝结成冻，切成小块，摆入盘中。

3.取清水90克加入剩余冰糖烧开，凉透，浇在盘子上即成。

功效 清热解毒，利胆降压。适用于慢性胆囊炎。

蒲黄贝母大黄敷贴方

选取穴位 阿是穴。

药物选用 蒲黄、浙贝母、大黄各20克，吴茱萸10克，冰片5克。

操作手法 将以上药材研成细末，需用时取药末适量，加清水调成膏状，敷贴在阿是穴处，盖上纱布，并用胶布固定。每天换药1次，连用3～5天。

功效 适用于慢性胆囊炎。

慢性结肠炎

本病是常见的肠道功能紊乱性疾病，女性发病率略高于男性。临床表现为腹痛、腹泻、肠鸣、下坠、大便带黏液或脓血。有的患者还会出现消瘦、贫血、乏力甚至虚弱等症状。严重者常并发肠道大出血、肠穿孔，甚至癌变等。

刮痧

选穴

主穴 脾俞、大肠俞、肾俞、命门、中脘、天枢、章门

配穴 兼有恶心呕吐者，加内关；兼有发热者，加大椎、曲池

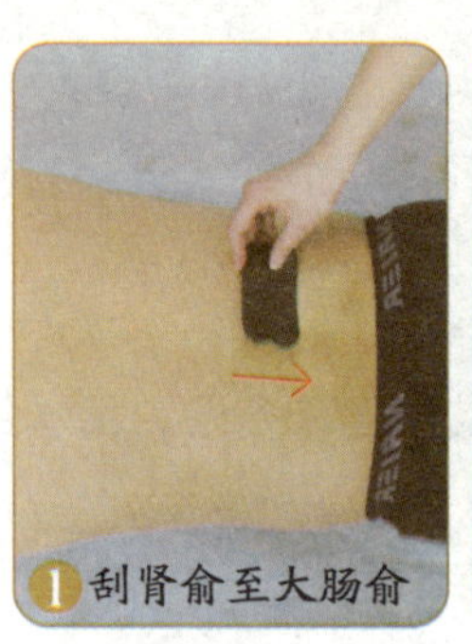
①刮肾俞至大肠俞

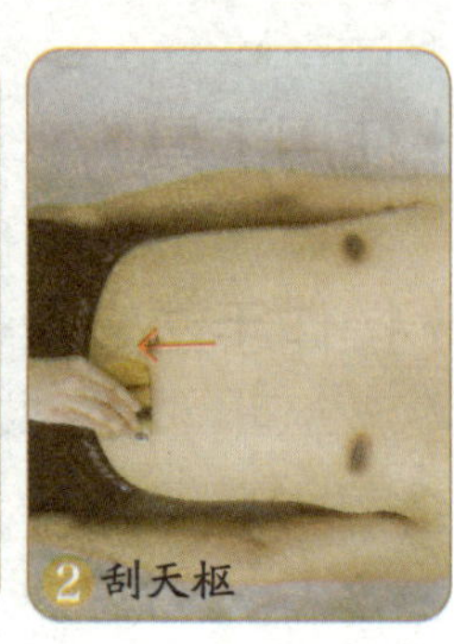
②刮天枢

适宜体位

仰卧位、俯卧位

使用工具

刮痧板

操作手法

首先从脾俞向下经肾俞刮至大肠俞（图①），以平补平泻方法为主。仰卧位时，刮拭中脘、章门、天枢等。刮拭肾俞是沿着由上至下的方向操作，以补法为主，天枢由上至下刮拭（图②），用力宜重。

拔罐

选穴

主穴 脾俞、胃俞、大肠俞、中脘、天枢

配穴 肝脾不和者，加肝俞、期门、阳陵泉；脾肾阳虚者，加肾俞、关元、神阙、命门

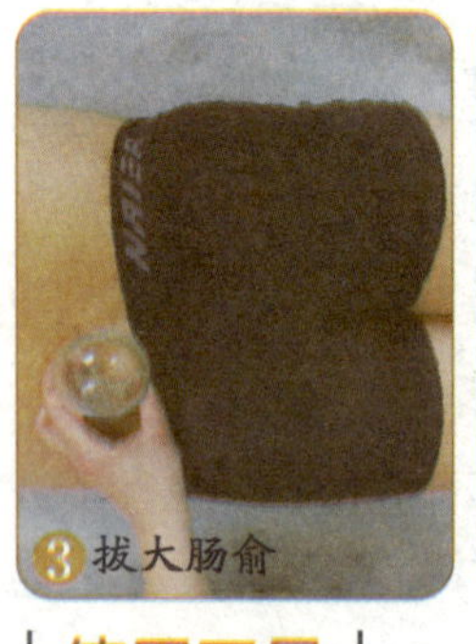
③拔大肠俞

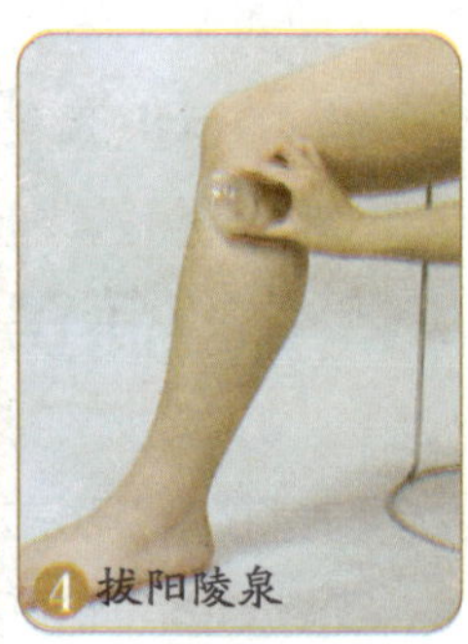
④拔阳陵泉

适宜体位

坐位、俯卧位

使用工具

火罐

操作手法

先将大肠俞、阳陵泉定位，然后采用单纯拔罐的方法，留罐10～15分钟，每日

2～3次，10日为1个疗程（图③、图④）。天枢亦可采用闪罐法，至皮肤紫黑或罐内出现水气即可。

艾灸

疗法

◎艾炷无瘢痕灸

选穴

◎上巨虚、气海、中脘、天枢

适宜体位

◎合适体位

使用工具

◎艾炷

操作手法

◎患者取合适体位，用艾炷无瘢痕灸，每次选取3个穴位，每次每穴施灸5壮，每日1次，10次为1个疗程（图⑤、图⑥）。

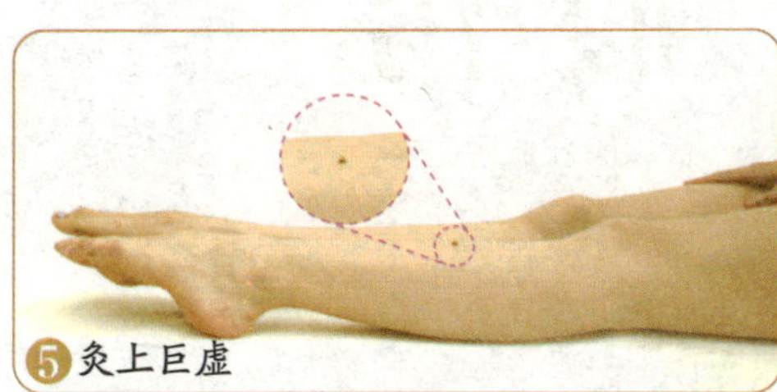

⑤灸上巨虚

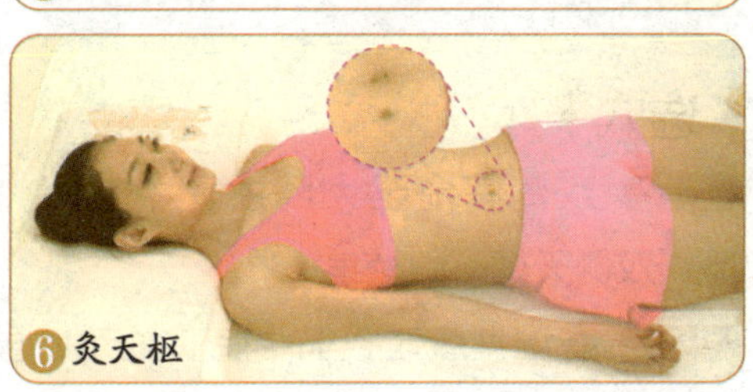

⑥灸天枢

养生小贴士 Tips

蒜泥马齿苋

原料 鲜马齿苋50克，蒜泥15克，白砂糖适量。

做法 用鲜马齿苋煎水1碗，冲入蒜泥中，过滤取汁，加入白砂糖拌匀。

用法 每日2次。

功效 适用于慢性结肠炎。

乌梅结肠炎方

原料 乌梅15克，冰糖适量。

做法 乌梅加水1500毫升，煎至800毫升，加冰糖。

用法 每日1剂，代茶饮，25日为1个疗程，连用2个疗程。

功效 收涩大肠。适用于慢性结肠炎。

腹泻

腹泻也称泄泻，是临床上常见的症状。通常腹泻是很多疾病的一种共同表现。中医认为，腹泻主要由于湿盛与脾胃功能失调所致。其症状为常见排便次数增多，粪质稀薄。因此古人将大便溏薄者称为“泄”，大便如水注者称为“泻”。本病以夏秋两季多见。

刮痧

选穴

主穴 双侧脾俞至大肠俞；中脘至气海；双侧天枢、阴陵泉

配穴 寒湿型腹泄，加中脘、关元；湿热型腹泄，加曲池、阴陵泉；因饮食所伤者，加内关、梁门；因虚所致者，加脾俞、肾俞、太溪

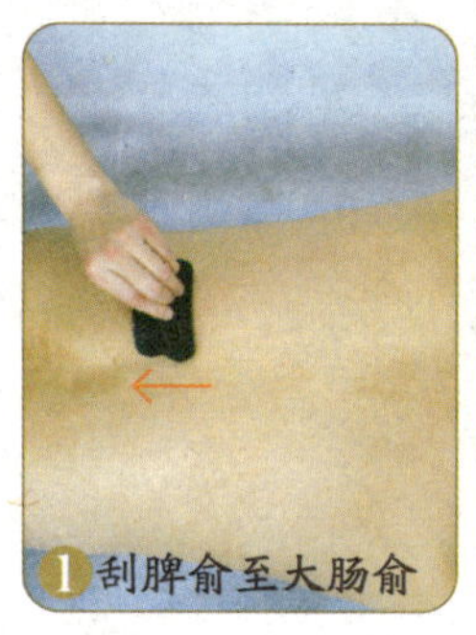
①刮脾俞至大肠俞

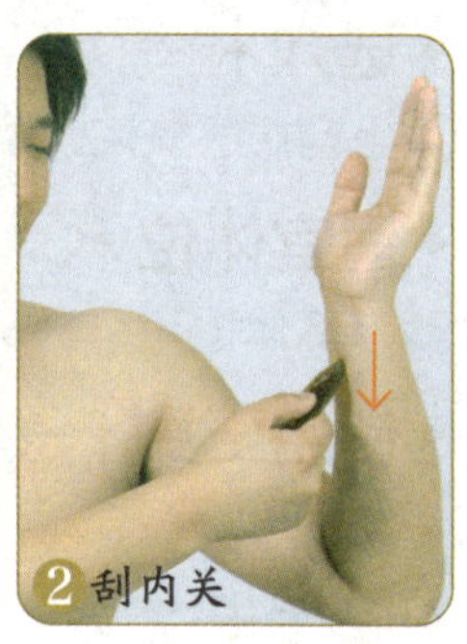
②刮内关

适宜体位

仰卧位、俯卧位、坐位

使用工具

刮痧板

操作手法

用刮痧板的薄缘在双侧脾俞至大肠俞上刮拭（图①），因饮食所伤者，加刮内关穴（图②）。

拔罐

选穴

主穴 双侧天枢、下脘、气海、神阙、上巨虚、阴陵泉、水分

配穴 因情绪不佳引起者，加期门；疼痛剧烈，兼有瘀血者，加地机

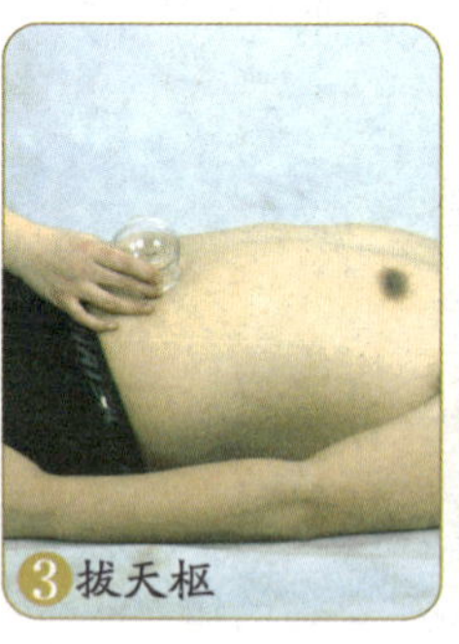
③拔天枢

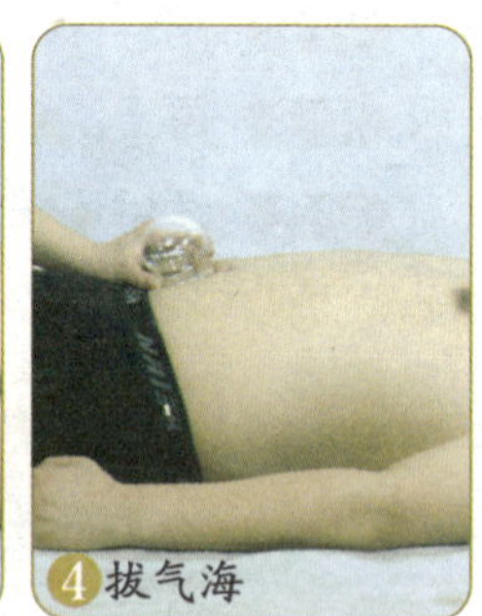
④拔气海

适宜体位

仰卧位

使用工具

火罐

操作手法

双侧的天枢及下脘、气海可用大的火罐，用闪火法吸拔后留置15分钟（图③、图④）。

艾灸

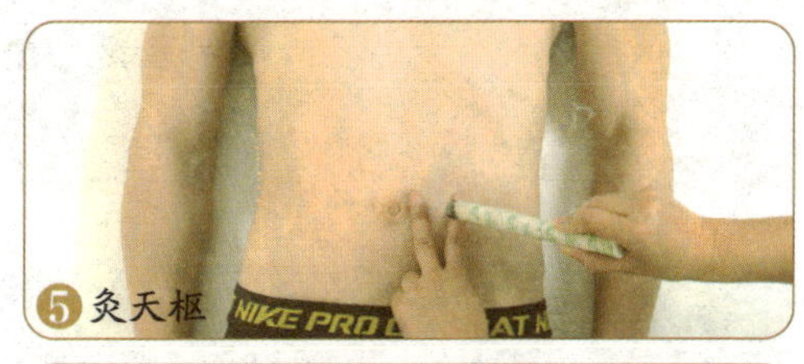

⑤灸天枢

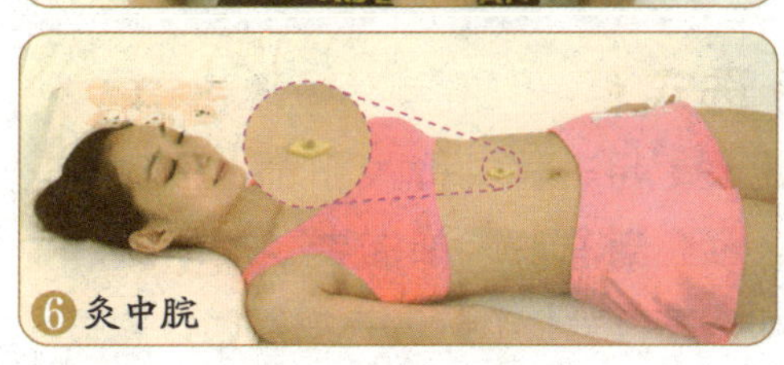
⑥灸中脘

疗法

◎艾条温和灸

◎艾炷隔姜灸

选穴

◎天枢、神阙、合谷、大横、大肠俞

◎脾俞、胃俞、大肠俞、关元俞、中脘、天枢

适宜体位

◎合适体位

使用工具

◎艾条

◎艾炷

操作手法

◎患者取合适体位，用艾条温和灸，每次每穴施灸15~30分钟，每日1~2次（图⑤）。

◎患者取合适体位，用艾炷隔姜灸，每次每穴施灸3~7壮，每日1次或者隔日1次，10次为1个疗程，每个疗程间隔5日（图⑥）。

养生小贴士 吴肉丁木香薄荷敷贴疗法 Tips

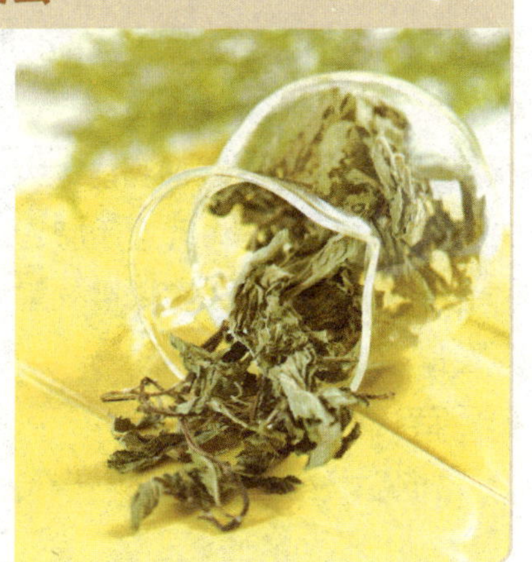

原料 吴茱萸、肉桂、丁香、木香、薄荷各适量。

用法 将所有药材研成细末；每次取出10克，加入姜汁调匀成糊状；将药糊炒热，敷于中脘、脾俞穴位上，盖上纱布，用胶布固定。

功效 可改善腹泻症状。

肝炎

肝炎是肝脏的炎症，致病原因有很多种。根据病因可分为病毒性肝炎、自身免疫性肝炎、酒精性肝炎、药物性肝炎。中医认为，慢性肝炎是由于正气虚弱、病邪侵体而导致的。症状一般有面黄、食欲减退、乏力、腹泻、腹胀、肝区疼痛等。

刮痧

选穴

主穴 足三里、脾俞、肝俞、三阴交

配穴 兼有肝气郁滞者，加期门、中都；兼有恶心呕吐者，加胃俞、内关、中脘

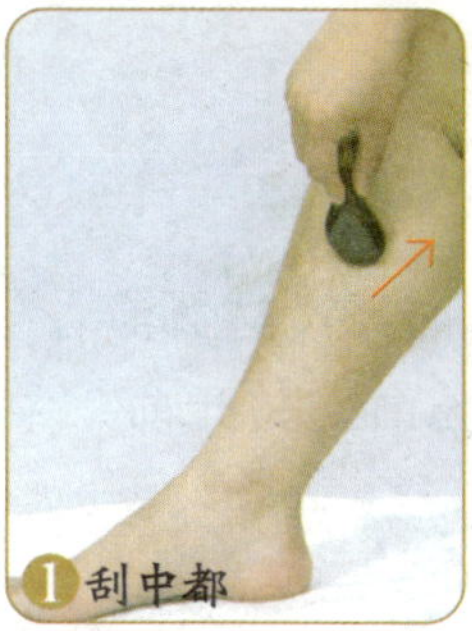

①刮中都

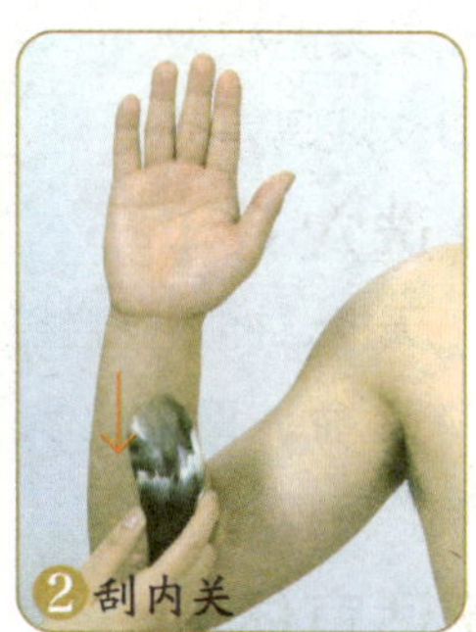

②刮内关

适宜体位

仰卧位、俯卧位、坐位

使用工具

刮痧板、瓷勺

操作手法

中都、足三里、三阴交要用刮痧板或瓷勺的薄缘进行刮拭，且用力可重（图①）。采用平补平泄法刮拭内关，亦可采用点按的方法，皆以皮肤出现痧痕或者变成紫红色为度（图②）。

拔罐

选穴

主穴 肝俞、胆俞、期门

配穴 肝胆湿热者，加膈俞、大椎、身柱、中脘、足三里；寒湿困脾者，加脾俞、胃俞、膻中、中脘、足三里；发黄明显者，加阴陵泉、中极

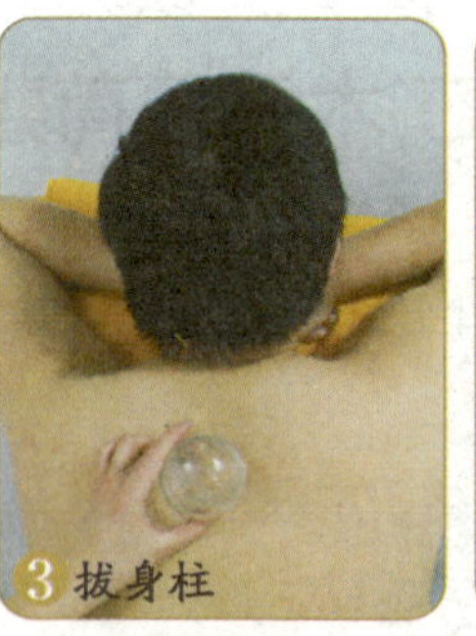

③拔身柱

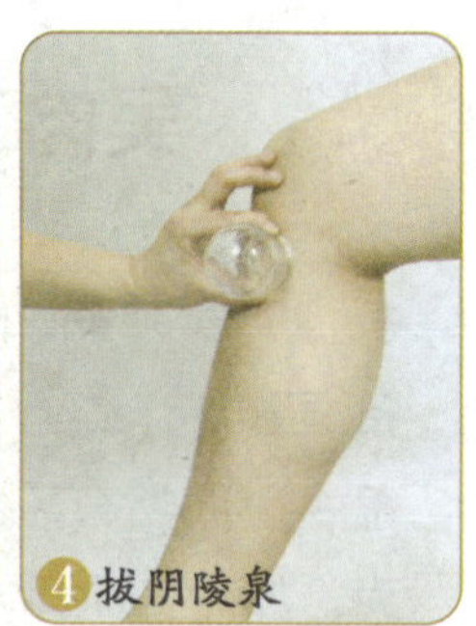

④拔阴陵泉

适宜体位

俯卧位、坐位

使用工具

火罐

操作手法

对肝俞、胆俞等主穴采取闪火法，留罐10分钟。配穴身柱及阴陵泉等用闪火法即可（图③、图④）。

艾灸

疗法

◎艾条温和灸

◎艾炷无瘢痕灸

选穴

◎肝俞、脾俞、足三里、三阴交

◎膈俞、肝俞、脾俞、承满、期门、天枢、足三里

适宜体位

◎合适体位

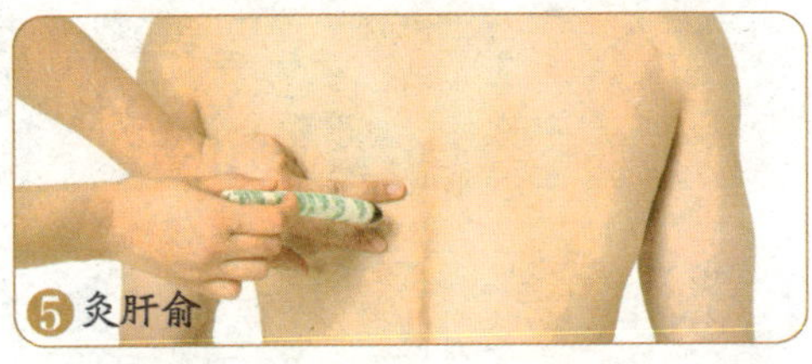
⑤灸肝俞

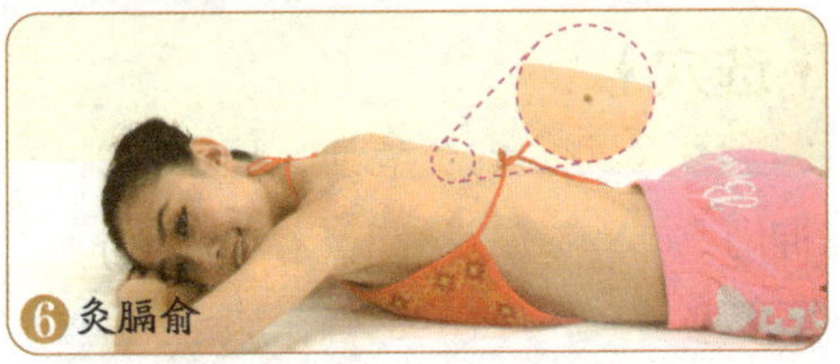
⑥灸膈俞

使用工具

◎艾条

◎艾炷

操作手法

◎患者取合适体位，用艾条温和灸，每次每穴施灸10～15分钟，每日1次，3个月为1个疗程，每个疗程间休息7日（图⑤）。

◎患者取合适体位，用较小的艾炷实施无瘢痕灸，每次取2～3个穴位，每次每穴施灸3～5壮，隔日灸1次，10次为1个疗程（图⑥）。

养生小贴士 生桃仁苦杏仁敷贴疗法 Tips

原料 生桃仁、苦杏仁各50克，生栀子、桑葚各25克。

用法 将上述药材捣烂成泥，加入米醋调匀，制成膏状；需用时取出药膏15克，敷贴于神阙穴位上，盖上纱布，外用胶布固定。隔日换药1次，7次为1个疗程。

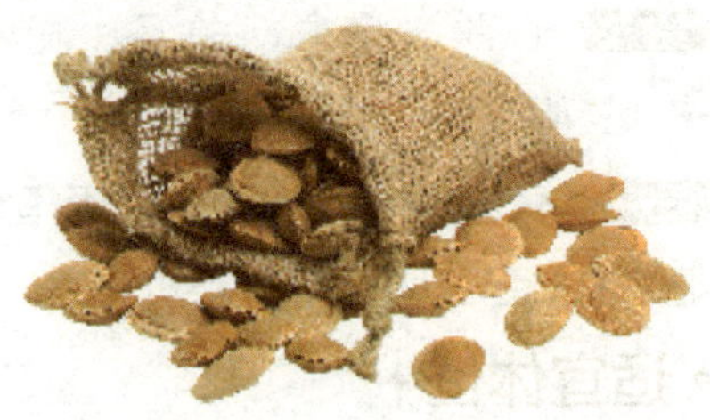

功效 对辅助治疗肝炎有很好的效果。

循环系统病症

心律失常

心律失常可见于多种器质性心脏病，尤其是发生心力衰竭或急性心肌梗死时。中医理论认为，心律失常属于“心悸”“怔忡”的范畴，发病原因与心气运行不畅有关。会有心悸、胸闷、头晕、低血压、出汗，严重者可能诱发心力衰竭或急性心肌梗死等症状。

刮痧

选穴

主穴 双侧心俞至膈俞、膻中、内关、神门

配穴 兼有气血不足者，加足三里、脾俞；兼有心胆气虚者，加胆俞、肝俞

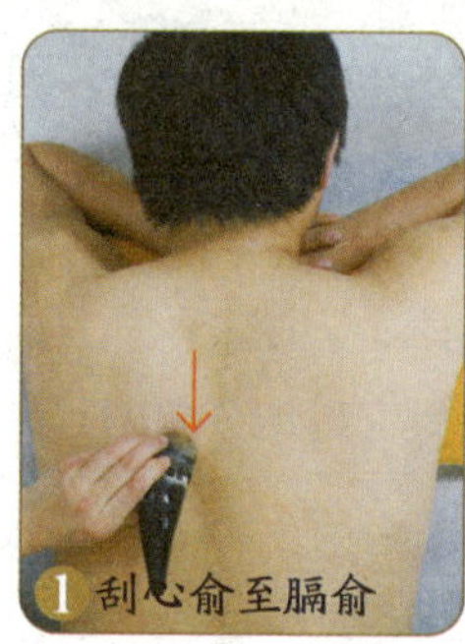

1 刮心俞至膈俞

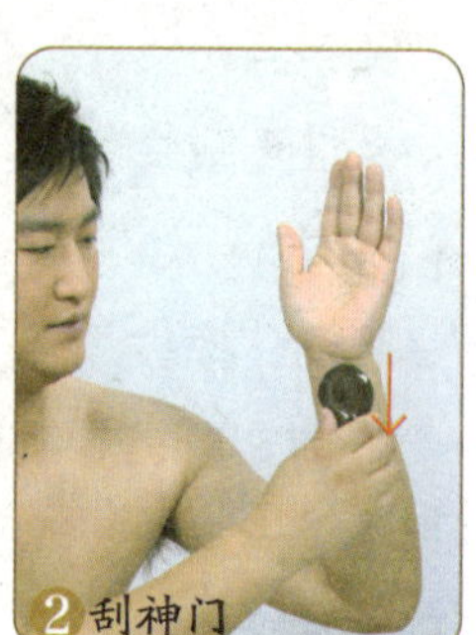

2 刮神门

适宜体位

俯卧位、坐位

使用工具

刮痧板、瓷勺

操作手法

从心俞刮至膈俞是沿着由上至下的方向进行刮拭（图①），膻中用刮痧板的厚缘刮拭，用力要轻，以补法为主。内关、神门向手肘的方向刮拭，以皮肤出现痧痕或者紫红为宜（图②）。

拔罐

选穴

主穴 心俞、膈俞、关元、膻中、内关、三阴交

配穴 有胸闷者，加巨阙、通里；体质虚弱者加足三里、肾俞

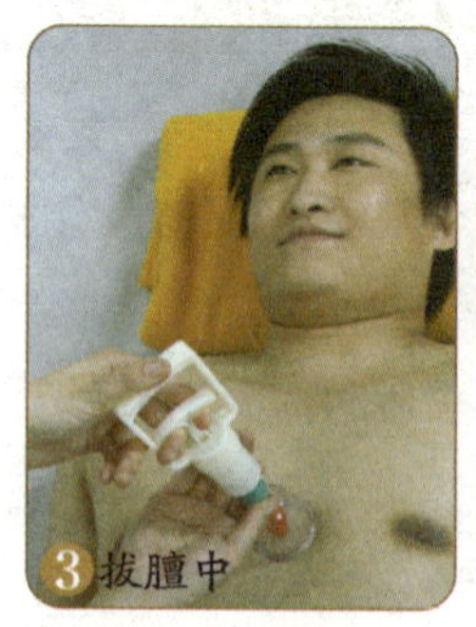

3 拔膻中

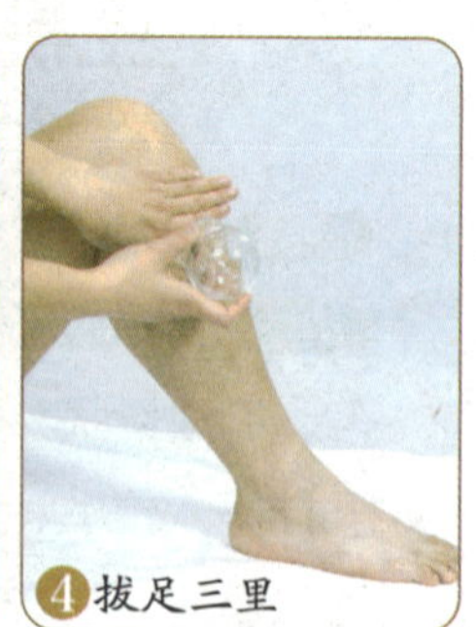

4 拔足三里

适宜体位

仰卧位、坐位

使用工具

火罐、抽气罐

操作手法

留罐法。膻中、内关等主穴留罐5～10分钟，每日1次，10日为1个疗程（图③）。亦可用闪罐法拔罐足三里等配穴（图④）。

艾灸

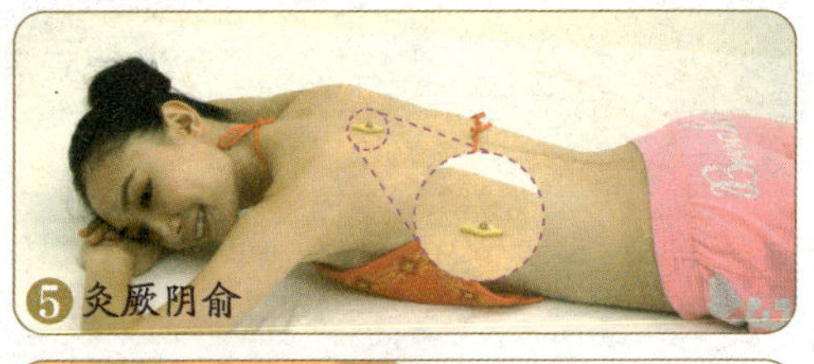
⑤灸厥阴俞

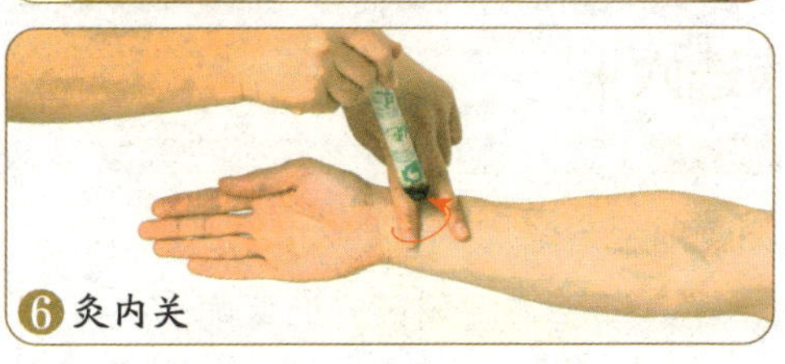
⑥灸内关

疗法

◎艾炷隔姜灸

◎艾条回旋灸加艾炷隔姜灸

选穴

◎膻中、巨阙、厥阴俞、心俞

◎心俞、膈俞、脾俞、神门、内关、足三里

适宜体位

◎合适体位

使用工具

◎艾条

◎艾条、艾炷

操作手法

◎患者取合适体位，用艾炷隔姜灸，每次每穴施灸5～7壮，每日1～2次（图⑤）。

◎患者取合适体位，选取足三里、神门、内关，用艾条回旋灸，每次每穴施灸10～15分钟。再选取心俞、膈俞、脾俞，采用艾炷隔姜灸，每次每穴施灸3～5壮，每日1次，10次为1个疗程，每个疗程间休息1日（图⑥）。

养生小贴士 **黄精党参敷贴疗法** Tips

原料 黄精、党参各30克，缬草15克，三七粉、琥珀粉各1克。

用法 将前3味药材研成细末，用时取出25克，加入温开水调成糊状，敷贴在膻中、右侧心俞穴位上，然后盖上纱布，并用胶布固定，每日换药1次。同时，将前3味药材的药末和三七粉、琥珀粉调匀，每次取9克，用温开水送服，每日3次。

功效 对辅助治疗心律失常有明显效果。

低血压

低血压是指成年人在安静状态下，上肢动脉血压低于12/8千帕（90/60毫米汞柱），常见于体质较弱者。低血压主要是由于机体的调节血压功能紊乱所引起的以体循环动脉血压偏低为主要表现的疾病。

刮痧

选穴

主穴 百会、膻中、关元、三阴交、双侧膈俞至肾俞

配穴 兼脾胃虚弱者，加脾俞

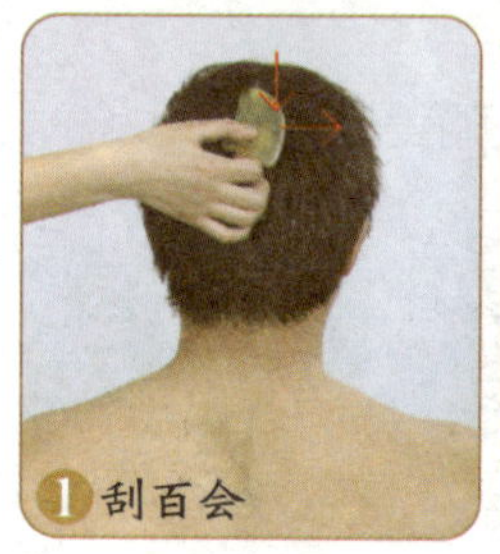
①刮百会

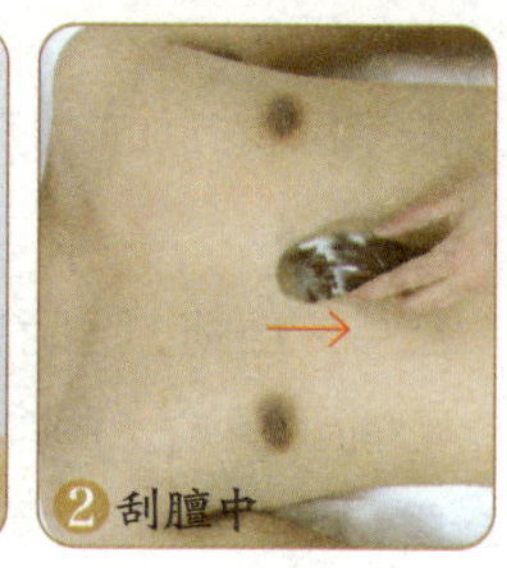
②刮膻中

适宜体位

仰卧位、坐位

使用工具

刮痧板

操作手法

刮拭百会（图①），然后沿着任脉循行的路线，从膻中刮至关元（图②）。在背部从膈俞顺着经络的方向刮向肾俞，直至皮肤出现潮红或者痧痕为止。

拔罐

选穴

主穴 膻中、中脘、气海、足三里、三阴交

配穴 血压不稳者，加涌泉、脾俞、膈俞

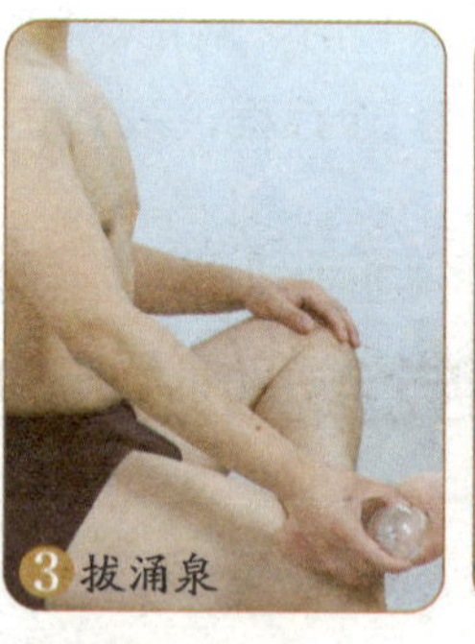
③拔涌泉

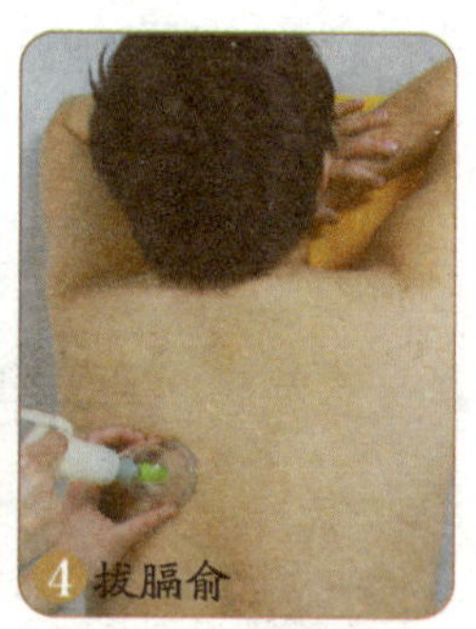
④拔膈俞

适宜体位

俯卧位、坐位

使用工具

火罐、抽气罐

操作手法

在涌泉、膈俞等穴位上用抽气罐或火罐吸拔，留罐10～15分钟，每日1次，7～10次为1个疗程（图③、图④）。

艾灸

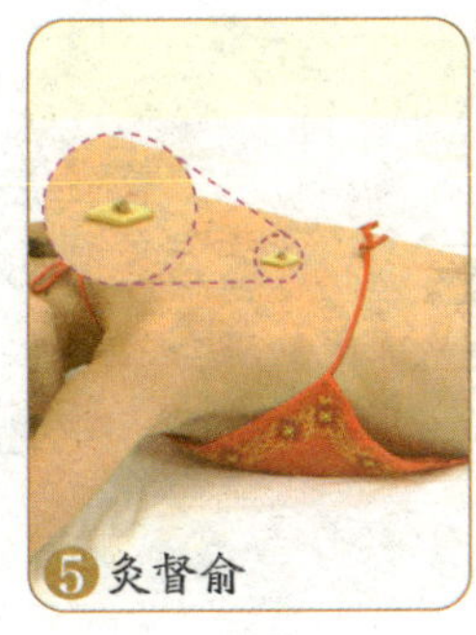
5 灸督俞

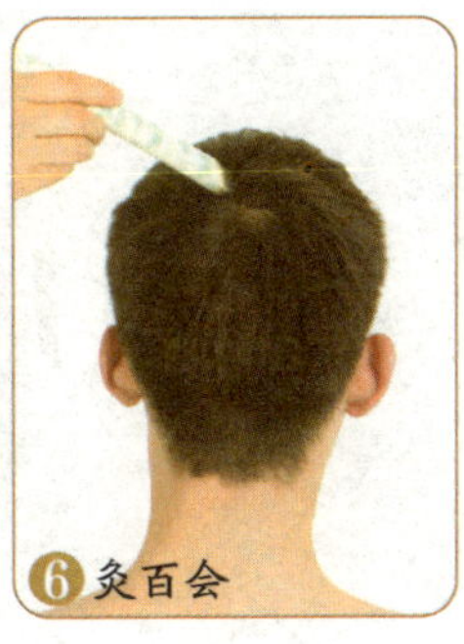
6 灸百会

疗法

◎艾炷隔姜灸

◎艾条温和灸

选穴

◎脾俞、肾俞、督俞、膈俞

◎气海、关元、百会、肾俞、命门

适宜体位

◎俯卧位

◎合适体位

使用工具

◎艾炷

◎艾条

操作手法

◎患者取俯卧位，用艾炷隔姜灸，每次每穴施灸5～7壮，以患者皮肤发热潮红为度，每日1～2次（图⑤）。

◎患者取合适体位，用艾条温和灸，每次每穴施灸15～20分钟，每日1次，5次为1个疗程，每个疗程间休息1日（图⑥）。

养生小贴士

八珍香粥

Tips

原料 黑米250克，大枣、西米各25克，香米10克，白果、核桃仁、银耳、百合、桂圆肉各适量，冰糖100克。

做法 1.将黑米、西米、香米分别淘洗干净，备用。

2.大枣去核，用清水洗净；银耳泡发，去蒂，洗干净，再放入沸水锅中蒸至熟。

3.将白果、核桃仁、百合、桂圆肉分别洗净，备用。

4.锅中加入适量清水，先放入黑米，小火煮至米粒柔软，再加入香米、西米、桂圆肉、冰糖、百合、白果、核桃仁和大枣，用小火煮至粥汁黏稠。

5.最后放入银耳搅匀即可出锅。

用法 可经常食用。

功效 此方有多种保健功效，可补脑养血、养心安神，用于各种低血压。

高血压

高血压是最常见的慢性病，其诊断标准为收缩压≥18.66千帕（140毫米汞柱）和（或）舒张压≥12千帕（90毫米汞柱）。最初症状多为容易疲劳、记忆力减退、头晕，休息后症状可消失。

刮痧

选穴

主穴 印堂、太阳、太冲、肾俞

配穴 兼有痰浊、恶心呕吐者，加内关、丰隆；眩晕者，加肝俞、太溪；烦躁易怒、肝胆火旺者，加头临泣、风池、阳陵泉

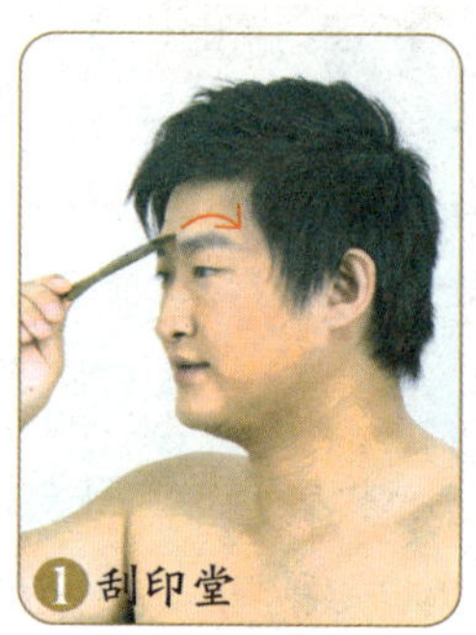
①刮印堂

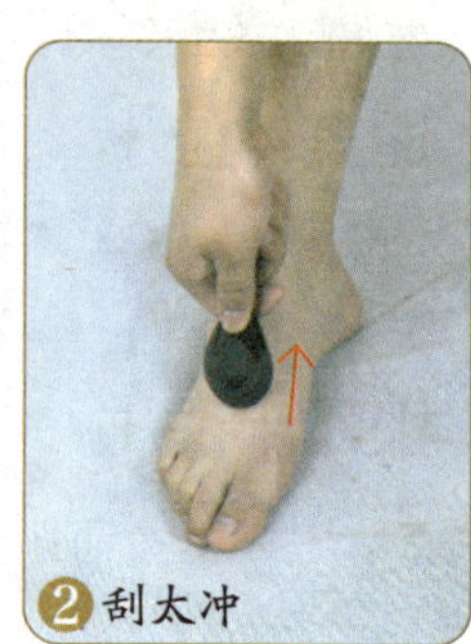
②刮太冲

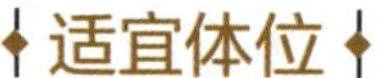

适宜体位

仰卧位、坐位、俯卧位

使用工具

刮痧板、瓷勺

操作手法

沿着印堂刮向太阳的方向，用力要轻（图①）。太冲顺着经络的循行由远端刮至近端（图②）。

拔罐

选穴

主穴 大椎、脾俞、肝俞、肾俞、大杼

配穴 出现上肢瘫痪者，加拔中府、天秉等

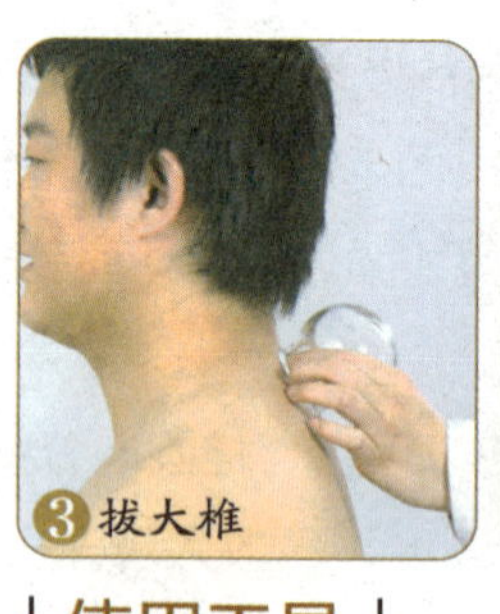
③拔大椎

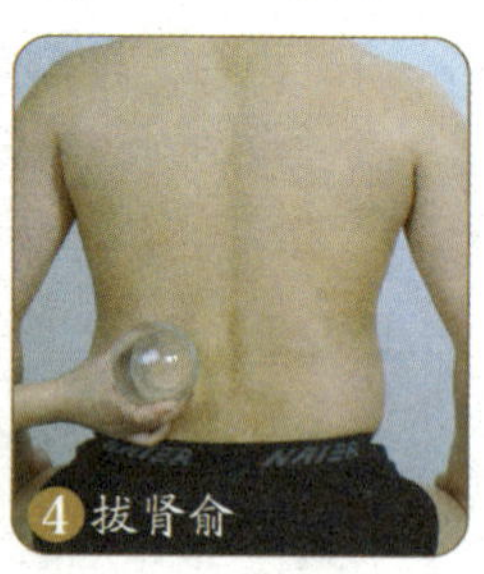
④拔肾俞

适宜体位

俯卧位、坐位、仰卧位

使用工具

火罐

操作手法

大椎、肾俞等主穴位在操作的时候都选用中号的火罐，使其吸拔力度不要太强，而且吸拔时间也不能太长，最好采用闪罐法（图③、图④）。

艾灸

疗法

◎艾条温和灸

选穴

◎风池、曲池、太冲、涌泉、足三里、悬钟

适宜体位

◎合适体位

使用工具

◎艾条

操作手法

◎患者取合适体位，用艾条温和灸，每次选取2～4个穴位，每次每穴施灸10分钟左右，以皮肤灼热变红为度。每日1次，10次为1个疗程，每个疗程之间休息3日（图⑤、图⑥）。

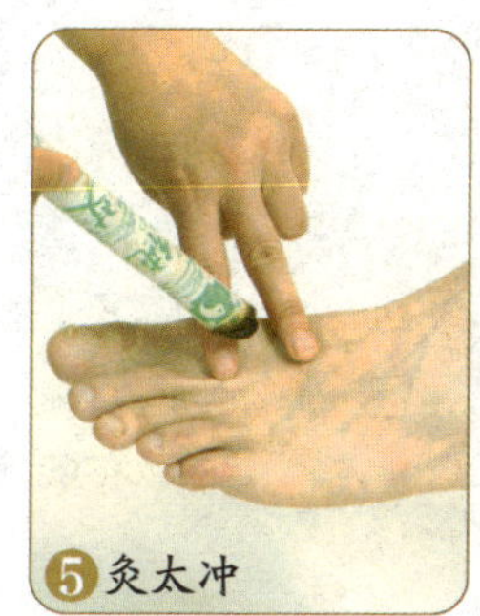
⑤灸太冲

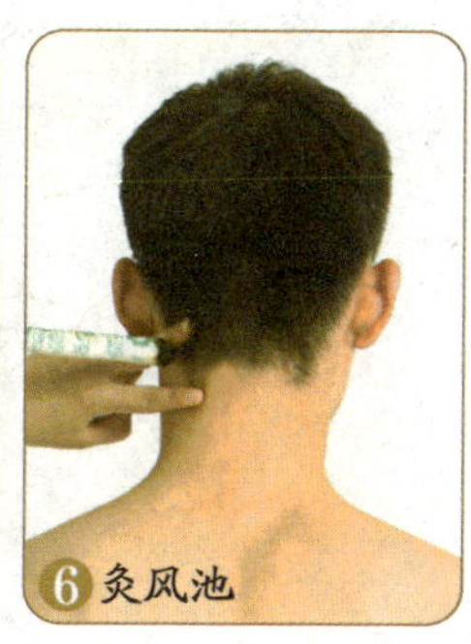
⑥灸风池

养生小贴士 Tips

吴茱萸敷贴疗法

原料 吴茱萸适量。

用法 将吴茱萸研成细末，过筛；需用时取15～30克，加醋调匀，贴于两侧涌泉穴处，次日取下。10日为1个疗程，连用2个疗程。

功效 可辅助治疗高血压。

龙胆降压方

原料 龙胆、夏枯草各12克，益母草、芍药各9克，甘草6克。

制法 将上药以水煎煮，取药汁。

用法 每日1剂，分2次服用。

功效 清热、平肝、降压，适用于高血压。

冠心病

冠心病全称冠状动脉粥样硬化性心脏病，是因为供应心脏血液的冠状动脉发生明显粥样硬化性狭窄、阻塞或痉挛，造成冠状动脉供血不足、心肌缺血或梗塞坏死而引发的。冠心病发作时可能伴有眩晕、气促、出汗、恶心及昏厥。

刮痧

选穴

主穴 双侧心俞、膈俞、膻中、乳根、内关

配穴 心悸明显者，加神门；胸闷者，加华盖、玉堂等穴；气短者，加太渊

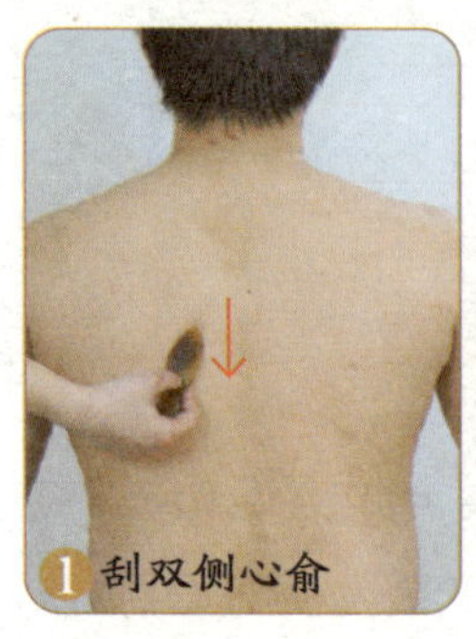

1 刮双侧心俞

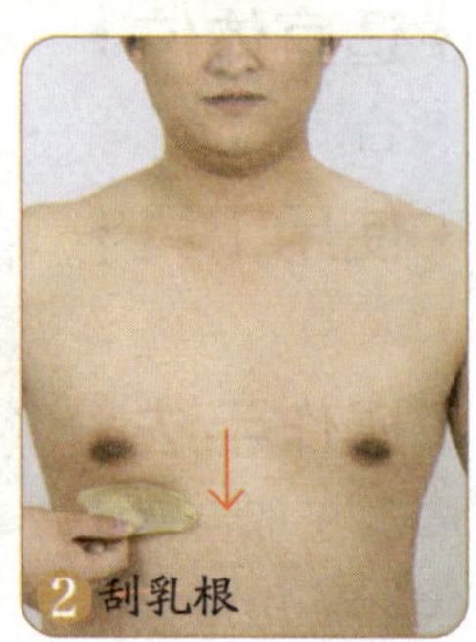

2 刮乳根

适宜体位

仰卧位、坐位、俯卧位

使用工具

刮痧板、瓷勺

操作手法

沿着由上至下的方向对心俞（图①）、膈俞进行刮拭，采用补法；刮拭膻中，尤其是乳根的时候，要使用刮痧板的厚缘，用力宜轻（图②）；内关穴用刮痧板的角端点按即可。

拔罐

选穴

主穴 天突、膻中、巨阙、中脘、内关、足三里、心俞

配穴 心悸明显者，加神门、大杼；伴有失眠者，加安眠穴

3 拔巨阙

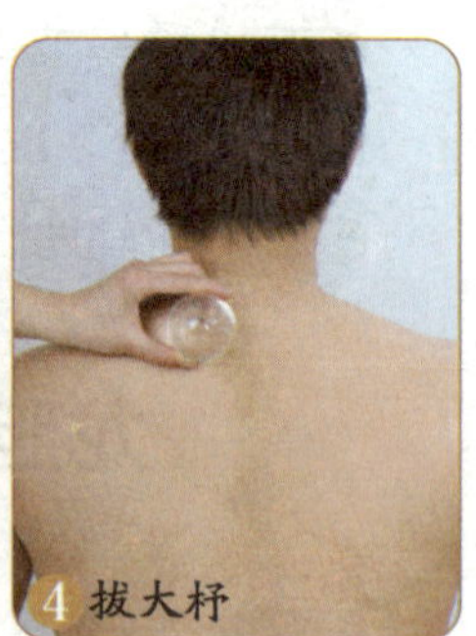

4 拔大杼

适宜体位

俯卧位、坐位、仰卧位

使用工具

火罐

操作手法

巨阙、膻中、心俞等主穴位采用留罐法，每次留罐15～20分钟（图③），亦可

配大杼等穴采用闪罐法（图④）。

艾灸

疗法

◎艾条温和灸

选穴

◎膻中、巨阙、厥阴俞、心俞、内关、通里、间使

适宜体位

◎合适体位

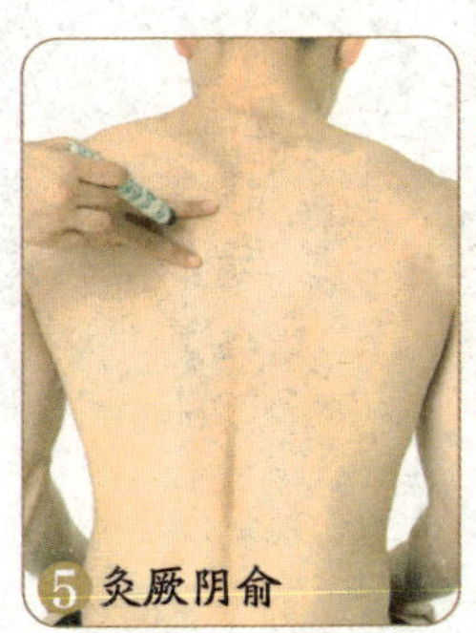
5 灸厥阴俞

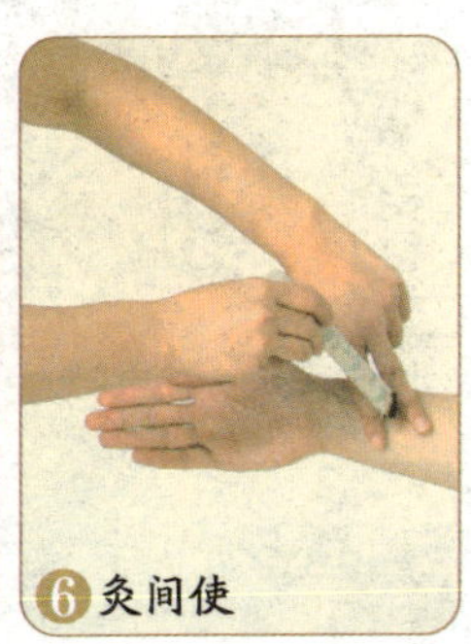
6 灸间使

使用工具

◎艾条

操作手法

◎患者取合适体位，用艾条温和灸，每次选3～4个穴位，灸15～20分钟，每日1次或隔日1次，10次为1个疗程（图⑤、图⑥）。

养生小贴士 Tips

延胡蒜粥

原料 延胡索15克，蒜30克，粳米150克，白砂糖适量。

做法 1.延胡索润透，切薄片，烘干，研成细末；蒜去皮，切片；粳米淘洗干净。

2.炖锅内放入延胡索、粳米、蒜片，加800毫升水，大火烧沸，改用小火煮35分钟，放入白砂糖搅匀即成。

用法 每周1～2次。

功效 消炎止痛，行气活血。能促进机体血液循环，减少胆固醇含量，加快体内毒素的排出。适用于三叉神经痛、冠心病、心绞痛等。

风湿性心脏病

风湿性心脏病简称风心病，是由于风湿热活动累及心脏瓣膜而造成的心脏疾病，表现为心脏瓣膜的狭窄或关闭不全等。风湿性心脏病在中医里属于“心痹”“水肿”等范畴。刮痧与拔罐对于调节机体有重要作用，从而有助于心脏功能的恢复。

刮痧

选穴

主穴 双侧肺俞至心俞、膻中、神门

配穴 心悸明显者，加通里；胸闷者，加华盖、内关等穴；气短者，加太渊

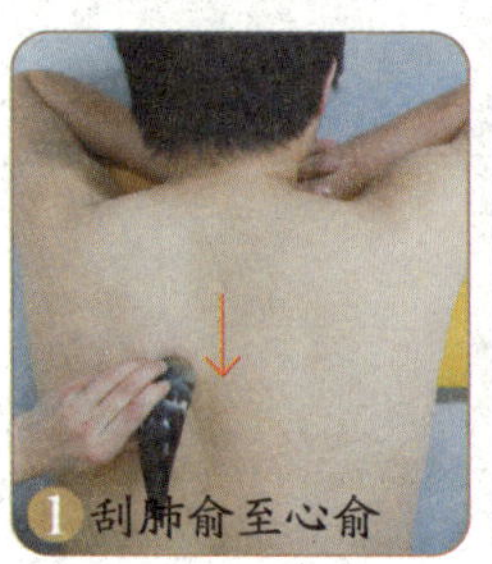
①刮肺俞至心俞

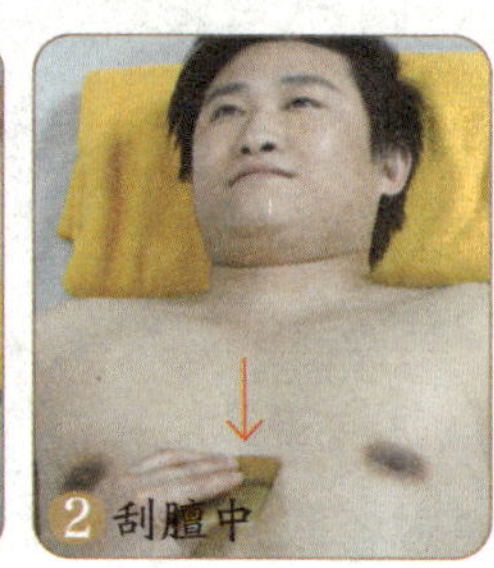
②刮膻中

适宜体位

仰卧位、俯卧位

使用工具

刮痧板、瓷勺

操作手法

沿着足太阳膀胱经的循行由上到下对肺俞至心俞进行刮拭（图①），刮拭膻中的时候要注意用补法（图②），神门、通里用刮痧板角端点按即可。

拔罐

选穴

主穴 内关、足三里、心俞、三阴交

配穴 胸闷心悸者，加神门、通里、膻中；呼吸困难者，加肺俞、列缺；水肿者，加水分、肾俞、复溜

③拔内关

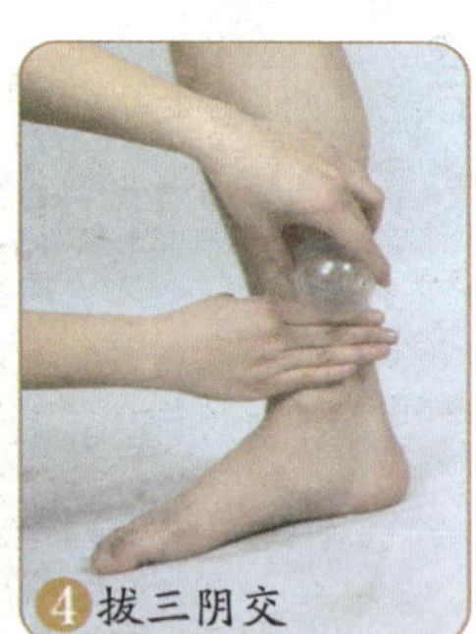
④拔三阴交

适宜体位

俯卧位、坐位、仰卧位

使用工具

火罐

操作手法

内关、心俞等主穴位采用闪火法，留罐15分钟（图③）。可经常按揉足三里、三阴交等穴位，以增强体质（图④）。

艾灸

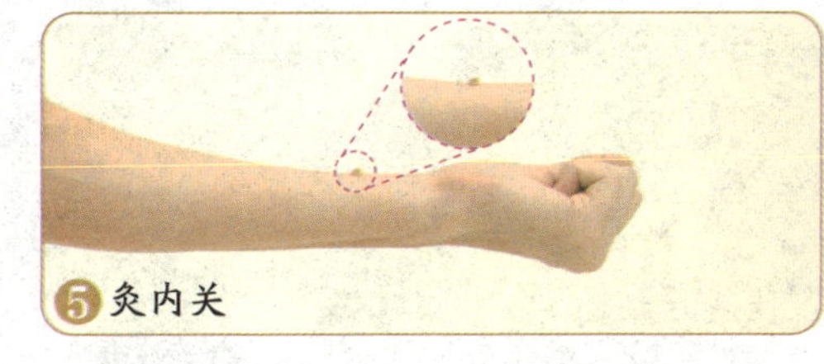
⑤灸内关

疗法

◎艾炷无瘢痕灸

选穴

◎三阴交、内关

适宜体位

◎合适体位

使用工具

◎艾炷

操作手法

◎患者取合适体位，用艾炷无瘢痕灸，每次每穴施灸3壮，每日1次，10次为1个疗程，每个疗程之间休息3日（图⑤）。

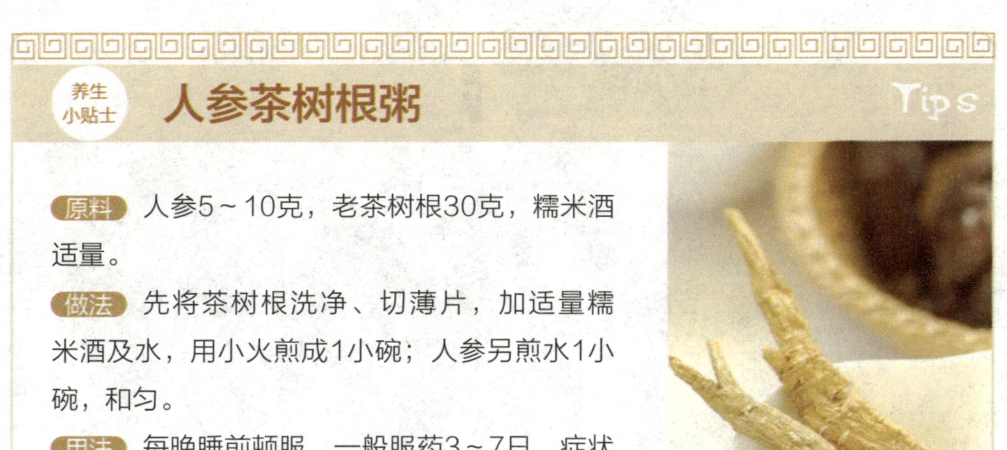

养生小贴士 **人参茶树根粥** Tips

原料 人参5～10克，老茶树根30克，糯米酒适量。

做法 先将茶树根洗净、切薄片，加适量糯米酒及水，用小火煎成1小碗；人参另煎水1小碗，和匀。

用法 每晚睡前顿服，一般服药3～7日，症状开始改善。

功效 可缓解风湿性心脏病症状。

心肌缺血

心肌缺血，是指由于心脏的血液灌注量减少，导致心脏供氧减少，心脏不能正常工作的一种病理状态。

刮痧

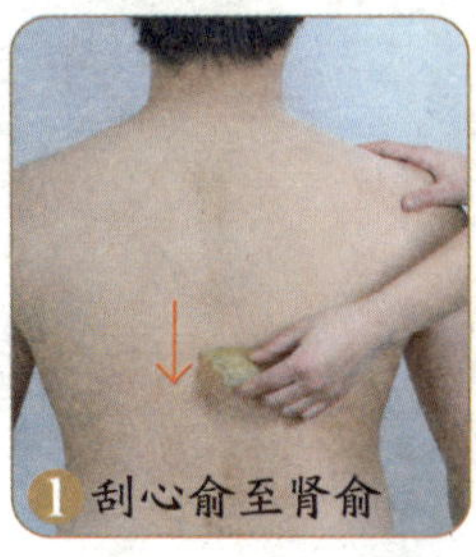
①刮心俞至肾俞

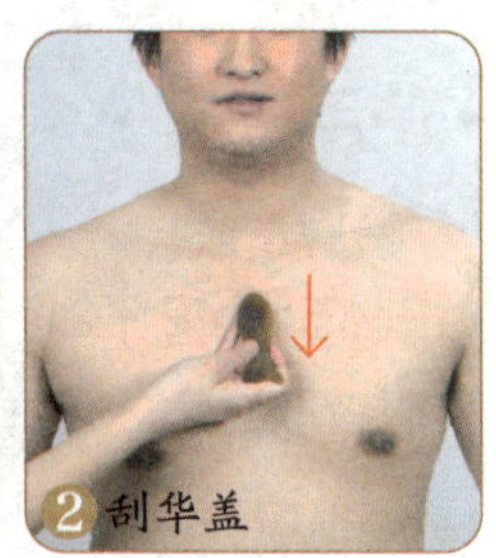
②刮华盖

选穴

主穴 脾俞、肾俞、心俞、膻中

配穴 心悸明显者，加通里；胸闷者，加华盖、内关；气短者，加太渊

适宜体位

俯卧位、坐位、仰卧位

使用工具

刮痧板、瓷勺

操作手法

膻中可用刮痧板的厚缘刮拭，用力宜轻柔，操作大约10分钟。从心俞刮至肾俞用力宜轻（图①）。再刮拭配穴，通里用刮痧板的角端点按即可。华盖位于任脉，刮拭时由上至下（图②），并与内关配合点按。

拔罐

③拔内关

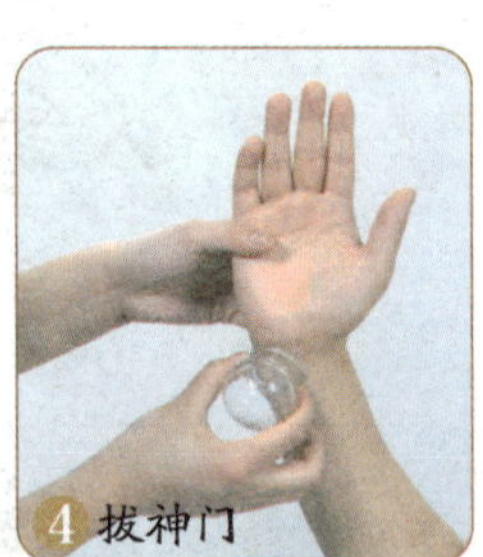
④拔神门

选穴

主穴 内关

配穴 心悸失眠者，加神门、通里、失眠穴；胸闷者，加膻中、巨阙

适宜体位

坐位

使用工具

火罐

操作手法

取用小号的火罐对内关进行吸拔，并留罐10～15分钟，至皮肤紫黑或者玻璃罐底出现水气为止（图③）。配穴如神门、通里，既可使用单纯拔罐法，平时亦可经常点掐，以助恢复功能（图④）。

呼吸系统病症

扁桃体炎

扁桃体炎患者有实热和虚火两种情况。艾灸疗法可以针对第一种情况祛肺胃的实热，也可以根据第二种情况祛虚火、补肺阴。扁桃体炎在急性发作期，以咽痛为主要症状，吞咽或咳嗽时加重，剧烈者可放射至耳部。

艾灸

疗法

◎艾条回旋灸

◎艾条温和灸

选穴

◎合谷、内庭、列缺、大椎

①灸内庭 ②灸少商

◎【必灸主穴】合谷、少商；【实热配穴】内庭、鱼际；【虚火配穴】太溪、行间

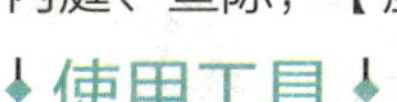

适宜体位

◎坐位

使用工具

◎艾条

操作手法

◎患者取坐位，用艾条回旋灸，以皮肤温热潮红为度，每日1次，5次为1个疗程。每个疗程间休息1日（图①）。

◎患者取坐位，用艾条温和灸，先灸合谷、少商两个穴位，再根据自身情况选穴灸。每次每穴施灸5~10分钟，每日1次，5次为1个疗程（图②）。

养生小贴士 洋葱白矾蜜方 Tips

原料 白矾10克，洋葱5克，蜂蜜适量。

制法 先将洋葱捣烂、白矾研细，调入蜂蜜适量成糊状，备用。

用法 涂敷患处皮肤。

功效 清热解毒。适用于急性扁桃体炎。

哮喘

哮喘是一种常见、反复发作的过敏性疾病，主要是因支气管痉挛、黏膜水肿、分泌物增多而引起支气管阻塞。哮喘症状可在瞬间突然发作，持续数小时甚至数天。喘息、气促、胸闷、咳嗽，多在夜间或凌晨发生。严重时，患者还会出现端坐呼吸、难以平卧等症状。

刮痧

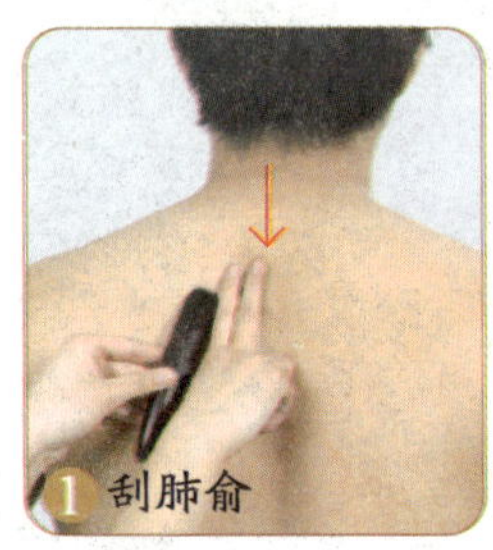
①刮肺俞

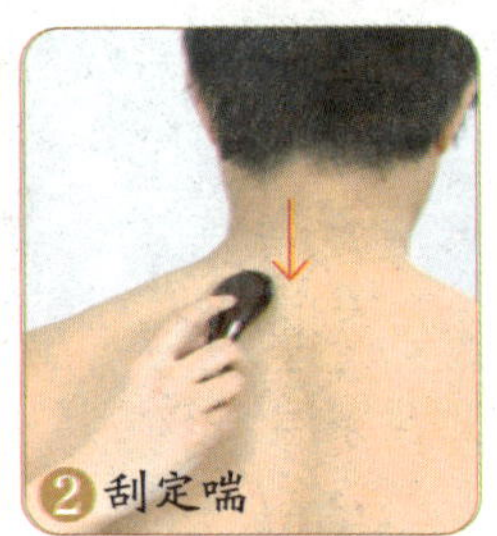
②刮定喘

选穴

主穴 肺俞、定喘、膻中、天突、尺泽

配穴 气喘明显，稍用力则气喘不休者，加肾俞、太溪、三阴交

适宜体位

坐位、俯卧位

使用工具

刮痧板、瓷勺

操作手法

肺俞、定喘刮拭时沿着由上到下的方向进行，以皮肤出现痧痕为度（图①、图②）。刮膻中用力要轻，一般用刮痧板的厚缘操作。

拔罐

③拔膻中

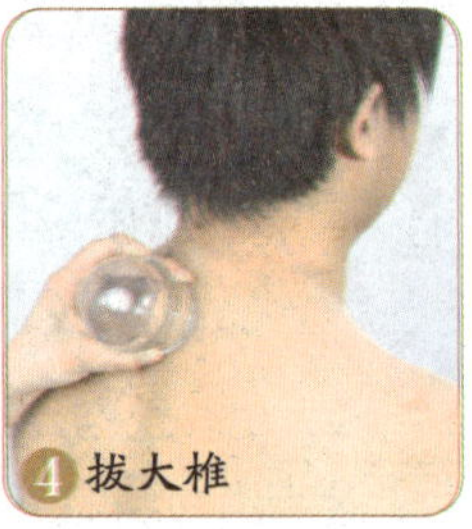
④拔大椎

选穴

主穴 大椎、肺俞、膏肓、定喘、膻中、足三里

配穴 过敏明显者，加风门、风池；痰多者，加丰隆、阴陵泉

适宜体位

坐位、仰卧位

使用工具

火罐、三棱针

操作手法

定喘、膻中、大椎等主穴位采用留罐法。即用闪火法将火罐吸附在所选的穴位上，然后留罐，以15～20分钟为度（图③、图④）。

艾灸

疗法

◎艾条温和灸

◎艾炷隔姜灸或艾炷无瘢痕灸

选穴

◎天突、璇玑、膻中、定喘、肺俞

◎大椎、风门、曲池、定喘、肺俞、外关

适宜体位

◎坐位

◎合适体位

使用工具

◎艾条

◎艾炷

操作手法

◎患者取坐位，用艾条温和灸，每次选3～5穴，每次每穴施灸5～10分钟，每日1次或隔日1次，5次为1个疗程。此方法适用于虚证哮喘（图⑤）。

◎患者取合适体位，寒哮型患者用艾炷隔姜灸，对定喘、肺俞、风门、外关施灸；热哮型患者用艾炷无瘢痕灸，对定喘、肺俞、大椎、曲池施灸。每次选2～3穴，每次每穴施灸3～5壮。每日1次，5次为1个疗程（图⑥）。

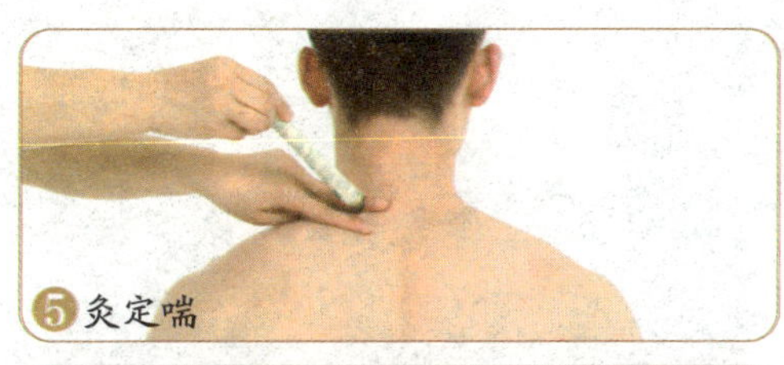

⑤灸定喘

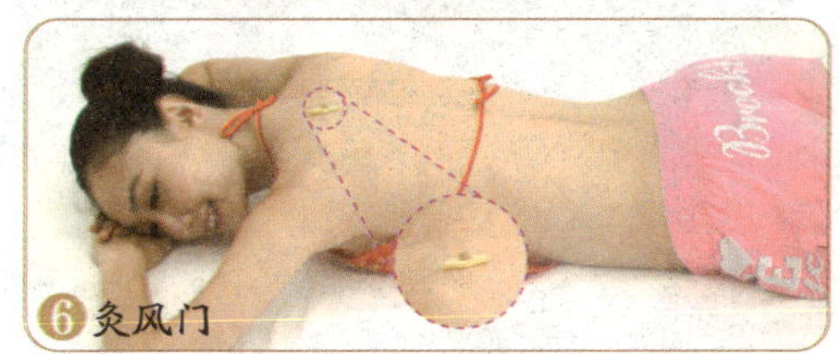

⑥灸风门

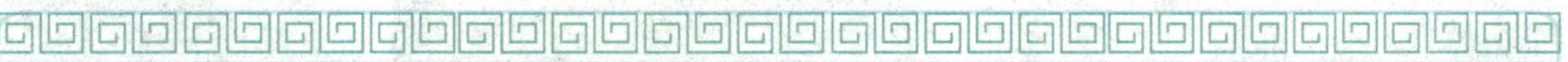

养生小贴士 Tips

细吴白肉苏麻敷贴疗法

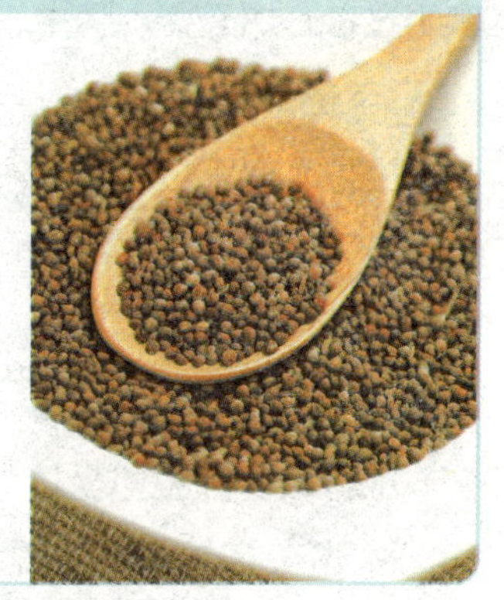

原料 细辛、吴茱萸、白芥子、肉桂、苏子、麻黄各等份。

用法 将细辛、吴茱萸、白芥子、肉桂、苏子、麻黄研末调匀；取适量加姜汁调成饼状，贴于大椎、肺俞、定喘穴上，每周3次。

功效 可有效缓解哮喘症状。

慢性支气管炎

慢性支气管炎是由于感染或非感染因素所引起的气管、支气管黏膜及其周围组织的慢性非特异性炎症。此病多发于中老年人，50岁以上发病率可高达13%。主要临床表现为持续3个月以上，甚至2年以上的咳嗽、咳痰或气喘等。早期症状轻微，多在冬季发作；晚期症状加重。

刮痧

选穴

主穴 双侧大杼至肾俞、膻中、合谷

配穴 咳嗽气喘明显者，加天突、太渊；体弱血虚者，加足三里、三阴交

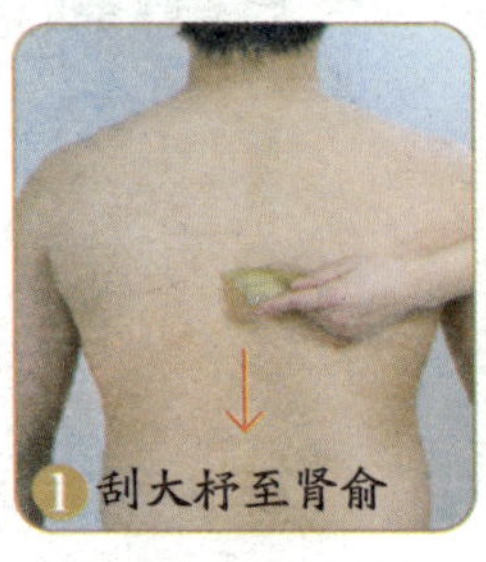

①刮大杼至肾俞

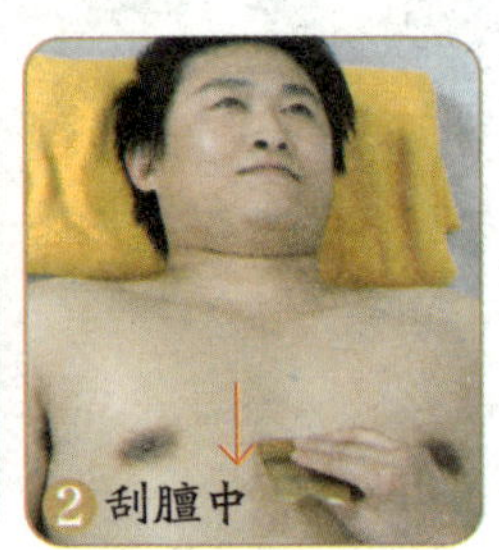

②刮膻中

适宜体位

坐位、俯卧位、仰卧位

使用工具

刮痧板

操作手法

按照足太阳膀胱经走行的方向从大杼刮至肾俞，采用平补平泻的手法，直到皮肤出现痧痕为止（图①）。膻中用刮痧板的厚缘刮拭，用力要轻（图②）。

拔罐

选穴

主穴 膏肓、肺俞、风市、脾俞

配穴 胸闷明显者，加内关、膻中；咳嗽明显者，加天突、膻中、太渊

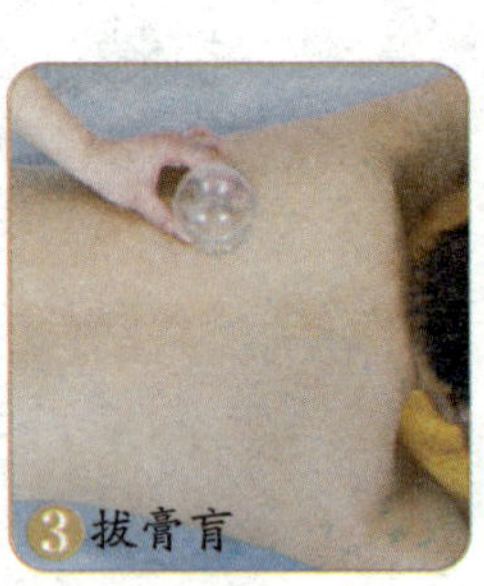

③拔膏肓

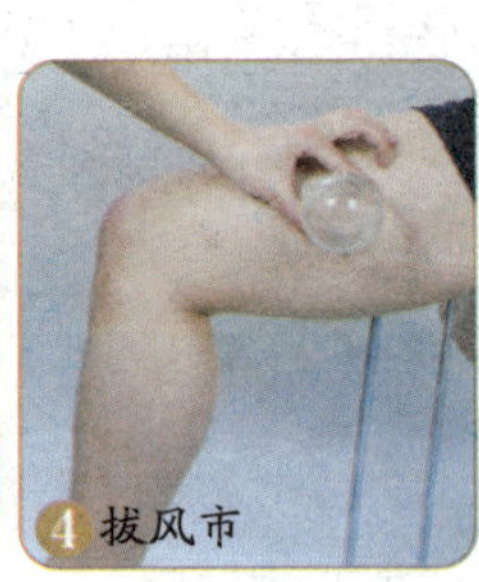

④拔风市

适宜体位

坐位、俯卧位

使用工具

火罐

操作手法

患者取俯卧位或坐位，用火罐吸拔在膏肓、风市等主穴位上，直至皮肤充血发红，每日2～3次，5～7日为1个疗程（图③、图④）。

艾灸

疗法

◎艾条温和灸

◎艾炷隔姜灸

选穴

◎大椎、风门、大杼、肺俞

◎肺俞

适宜体位

◎合适体位

◎俯卧位

使用工具

◎艾条

◎艾炷

操作手法

◎患者取合适体位，用艾条温和灸，每穴施灸15～20分钟，每日1～2次,10次为1个疗程（图⑤、图⑥）。

◎患者取俯卧位，用艾炷隔姜灸，每次灸肺俞5～7壮，以局部出现潮红为宜。每日灸1～2次。

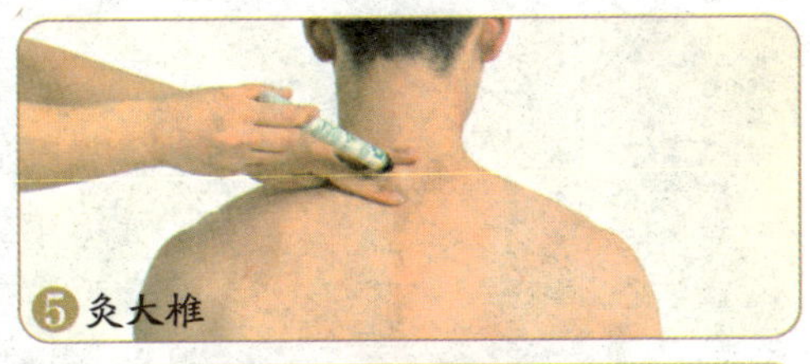

⑤灸大椎

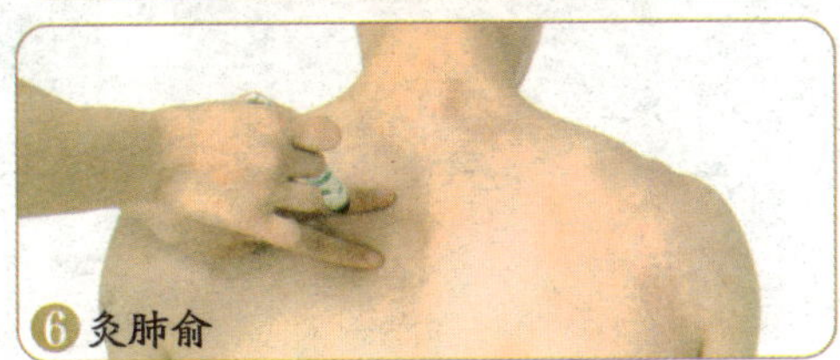

⑥灸肺俞

养生小贴士 蜂蜜核桃仁敷贴法 Tips

原料 蜂蜜300克，核桃仁100克，白胡椒、川椒、生姜各50克，蛤蚧30克，香油20克。

用法 将核桃仁单独研成细末；然后将白胡椒、川椒、生姜、蛤蚧一起研成细末；铁锅中倒入香油加热，加入蜂蜜，放入研好的粉末，搅拌均匀，需用时取适量涂在膏药或胶布上，然后贴在肺俞、廉泉、定喘、天突、涌泉穴上。24小时换药1次，7次为1个疗程。

功效 可有效缓解慢性支气管炎症状。

支气管扩张

支气管扩张是近端支气管和中等大小支气管管壁组织破坏造成的不可逆性扩张。其主要致病因素为支气管的感染阻塞和牵拉，刮痧、拔罐作用于相应的穴位上，可帮助减缓呼吸道症状。

刮痧

选穴

主穴 双侧肺俞至肾俞、尺泽、膻中、天突

配穴 兼有少量咯血症状者，加膈俞、肺俞

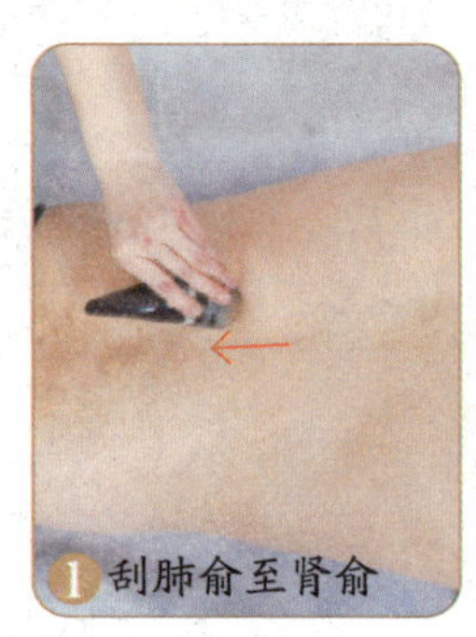
①刮肺俞至肾俞

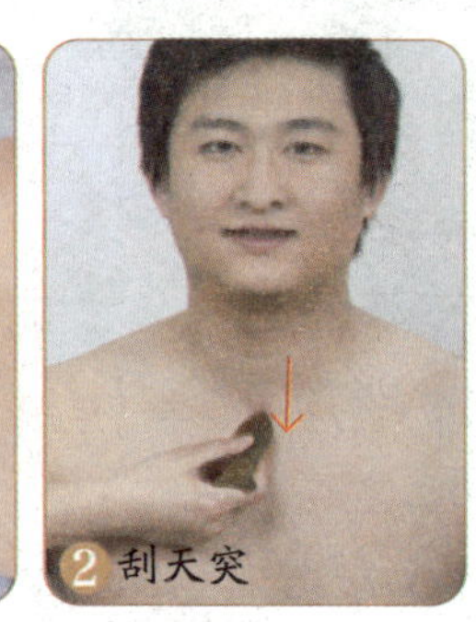
②刮天突

适宜体位

俯卧位、坐位

使用工具

刮痧板、瓷勺

操作手法

先刮拭肺俞至肾俞等主穴，直至皮肤出现痧痕或变为潮红为主（图①）。天突穴刮拭的时候用力要轻，或用手揪即可（图②）。

拔罐

选穴

主穴 曲池、大椎、尺泽

配穴 兼有咯痰脓浊者，加丰隆、阴陵泉；兼有气虚者，加肺俞、厥阴俞

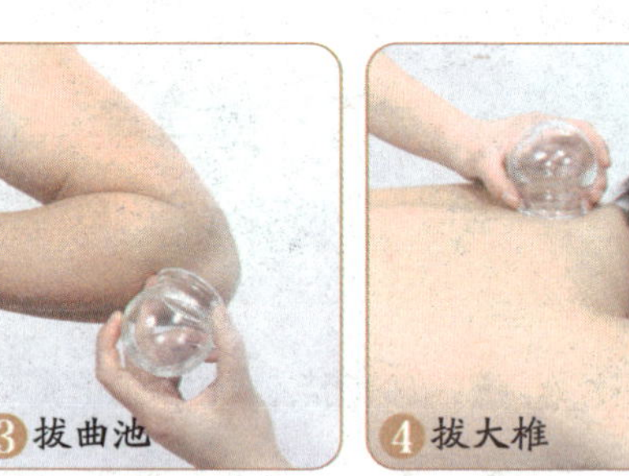
③拔曲池 ④拔大椎

适宜体位

俯卧位、坐位

使用工具

火罐

操作手法

先对曲池、大椎定位，然后再施以常规拔罐，留罐20分钟，可吸拔出紫黑色血（图③、图④）。

肺气肿

肺气肿是指终末细支气管远端（呼吸细支气管等）气道弹性减退，导致过度膨胀、充气和肺容积增大或同时伴有气道壁破坏的病理状态。刮痧和拔罐对轻度的肺气肿有一定的减缓作用。

刮痧

选穴

主穴 大椎、肺俞、膻中、足三里

配穴 兼有脾胃虚弱者，加脾俞、胃俞；兼有胸闷者，加内关；气喘明显者，加太渊

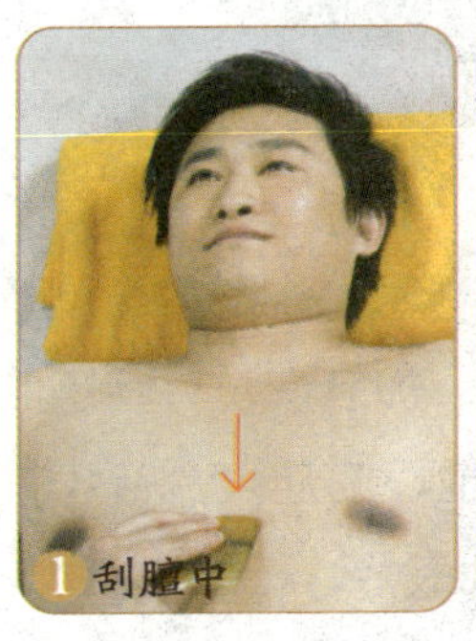
1 刮膻中

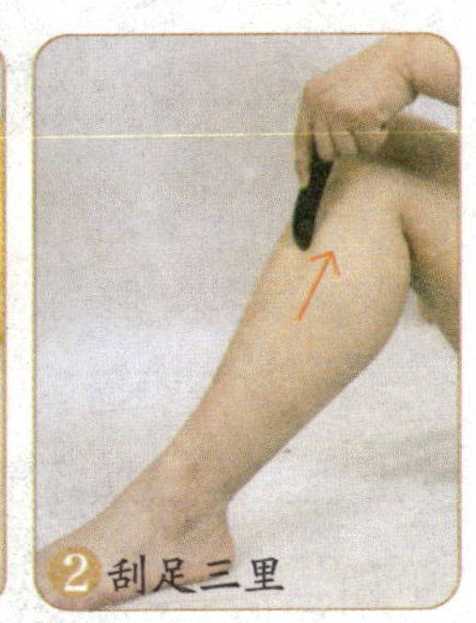
2 刮足三里

适宜体位

仰卧位、坐位

使用工具

刮痧板、瓷勺

操作手法

刮拭膻中（图①）、肺俞时要用刮痧板的厚缘，用力宜轻；刮拭足三里时循着经络的方向进行（图②）；刮拭大椎的时候由上到下即可。手法皆以补法为主。

拔罐

选穴

主穴 肺俞、膏肓、肾俞、膈俞

配穴 胸闷明显者，加膻中、内关

适宜体位

俯卧位

使用工具

火罐

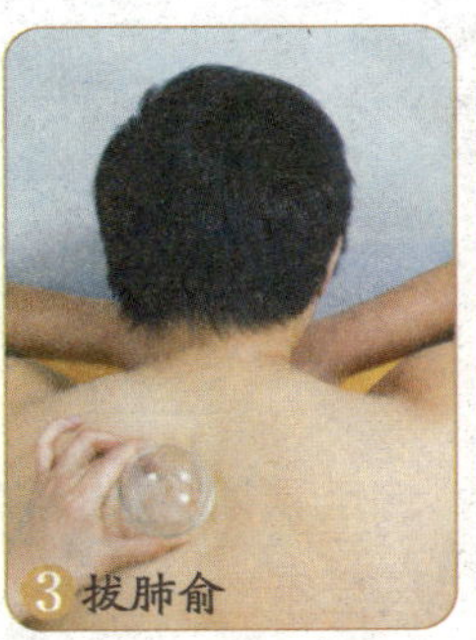
3 拔肺俞

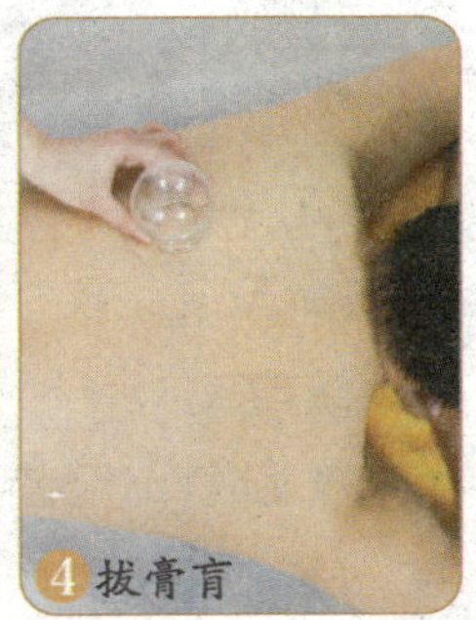
4 拔膏肓

操作手法

采用留罐法，患者取俯卧位或坐位，用火罐吸拔在肺俞、膏肓等主穴位上（图③、图④），至局部发红为止；也可以采用走罐法，沿脊柱两侧往返移动，以皮肤红晕为度。每日2～3次，5日为1个疗程。

肺结核

肺结核俗称痨病，是一种常见的呼吸道传染病，可累及所有年龄段，是由于结核杆菌在肺部感染所引起，对健康危害较大的一种慢性传染病。肺结核患者大多肺阴或肾阴亏虚，或者气阴两虚。主要表现有咳嗽、吐痰、痰中有血丝、咯血、胸背疼痛、呼吸困难等。

刮痧

选穴

主穴 大椎、肺俞、膻中、结核穴、尺泽

配穴 盗汗明显者，加复溜；有潮热且晚上明显者，加肾俞、曲池、合谷；有咯血者，加膈俞、孔最

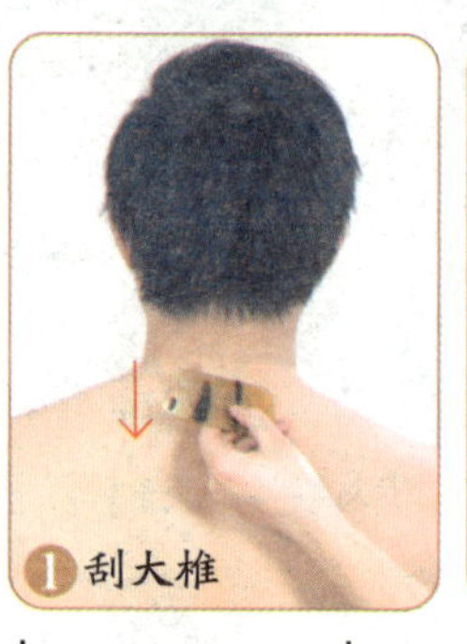

①刮大椎

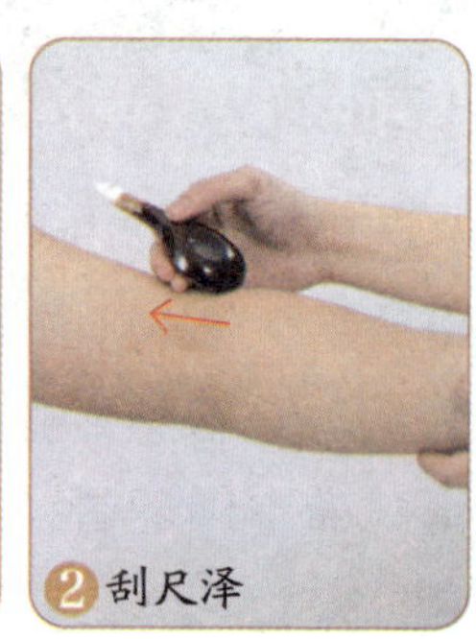

②刮尺泽

适宜体位

坐位、俯卧位

使用工具

刮痧板、瓷勺

操作手法

先刮拭主穴，直至每个穴位周围皮肤变成紫红色或刮出紫黑色痧点（图①、图②）。

拔罐

选穴

主穴 天突、膻中、胆俞、肺俞、膏肓俞、结核穴

配穴 肺气不足者，加定喘，并按揉中脘；呼吸浅短难续，甚至不能平卧者，加关元、气海、百会；阴虚火旺者，加尺泽、曲池、大椎、肾俞、太溪、三阴交

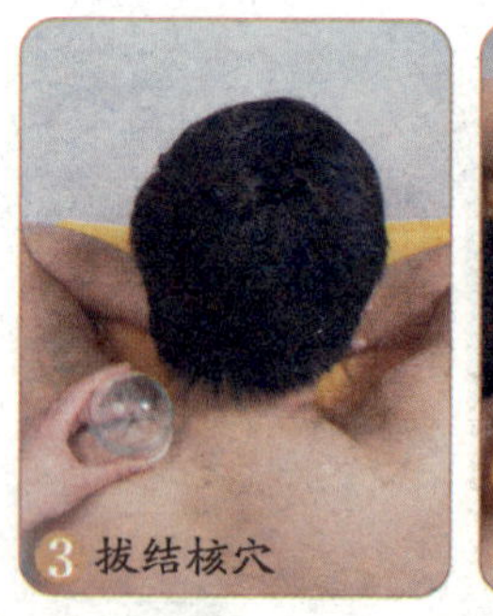

③拔结核穴

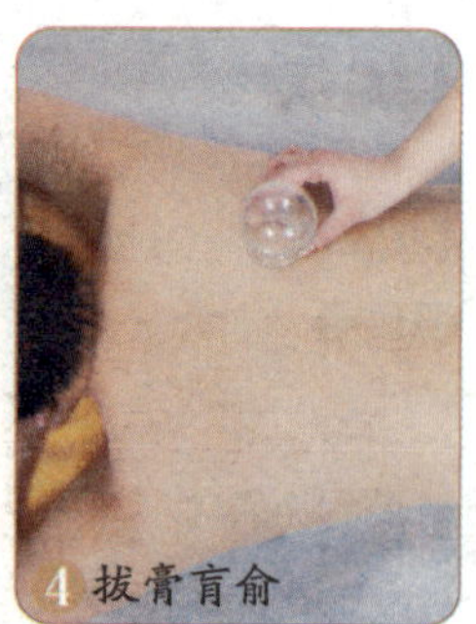

④拔膏肓俞

适宜体位

坐位、俯卧位、仰卧位

使用工具

火罐

操作手法

结核穴、膏肓俞等以闪火法拔罐（图③、图④），每次15～20分钟。

艾灸

疗法

◎艾炷无瘢痕灸

选穴

◎肺俞、肾俞、足三里、身柱、大椎、风门、膈俞、胆俞

适宜体位

◎合适体位

使用工具

◎艾炷

操作手法

◎患者取合适体位，取麦粒大小的艾炷，用艾炷无瘢痕灸，每次选3～4个穴位，施灸3～5壮，每日1次，每周2次，3个月为1个疗程。此方法适用于肺结核初期患者（图⑤、图⑥）。

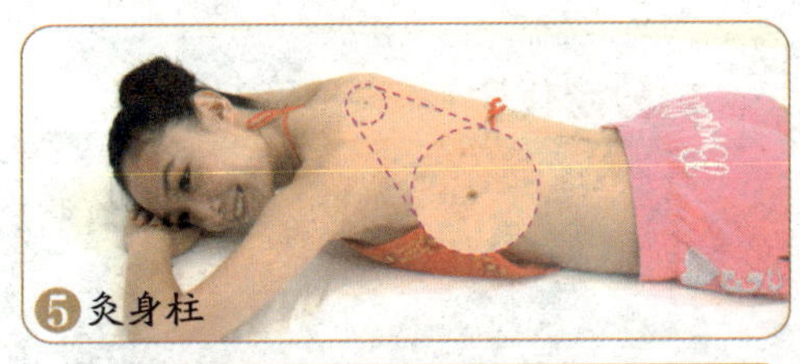
⑤灸身柱

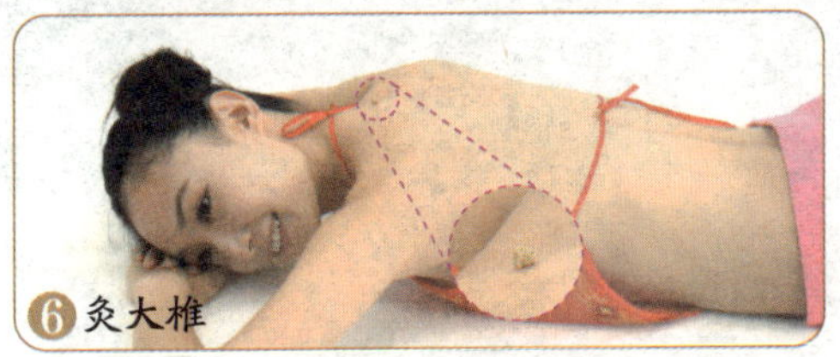
⑥灸大椎

养生小贴士 Tips

白芥子敷贴法

原料 白芥子适量。

用法 将白芥子研成细末，用时取出3克，加入米醋调成糊状，敷贴在双侧风门、肺俞、心俞、肾俞任意3个穴位上，用外用纱布固定。每4～5日换药1次，每次3个小时，3个月为1个疗程。

功效 适用于肺阴虚引起的肺结核。

连翘方

原料 连翘20～25克。

制法 连翘研成粉末。

用法 成人每日1剂，分3次服用，饭前口服。

功效 适用于肺结核的辅助治疗。

内分泌代谢病症

肥胖症

肥胖症是指机体内热量的摄入大于消耗，造成体内脂肪堆积过多，从而导致体重超标。实际测量体重超过标准体重20%~30%称为肥胖。中医认为，肥胖症多由痰湿壅塞，阻碍气机运行，且脾胃的运化功能减弱而引起。

刮痧

选穴

主穴 脾俞、肾俞、膻中、中脘、孔最至列缺、曲池、丰隆、三阴交、足三里

配穴 兼有脾胃虚弱者，加胃俞

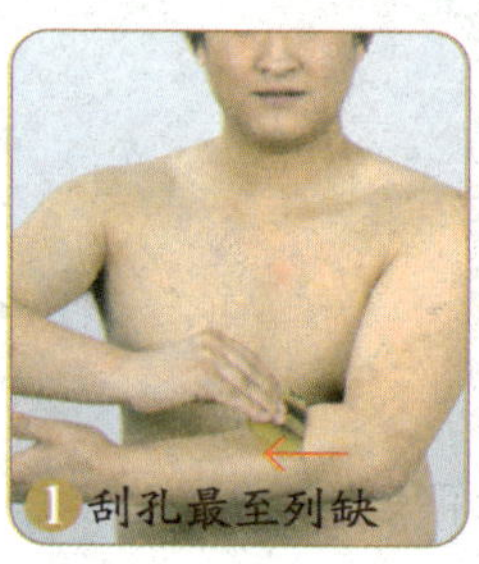
①刮孔最至列缺

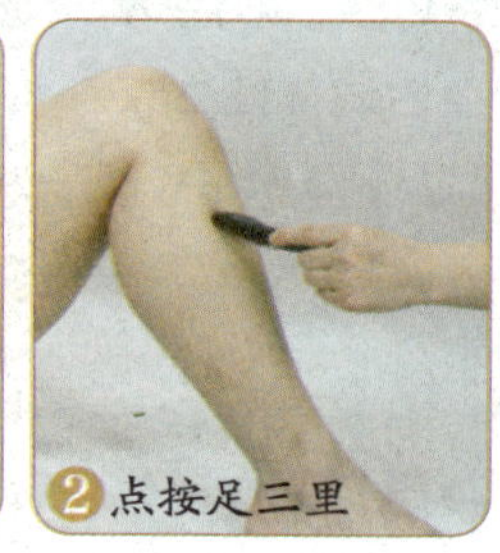
②点按足三里

适宜体位

坐位、仰卧位

使用工具

刮痧板、瓷勺

操作手法

在后背的穴位沿着足太阳膀胱经的循行由下至上进行刮拭，采用泻法。沿着肺经的方向由近端至远端刮拭孔最至列缺（图①）。而足三里可以用刮痧板的角端进行点按（图②）。

拔罐

选穴

饥饿点、胃俞、肺俞、阳池、三焦俞

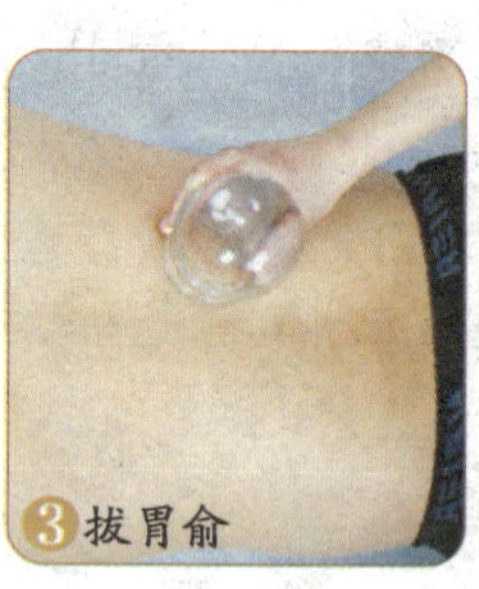
③拔胃俞

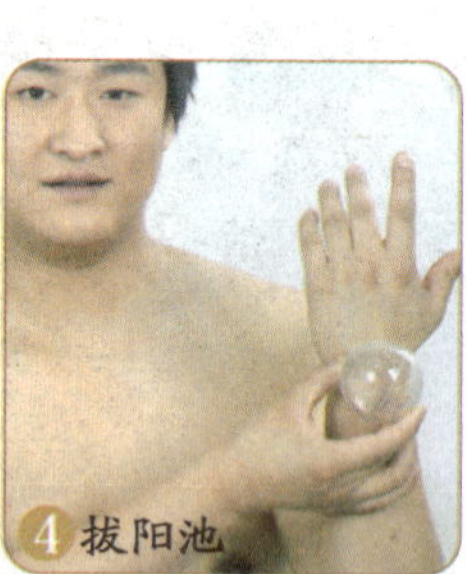
④拔阳池

适宜体位

坐位、俯卧位

使用工具

火罐、王不留行子

操作手法

胃俞、阳池等穴位（饥饿点除外），用单纯拔罐法（图③、图④）。减肥宜将拔罐与耳压结合的方法综合进行。耳压饥饿点（耳屏前面中点，外鼻穴下方），可使食欲减低，是减肥的经验效穴。

艾灸

疗法

◎艾条温和灸

◎艾条温和灸或艾条回旋灸

⑤灸太冲

⑥灸肝俞

⑦灸中脘

选穴

◎太冲、公孙

◎肺俞、肝俞、肾俞、膈俞、胃俞、中脘、水分、关元、三阴交、阳陵泉

适宜体位

◎合适体位

使用工具

◎艾条

操作手法

◎患者取合适体位，用艾条温和灸，每次每穴施灸15～20分钟，每日1次，10次为1个疗程，每个疗程之间休息3日（图⑤）。

◎患者取合适体位，用艾条温和灸或回旋灸，每次选3～4个穴位，施灸15～20分钟，每日1次，10次为1个疗程，每个疗程之间休息3日（图⑥、图⑦）。

养生小贴士

乌梅冰糖山楂汤

Tips

原料 干乌梅300克，山楂20克，桂皮1克，陈皮8克，冰糖200克。

做法 1.将干乌梅、山楂分别用清水洗净，掰成小块。

2.然后将乌梅、山楂、陈皮、桂皮一起装入纱布袋内，并扎紧袋口，放入锅中，加入适量清水，先用大火烧开，再用小火煮20分钟左右，加入冰糖即成。

用法 佐餐食用。

功效 本方适用于肥胖人士食用。

糖尿病

糖尿病是一种常见的代谢紊乱性疾病，是胰岛素绝对或相对分泌不足所引起的病症，其特点为血糖过高。其主要症状有身体疲乏无力、口渴多饮、容易饥饿、小便次数增多、尿量增加、身体快速消瘦等。

刮痧

选穴

主穴 肝俞、脾俞、肾俞、中脘至关元、足三里至丰隆

配穴 兼有肾虚者，加太溪；口渴欲饮者，加胃俞、建里

1 刮中脘至关元

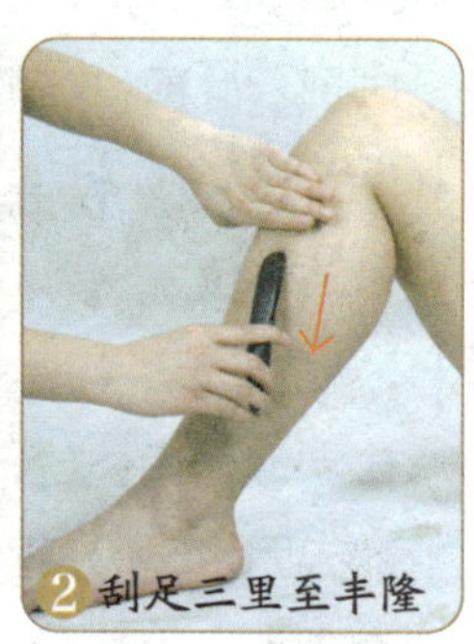

2 刮足三里至丰隆

适宜体位

坐位、仰卧位

使用工具

刮痧板

操作手法

中脘至关元用刮痧板的厚缘进行刮拭，用力要轻（图①）。用刮痧板的厚缘从足三里刮至丰隆（图②），而足三里亦可用点按的方法，用力可重。

拔罐

选穴

主穴 双侧肺俞至肾俞、足三里、三阴交、太溪

配穴 以消谷善饥为主要症状者，加梁门、天枢

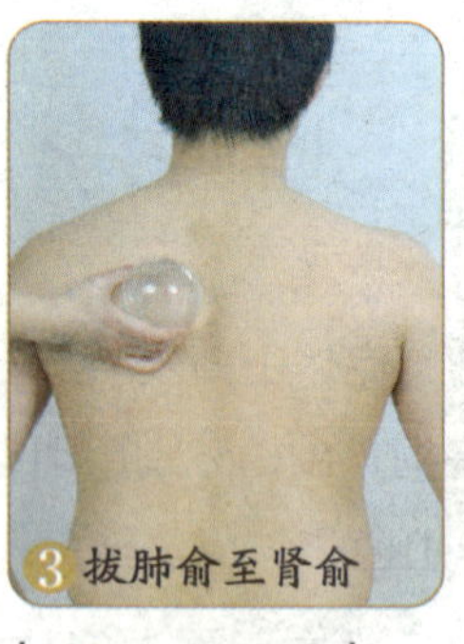

3 拔肺俞至肾俞

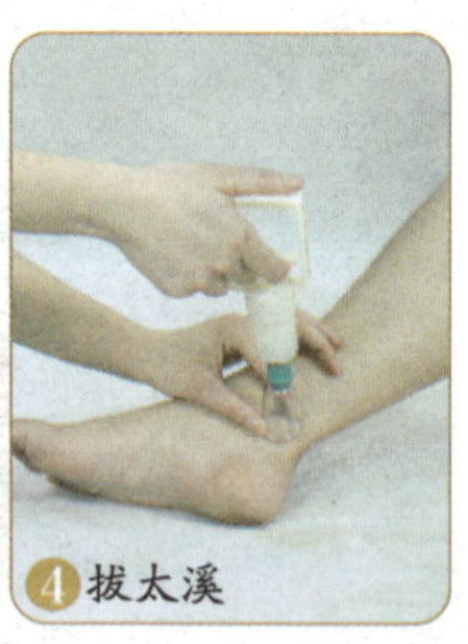

4 拔太溪

适宜体位

坐位

使用工具

火罐、抽气罐

操作手法

吸拔肺俞至肾俞、足三里、三阴交、太溪（图③、图④），拔罐后各留罐10~20分钟，亦可用排罐法。

艾灸

疗法

◎艾炷无瘢痕灸

选穴

◎胃俞、中脘、三阴交、肺俞、尺泽、太渊、少府、肾俞、关元、太溪

适宜体位

◎合适体位

使用工具

◎艾炷

操作手法

◎患者取合适体位，取麦粒大小的艾炷实施无瘢痕灸，以患者局部皮肤感到灼热为度，每次选3～4个穴位，施灸3壮，每日1次，10次为1个疗程，每个疗程之间休息1日，连续施灸6个疗程（图⑤～图⑦）。

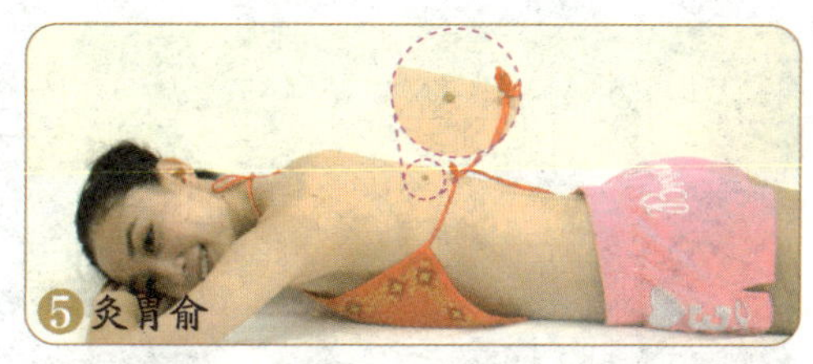
⑤灸胃俞

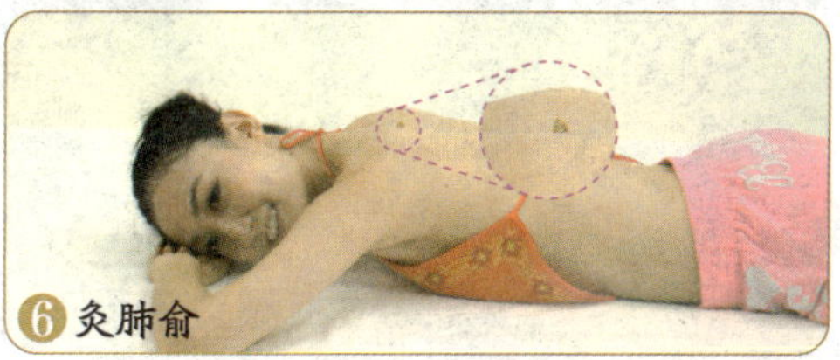
⑥灸肺俞

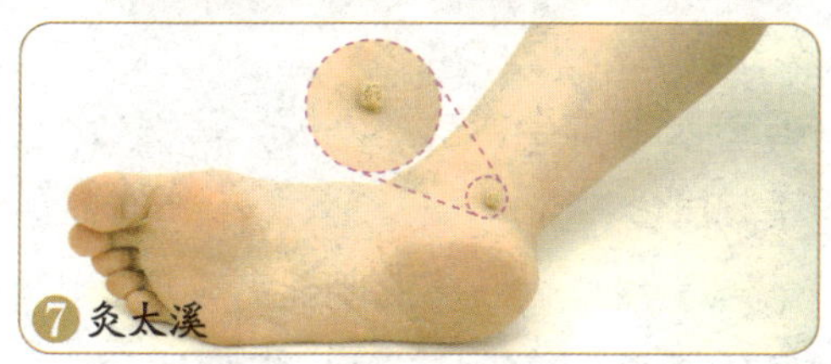
⑦灸太溪

养生小贴士 Tips

胜甘降糖方方七

原料 黄芪40克，山萸肉、五味子、丹参各30克。

制法 将上药以水煎煮，取药汁。

用法 每日1剂，分2次服，1个月为1个疗程。

功效 降糖，益气活血。适用于糖尿病。

苍玄山黄汤

原料 黄芪30克，怀山药20克，丹参15克，苍术、玄参各10克，葛根9克。

制法 将上药以水煎煮，取药汁。

用法 每日1剂，分2次服。

功效 益气养阴，活血化瘀。适用于糖尿病。

痛风

当血尿酸浓度过高时，尿酸即以钠盐的形式沉积在关节、软骨、肾脏中，引起炎性反应，就叫痛风。痛风的典型症状是有大脚趾疼痛肿胀的情况，尤其是急性发作的时候，往往会出现剧烈的疼痛症状，也可以引起其他关节的疼痛肿胀的症状。

刮痧

选穴

主穴 肝俞至肾俞、外关、合谷、手三里、昆仑

配穴 身体上肢疼痛明显者，加肩贞；身体下肢疼痛明显者，加阳陵泉、中封、解溪；腰痛明显者，加腰眼等穴

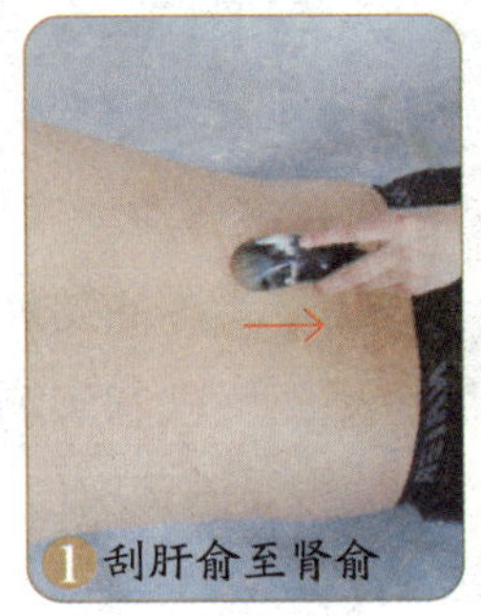
①刮肝俞至肾俞

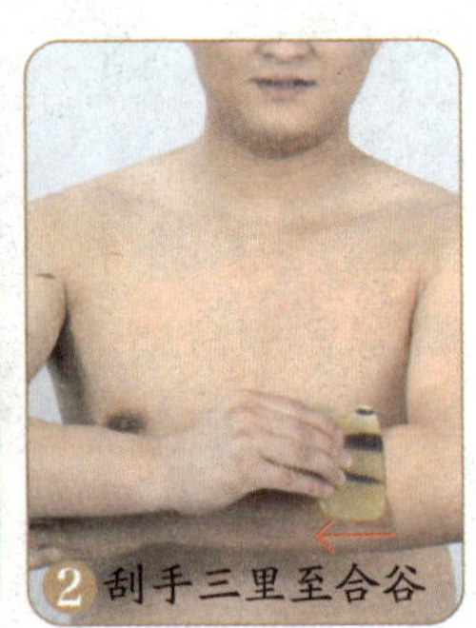
②刮手三里至合谷

适宜体位

坐位、俯卧位

使用工具

刮痧板

操作手法

对肝俞至肾俞由上向下进行刮拭（图①），外关要按照从近端至远端、从手三里刮至合谷（图②）。

拔罐

选穴

主穴 阿是穴

配穴 跖趾关节取陷谷、内庭、太冲；踝关节取丘墟、昆仑；膝关节取内外膝眼、阳陵泉

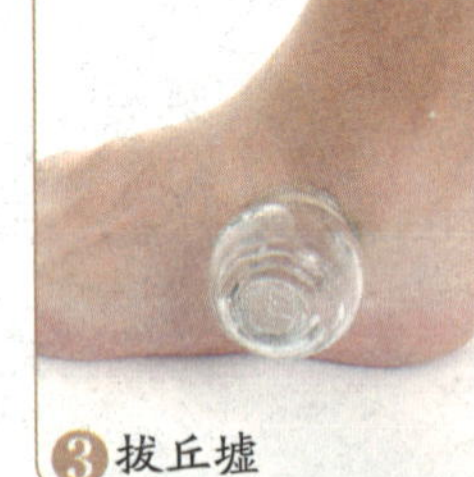
③拔丘墟

适宜体位

坐位

使用工具

火罐

操作手法

以闪火罐法吸拔阿是穴即可。同时，可根据不同的症状，配丘墟、昆仑，拔罐吸拔10～15分钟即可（图③）。

艾灸

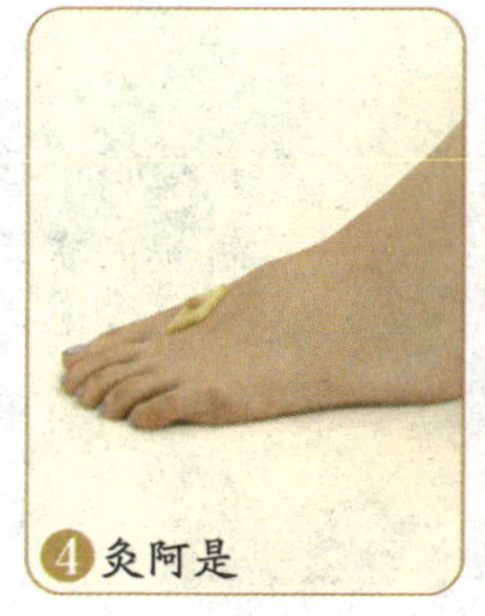
④灸阿是

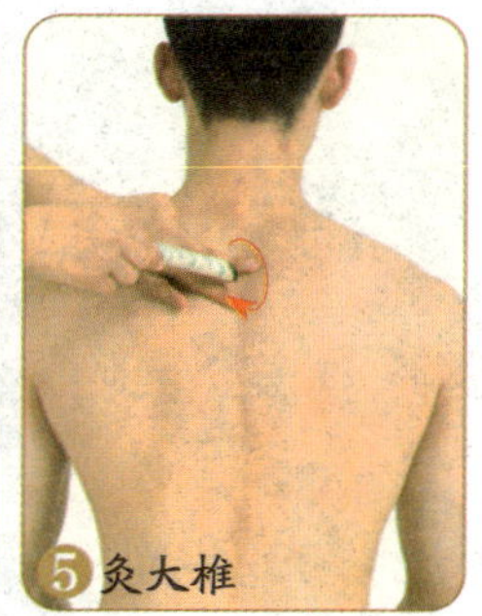
⑤灸大椎

疗法

◎艾炷隔姜灸

◎艾条回旋灸

选穴

◎阿是穴

◎曲池、大椎、身柱

适宜体位

◎合适体位

使用工具

◎艾炷

◎艾条

操作手法

◎患者取合适体位，用艾炷隔姜灸，对关节最红肿的部位施灸5～7壮，疼痛较重者，每日1次，疼痛有所缓解者隔日1次，5次为1个疗程，每个疗程之间休息1日（图④）。

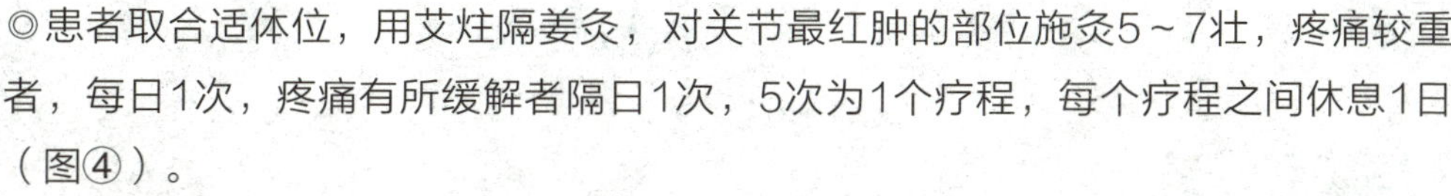

◎患者取合适体位，用艾条回旋灸，每次每穴施灸10～15分钟，以患者皮肤感到灼热为度，每日1次，5次为1个疗程，每个疗程之间休息1日（图⑤）。

养生小贴士 大黄苍白敷贴法 Tips

原料 大黄、苍术、黄柏、白芷各20克，冰片、青黛各10克。

用法 将上述药材共研细末；需用时取出5～10克，加入蜂蜜调成糊状，敷贴于患处，盖上油光纸，并用纱布包裹。每日换药1次，3次为1个疗程。

功效 疏通经络，防治痛风。

甲状腺功能亢进

甲状腺功能亢进简称甲亢，是由多种原因引起的甲状腺激素分泌过多所致的一种内分泌疾病，主要表现为多食、消瘦、畏热、多汗、心悸等高代谢综合征，神经和血管兴奋增强，以及不同程度的甲状腺肿大和眼突、手颤、颈部血管杂音等。

刮痧

选穴

主穴 夹脊、天突、期门、内关、足三里

配穴 发热明显者，加大椎、曲池；多汗者，加复溜、后溪；心悸明显者，加神门、通里

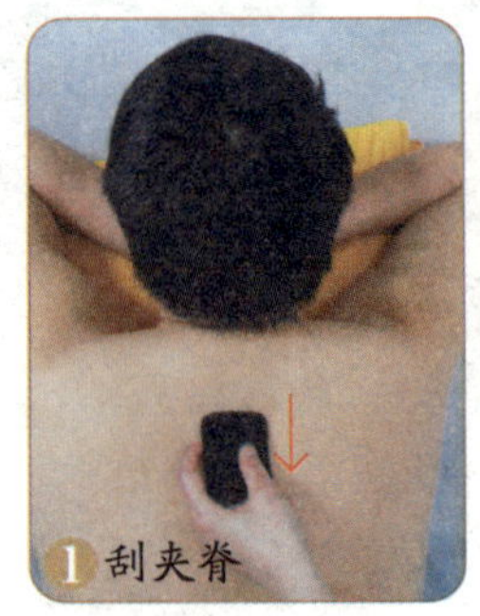
①刮夹脊

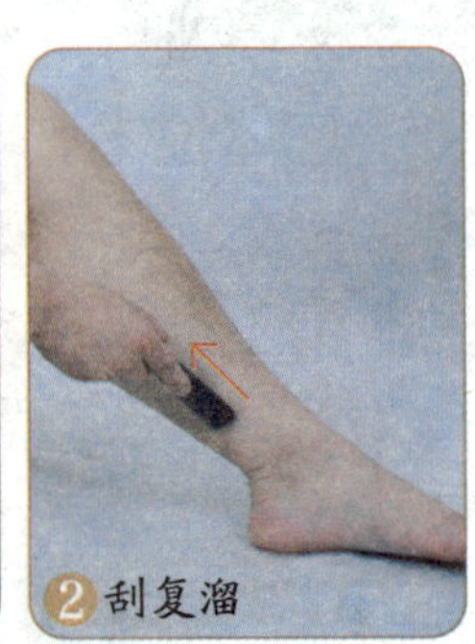
②刮复溜

适宜体位

坐位、俯卧位

使用工具

刮痧板

操作手法

夹脊穴沿着穴位按照从上至下的方向进行刮拭（图①），天突、期门用刮痧板的薄缘刮拭，刮拭复溜需顺着肾经的方向由远端至近端（图②）。

拔罐

选穴

主穴 肝俞、风池、天突、内关、足三里

配穴 心悸心慌者，加神门、膻中、心俞；情绪易激动者，加太溪、太冲

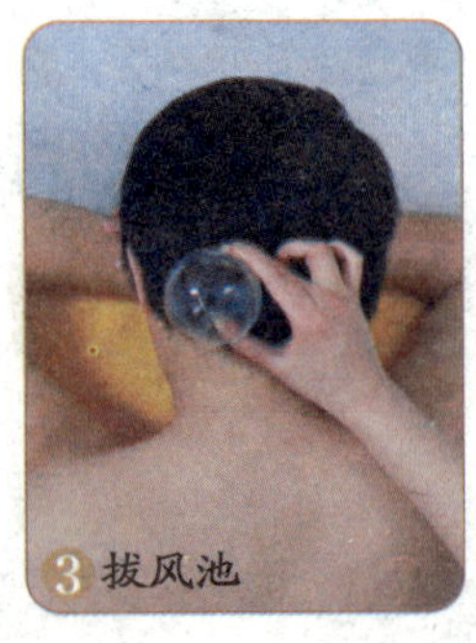
③拔风池

适宜体位

俯卧位、坐位

使用工具

火罐

操作手法

每次选2～3个主穴，如对风池实行闪火法，即将火罐吸拔于穴位上（图③），留罐10～15分钟。每日2～3次，7天为1个疗程。足三里亦可在平日经常按摩或者点按。

艾灸

疗法

◎艾条温和灸

选穴

◎膈俞、阴陵泉、肺俞、脾俞、膻中、章门、丰隆、尺泽

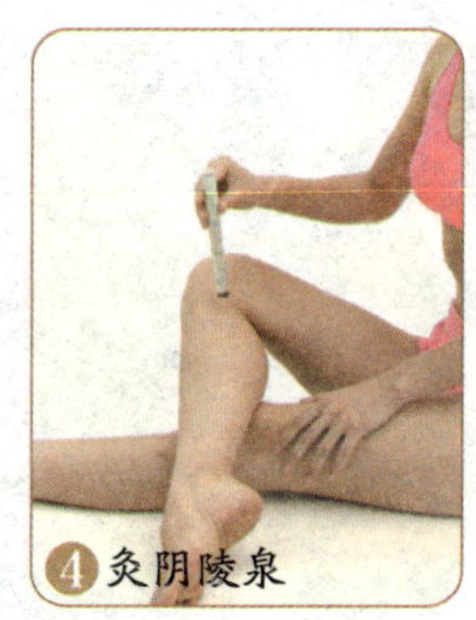

④灸阴陵泉

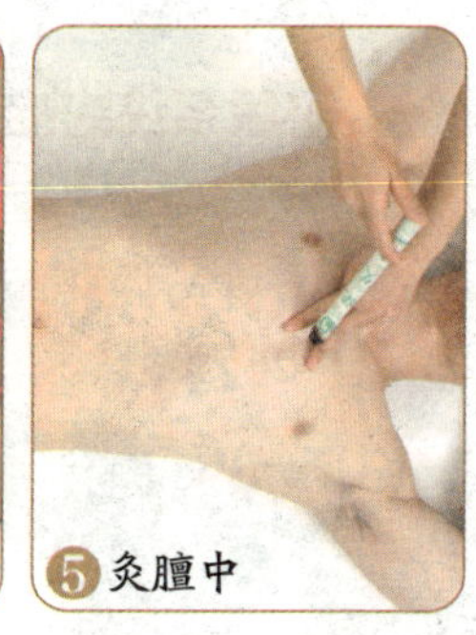

⑤灸膻中

适宜体位

◎合适体位

使用工具

◎艾条

操作手法

◎患者取合适体位，用艾条温和灸，每次选3～4个穴位，施灸10～15分钟，每日1次，10次为1个疗程，每个疗程之间休息1日（图④、图⑤）。

养生小贴士 鹌鹑莲子汤 Tips

原料 干莲子30克，鹌鹑肉100克，大枣3颗，盐、味精各适量。

做法 1.鹌鹑肉洗净；干莲子用清水稍浸片刻，洗净。

2.将材料放入砂锅中，加适量清水，烧开后放入大枣，转用中火煲1小时，加入盐、味精调味即可。

用法 佐餐食用。

功效 适用于甲状腺功能亢进。

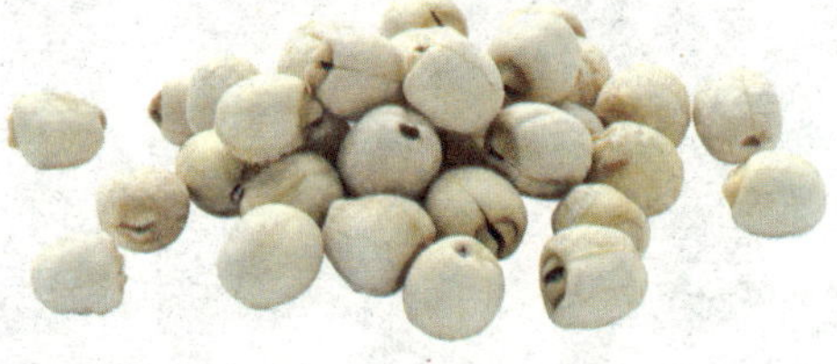

泌尿系统病症

尿路感染

尿路感染是指各种病原微生物在尿路内繁殖，引起尿道、膀胱、输尿管等部位的感染，以出现尿频、尿急、尿痛等典型表现。女性发病率较高。

刮痧

选穴

主穴 肾俞、三焦俞、膀胱俞、中极至关元

配穴 兼有发热者，加大椎、曲池；兼有泌尿系统结石者，加阴陵泉

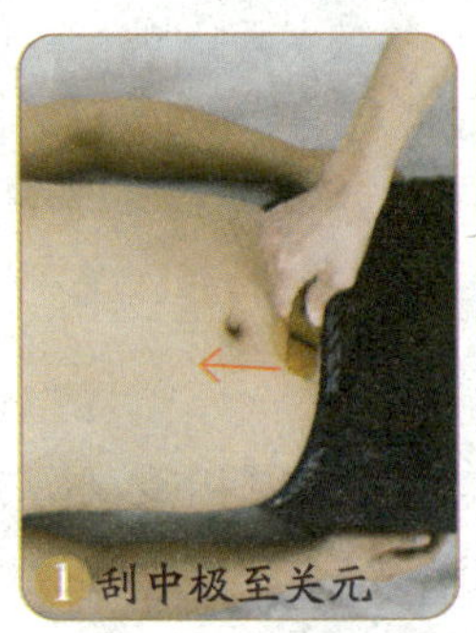
①刮中极至关元

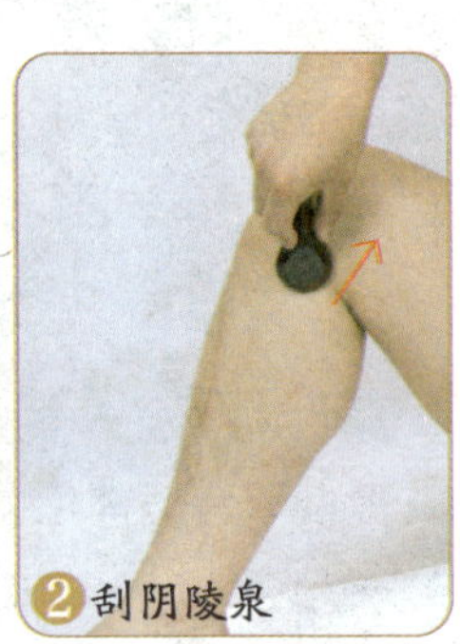
②刮阴陵泉

适宜体位

坐位、仰卧位

使用工具

刮痧板、瓷勺

操作手法

背部腧穴由上至下进行刮拭，直至皮肤出现痧痕或变为紫红。中极至关元要用刮痧板的厚缘进行刮拭，用力要轻（图①）。阴陵泉的刮拭要顺着脾经的循行，但用力要重（图②）。

拔罐

选穴

主穴 中极、关元、膀胱俞、气海、次髎

配穴 伴有腰膝酸软者，加太溪、照海、肾俞

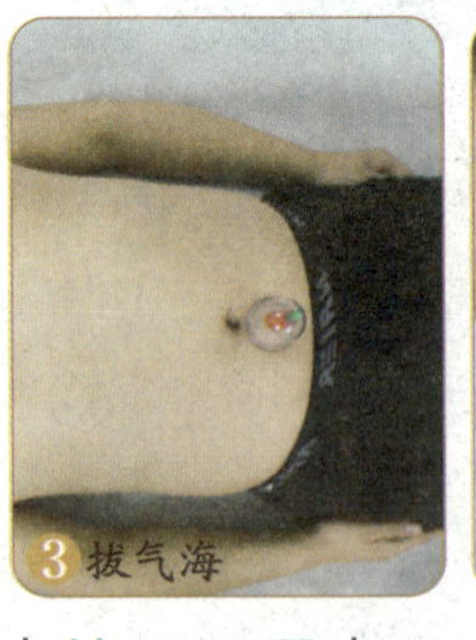
③拔气海

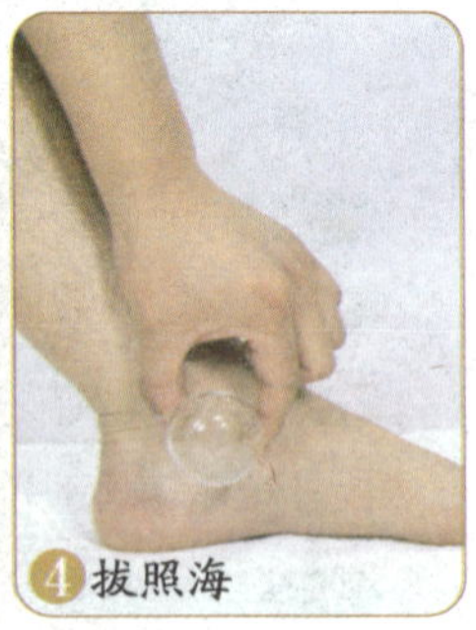
④拔照海

适宜体位

仰卧位、坐位

使用工具

火罐、抽气罐

操作手法

先对主穴用闪火法拔罐，留罐10～15分钟，要防止皮肤出现水疱。气海、照海

穴用小号的火罐进行吸拔，留罐时间可以稍长，20分钟左右（图③、图④）。

艾灸

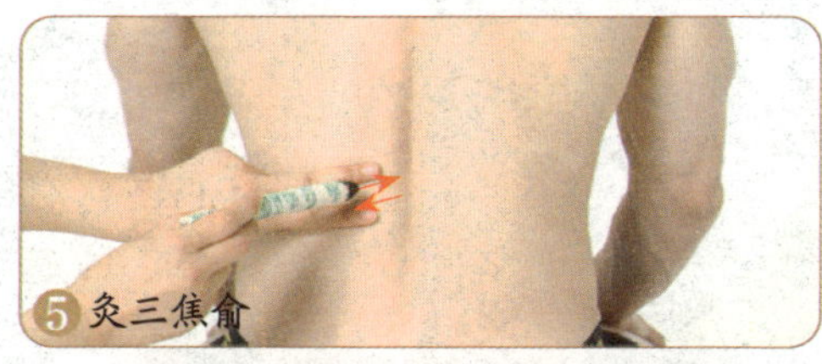
5 灸三焦俞

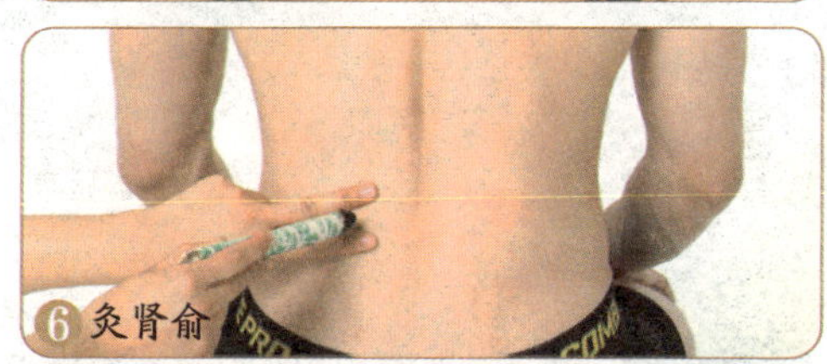
6 灸肾俞

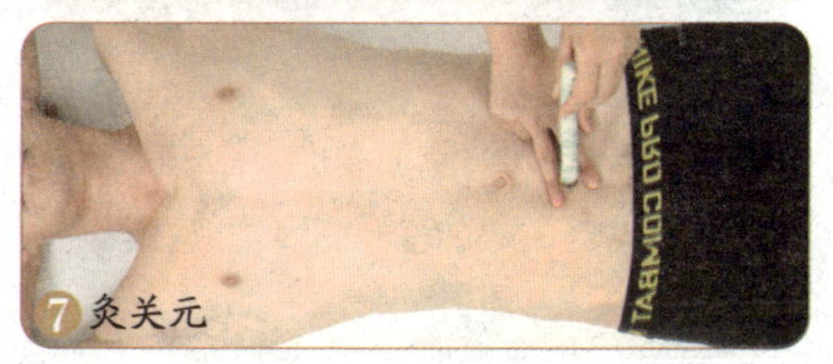

7 灸关元

疗法

◎艾条雀啄灸

◎艾条温和灸

选穴

◎三焦俞、膀胱俞、三阴交、中极

◎关元、中极、三阴交、肾俞、膀胱俞

适宜体位

◎合适体位

使用工具

◎艾条

操作手法

◎患者取合适体位，用艾条雀啄灸，每次每穴施灸5～10分钟，每日或隔日1次，10次为1个疗程。每个疗程之间休息1日。此方法适用于尿路感染急性期（图⑤）。

◎患者取合适体位，用艾条温和灸，每次每穴施灸5～10分钟，隔日1次，连续10次。此方法适用于尿路感染痊愈后巩固疗效（图⑥、图⑦）。

养生小贴士 Tips

干荠菜方

原料 干荠菜适量。

做法 干荠菜研末。

用法 每次6克，敷脐，每日3次。

功效 清热利尿。适用于尿路感染、肾炎水肿及乳糜尿者。

尿潴留

尿潴留是指由脾、肺、肾三脏功能不足或肝气郁滞、湿热下注、瘀血阻滞等因素导致的膀胱内积有大量尿液不能排出。引起尿潴留的原因很多，有前列腺肥大、尿道狭窄、膀胱或尿道结石、肿瘤等。

刮痧

选穴

主穴 命门、阴陵泉、膀胱俞、中极至关元

配穴 脾胃气虚者，加脾俞、胃俞；兼有肾虚、腰膝酸软者，加肾俞、太溪等

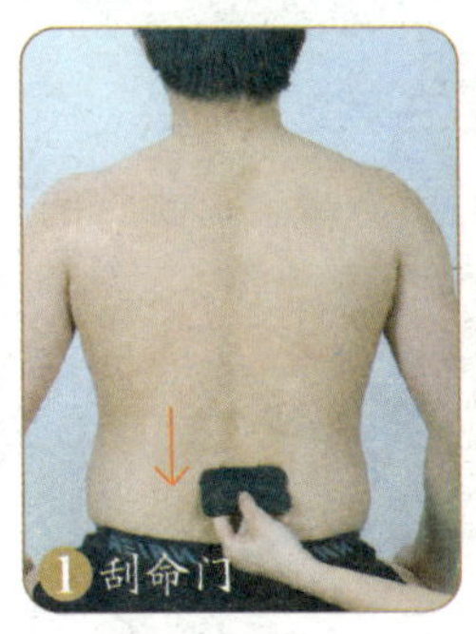
1 刮命门

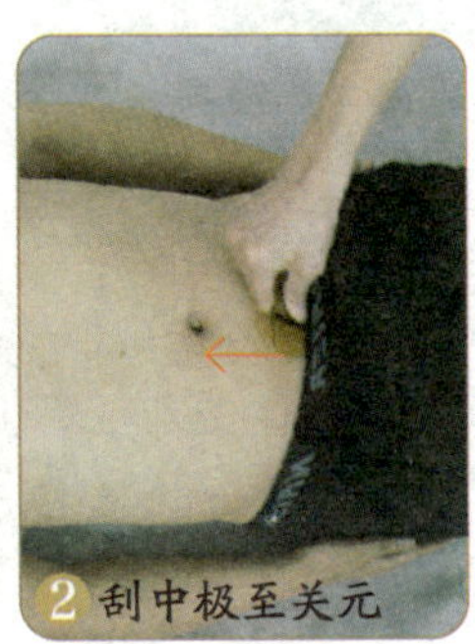
2 刮中极至关元

适宜体位

坐位、仰卧位、俯卧位

使用工具

刮痧板

操作手法

刮拭背部穴位的时候要由上到下进行刮拭，如膀胱俞、命门等（图①）。中极至关元要用刮痧板的厚缘，用力要轻（图②）。

拔罐

选穴

主穴 三阴交、足三里

配穴 脾胃气虚者，加脾俞、胃俞、气海

适宜体位

坐位

使用工具

火罐

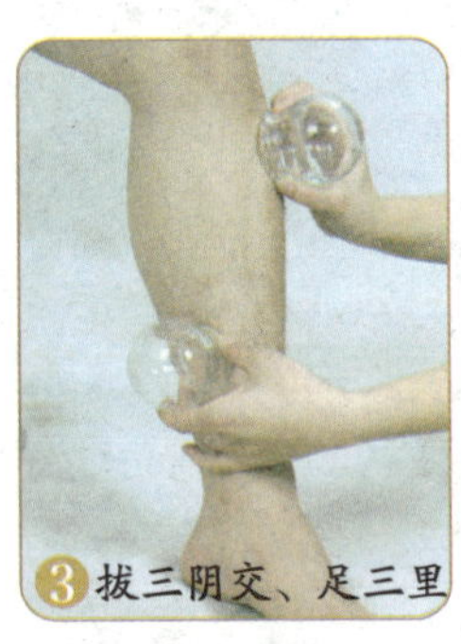
3 拔三阴交、足三里

操作手法

先对三阴交、足三里采用单纯拔罐法，留罐10～15分钟（图③）。再随症配伍相应的穴位，如加用脾俞、胃俞。拔气海可配合温灸的方法，以助其气化功能。每日2～3次，10～15日为1个疗程。

艾灸

疗法

◎艾条温和灸

选穴

◎肺俞、脾俞、肾俞、膀胱俞、关元、中极、命门、三阴交

适宜体位

◎合适体位

使用工具

◎艾条

操作手法

◎患者取合适体位，用艾条温和灸，每次每穴施灸15～20分钟，每日1次，7次为1个疗程（图④～图⑥）。

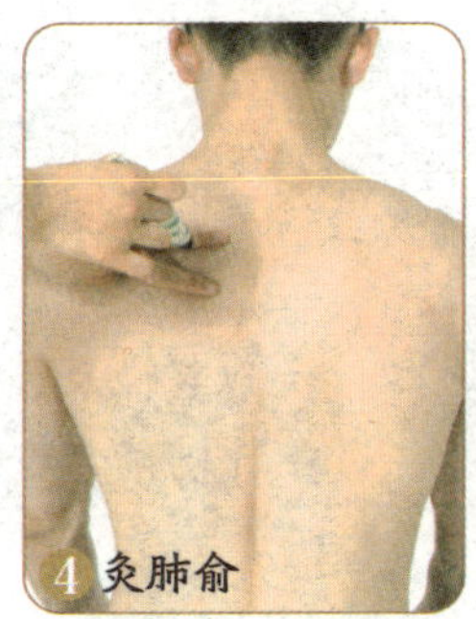
4 灸肺俞

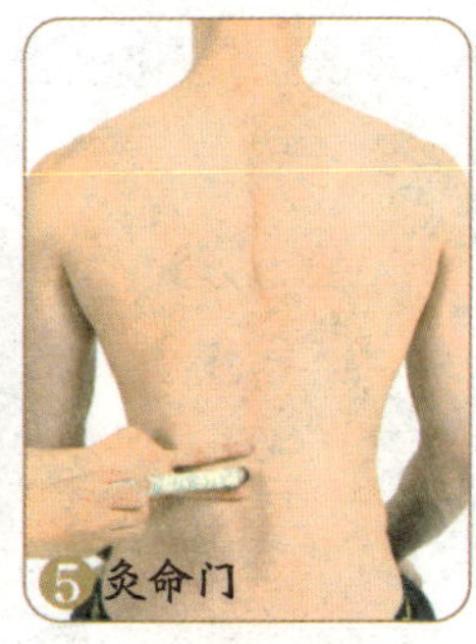
5 灸命门

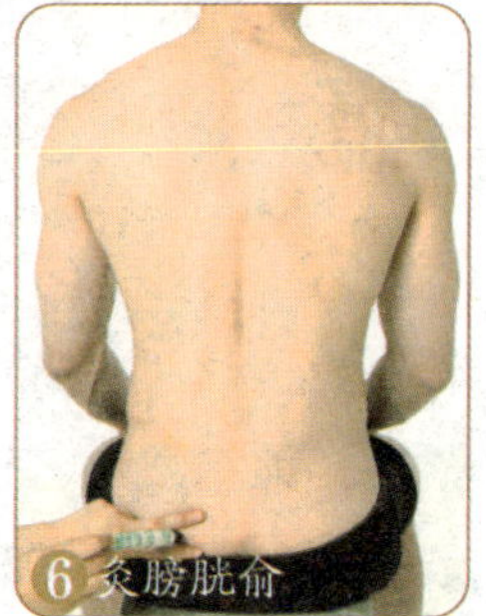
6 灸膀胱俞

养生小贴士 **甘遂方** Tips

原料 甘遂9克，冰片6克，面粉适量。

做法 将甘遂及冰片混合后研成粉末，然后加入面粉混合均匀，再加入适量温水调成糊状。

用法 将中药糊外敷在脐下中极穴上。通便祛火，适用于大小便不利、前列腺肥大尿潴留者。

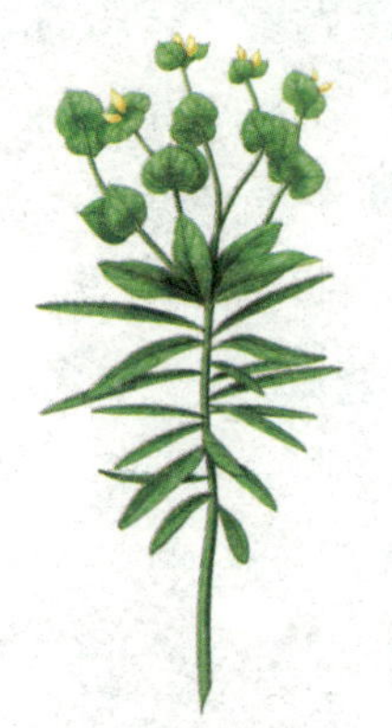

肾盂肾炎

肾盂肾炎常由细菌感染引起，一般伴有下泌尿道炎症，根据临床病程及疾病，肾盂肾炎可分为急性及慢性两种，而慢性肾盂肾炎是导致慢性肾功能不全的重要原因。

刮痧

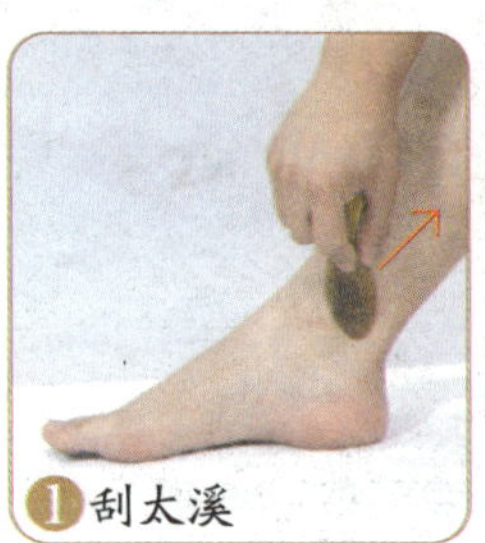

①刮太溪

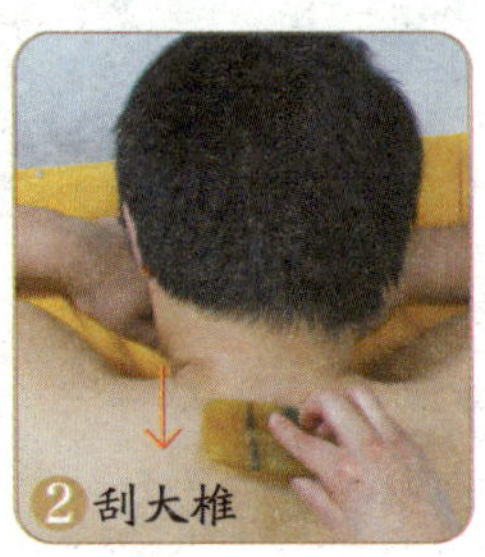

②刮大椎

选穴

主穴 肾俞、膀胱俞、三阴交、太溪

配穴 兼有发热者，加大椎、曲池；有泌尿系统结石者，加阴陵泉、气海

适宜体位

坐位、俯卧位

使用工具

刮痧板

操作手法

刮拭肾俞、膀胱俞时采用泻法，逆着经络的循行进行；三阴交用刮痧板角端点按即可，太溪是从远端刮至近端（图①），刮拭大椎用力不宜太重，要沿着膀胱经的循行方向进行（图②）。

拔罐

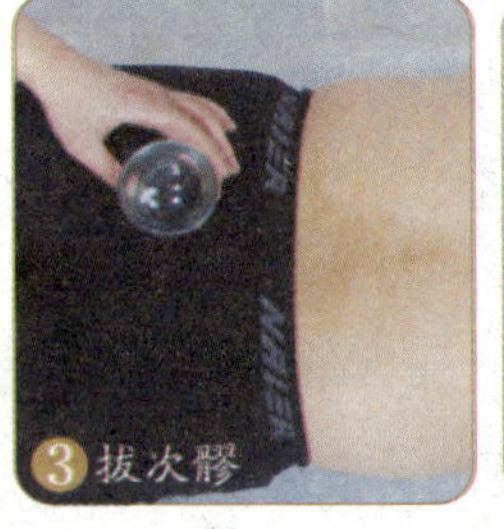

③拔次髎

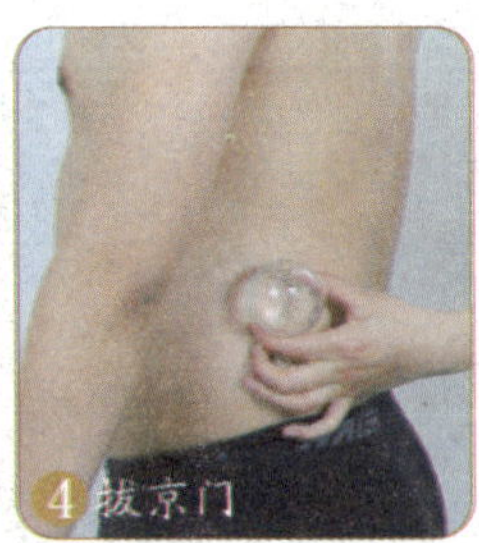

④拔京门

选穴

主穴 肾俞、三焦俞、大肠俞、志室、次髎、胃仓、京门

配穴 伴有恶寒、发热等表现者，加风门、大椎；兼有尿路结石者，加阴陵泉、昆仑

适宜体位

俯卧位、坐位、站位

使用工具

火罐

操作手法

以次髎、京门等主穴采用闪火法拔罐（图③、图④），且留罐10～15分钟，每日1次，10～15日为1个疗程。

慢性肾小球肾炎

慢性肾小球肾炎简称慢性肾炎，是指各种病因引起的不同病理类型的双侧肾小球弥漫性或局部性的炎症改变，以水肿、高血压、尿异常改变为主要症状。

刮痧

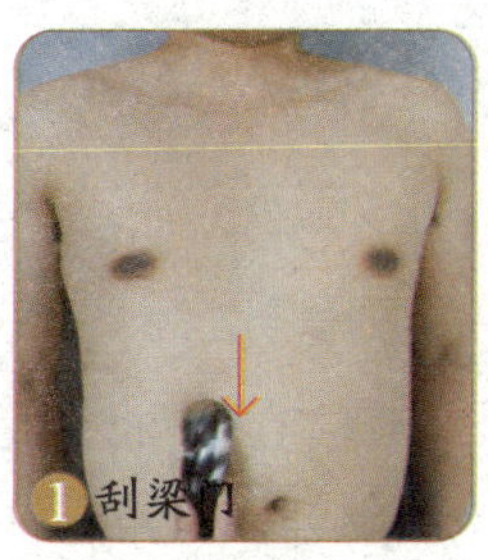
①刮梁门

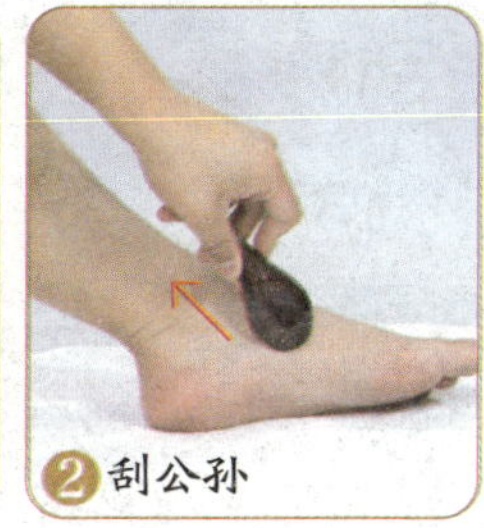
②刮公孙

选穴

主穴 肾俞、脾俞、中脘、关元、足三里

配穴 兼有尿蛋白者，加公孙、梁门；兼有腰痛者，加太溪、至阳、腰夹脊

适宜体位

坐位、仰卧位

使用工具

刮痧板、瓷勺

操作手法

梁门、中脘、关元，可用刮痧板的厚缘进行刮拭，用力宜轻（图①）。公孙、足三里既用刮痧板的厚缘或瓷勺刮拭，也可以用刮痧板的角端点按（图②）。

拔罐

③拔志室

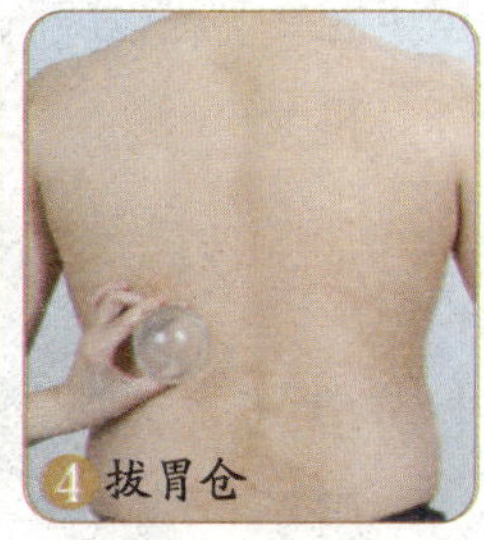
④拔胃仓

选穴

主穴 志室、胃仓、腰阳关、三阴交

配穴 兼有水肿者，加阴陵泉、水分；兼有高血压者，加肾俞、肝俞、太冲

适宜体位

俯卧位、坐位

使用工具

火罐

操作手法

取志室、胃仓，采用单纯拔罐法（图③、图④），即用镊子夹住酒精棉球，点燃后投入罐内，迅速将其扣在应拔部位。

外科病症

肩周炎

肩周炎由慢性劳损，外伤，感受风、寒、湿邪所致，以肩周疼痛、加重为特点。常因天气变化及劳累而诱发。初起为阵发性肩部隐痛或刺痛，疼痛可放射到颈部或上臂，逐渐发展到持续性疼痛，并伴有肩关节疼痛、活动功能障碍等。

刮痧

选穴

主穴 阿是穴、曲池、外关

配穴 颈部疼痛者，加哑门、风池、大椎；肩背部疼痛者，加肩井、天宗；胸部疼痛者，加中府、云门、缺盆

适宜体位

坐位

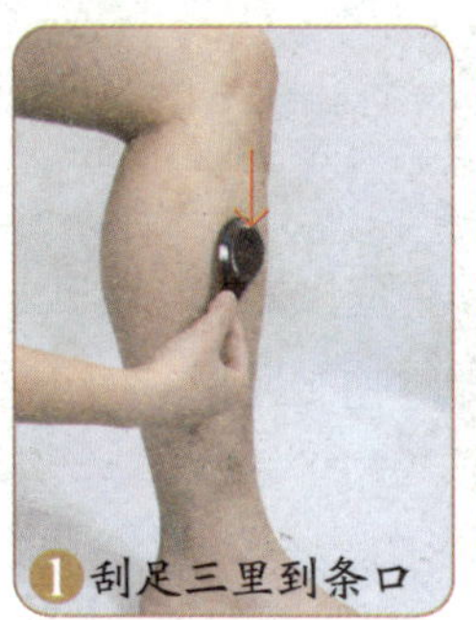
①刮足三里到条口

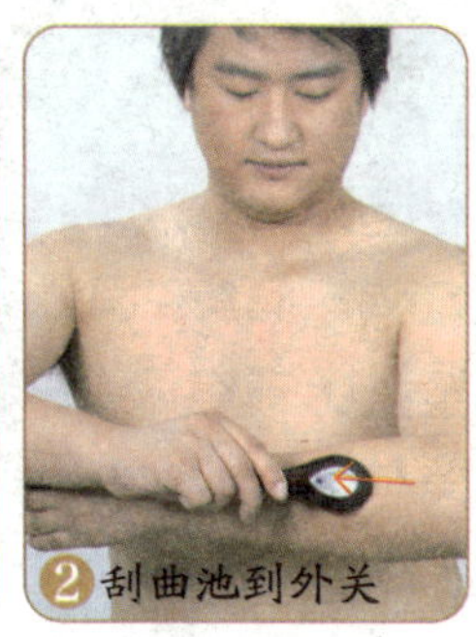
②刮曲池到外关

使用工具

刮痧板、瓷勺

操作手法

根据疼痛部位的偏重，加刮相关的穴位，按照常规方法进行刮拭即可，足三里至条口是顺着足阳明胃经的循行操作的（图①），用力宜轻，而曲池至外关用力宜重（图②），以皮肤发红为度。

拔罐

选穴

肩前、肩贞、阿是穴、颈侧至肩峰、天宗、膈关、肩后、中府、曲池

适宜体位

坐位

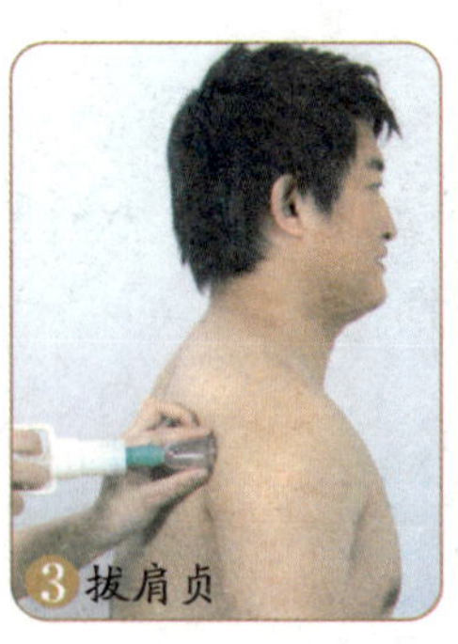
③拔肩贞

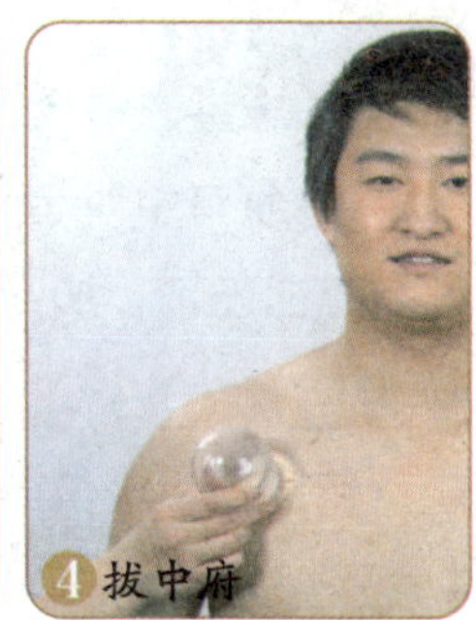
④拔中府

使用工具

火罐、抽气罐

操作手法

取肩贞、中府等主穴，用闪火罐法进行拔罐（图③、图④），留罐15～20分

钟，每日1次。肩背疼痛不适的区域可以先闪罐15分钟，再留罐15分钟。

艾灸

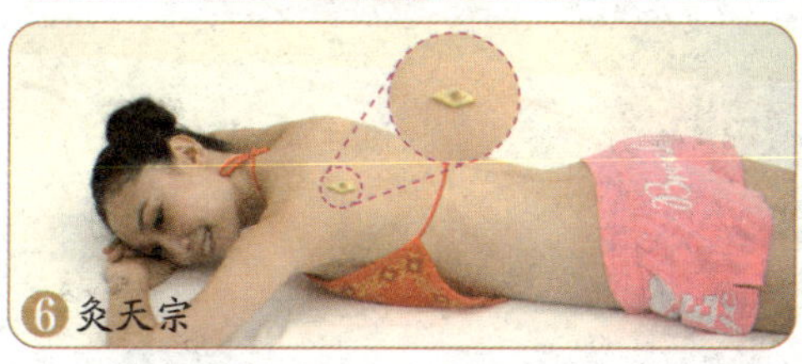

⑤ 灸肩髃

⑥ 灸天宗

疗法

◎艾条回旋灸

◎艾炷隔姜灸

选穴

◎肩髎、肩贞、肩髃、肩前

◎肩髎、肩贞、天宗、阳陵泉、肩髃、曲池

适宜体位

◎坐位

◎合适体位

使用工具

◎艾条

◎艾炷

操作手法

◎患者取坐位，用艾条回旋灸，每次每穴施灸15~30分钟，每日1次，7次为1个疗程（图⑤）。

◎患者取合适体位，用艾炷隔姜灸，每次每穴施灸7~10壮，每日或隔日1次，10次为1个疗程（图⑥）。

养生小贴士 **仙人掌敷贴法** Tips

原料 仙人掌适量。

用法 仙人掌去刺，捣成泥状，然后贴在患侧肩关节周围，外包一层塑料薄膜，用胶布固定。

功效 舒筋活络，可缓解肩周炎症状。

落枕

落枕是一种常见病，好发于青壮年。晨起后出现急性颈部肌肉痉挛、强直、酸胀、疼痛及转头不便等。落枕一般与睡枕及睡眠姿势有关。

刮痧

选穴

主穴

颈百劳、阿是穴、后溪、悬钟

配穴

肌肉强痛者，加大椎、大杼

1 刮颈百劳

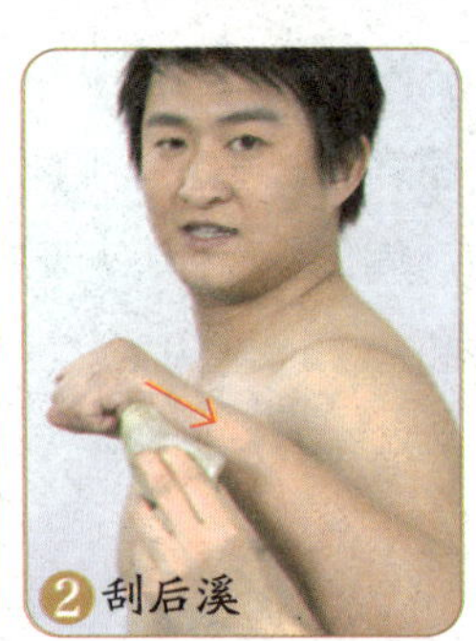

2 刮后溪

适宜体位

坐位、俯卧位

使用工具

刮痧板

操作手法

先在需刮拭部位涂抹上甘油，然后刮颈部颈百劳（图①）、阿是穴，再刮拭手掌后溪（图②），最后刮下肢悬钟穴。以皮肤变成紫红或出现痧点为度，悬钟亦可用放痧的方法。

拔罐

选穴

大椎、天柱、肩外俞、悬钟、后溪、列缺

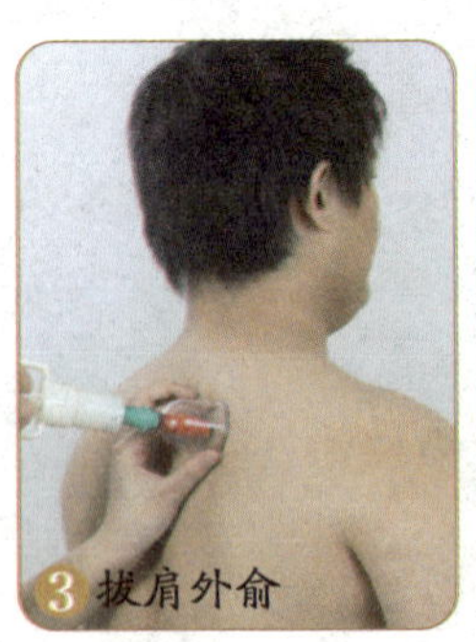

3 拔肩外俞

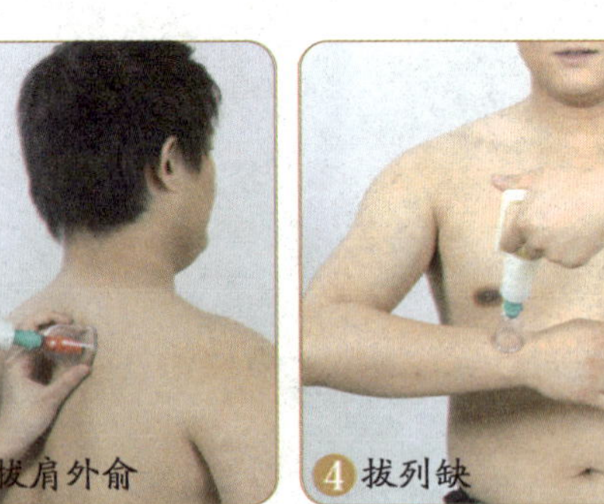

4 拔列缺

适宜体位

坐位、俯卧位

使用工具

火罐、抽气罐

操作手法

首先对肩外俞、列缺进行吸拔（图③、图④），使用抽气罐，留罐10～20分钟，吸力不宜太强，以局部皮肤变成紫红为度。吸拔后溪的时候要选用小号的抽气罐进行，而且吸拔时间不宜过长，以3~5分钟为宜。而悬钟、天柱皆需要选用小号的火罐进行操作。

艾灸

疗法

◎艾条回旋灸

◎艾条温和灸

选穴

◎大椎、肩井、大杼

◎阿是穴、大椎、外劳宫、悬钟、外关

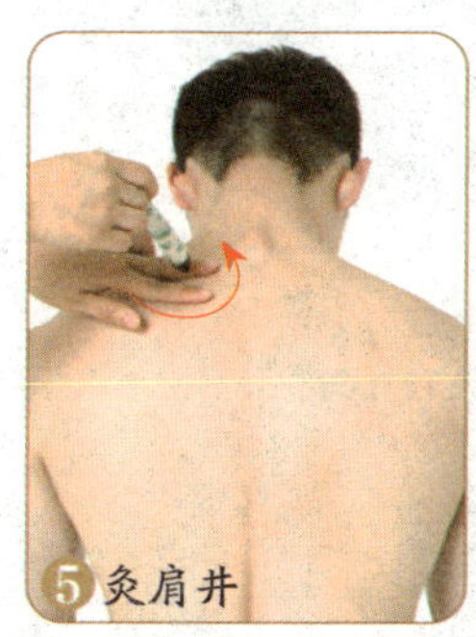

⑤灸肩井

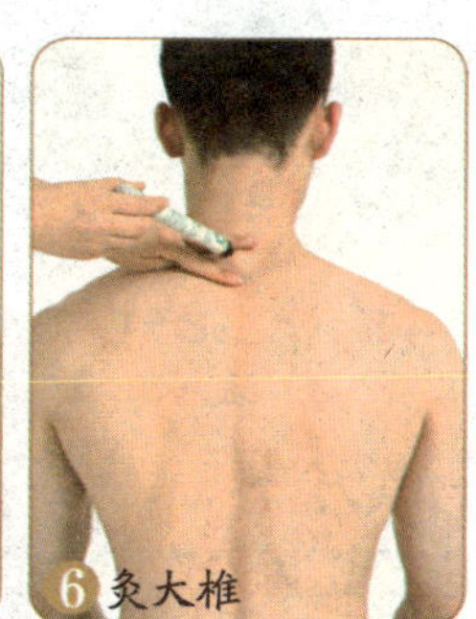

⑥灸大椎

适宜体位

◎坐位或仰卧位

◎坐位

使用工具

◎艾条

操作手法

◎患者取坐位或俯卧位，用艾条回旋灸，每次每穴施灸10~15分钟，以患者感觉舒适、皮肤潮红为度，每日1次（图⑤）。

◎患者取坐位，用艾条温和灸，每次选3~5个穴位，每穴施灸10~15分钟，每日1次，5次为1个疗程（图⑥）。

养生小贴士 防治落枕注意事项 Tips

◎注意睡眠姿势，枕头高度一定要适宜。一般来说，侧卧时，枕头的高度不应该超过本人的肩部宽度；平躺时枕头高度更应该低些。睡眠时要全身放松，舒展自如。

◎注意防风，千万不要当风而睡。洗澡后不要立即用电风扇吹颈、背、肩等部位。

◎落枕后，可以取一些能产生热能的辅助产品放在颈部。

颈椎病

颈椎病是指因颈椎及其周围软组织发生病理改变或骨质增生等导致局部神经血管受压或刺激而引起的综合症状群。中医认为，颈椎病多由风寒湿邪或气血不足所致，表现为颈肩臂疼痛、僵硬，疼痛可放射至前臂、手指，指尖有麻木感等。

刮痧

选穴

主穴 阿是穴、大椎至风门、天宗

配穴 上肢麻木疼痛重者，加肩隅、曲池、合谷、中渚；头晕、耳鸣重者，加率谷、百会、太冲；心慌、心悸重者，加内关、足三里

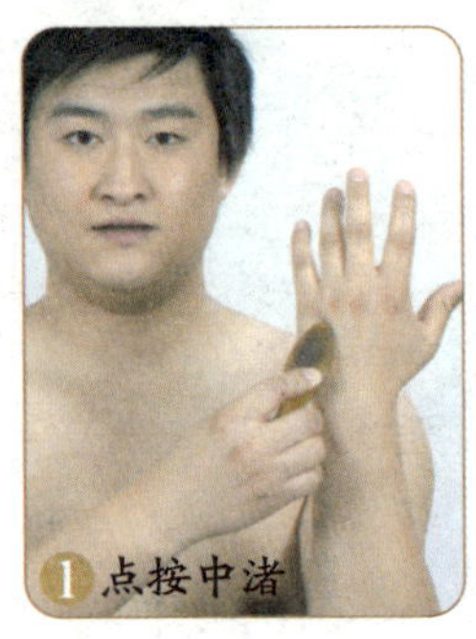
①点按中渚

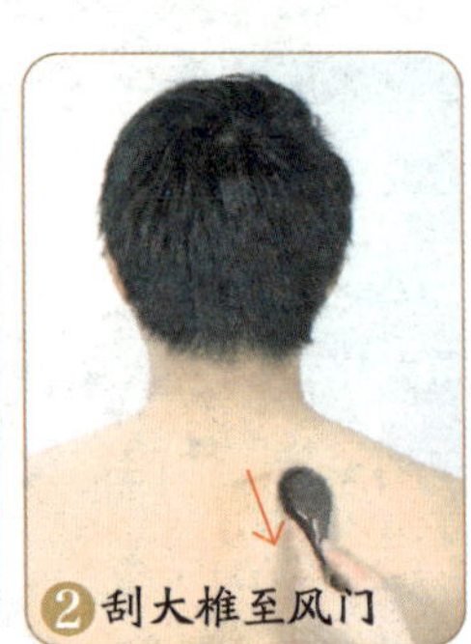
②刮大椎至风门

适宜体位

坐位

使用工具

刮痧板、瓷勺

操作手法

用刮痧板的角端点按中渚（图①），力度宜重，以局部感到酸麻胀痛为准，重复3～5次，每次持续15秒。然后顺着经络循行方向刮拭大椎至风门（图②），力道宜重，用刮痧板的厚缘进行，以皮肤出现均匀痧痕为度。

拔罐

选穴

主穴 风池、大杼、风门、天宗、曲池、肩井、大椎、厥阴俞

配穴 兼有恶心、呕吐者，加内关、中脘；兼耳鸣、耳聋者，可加肾俞、太溪

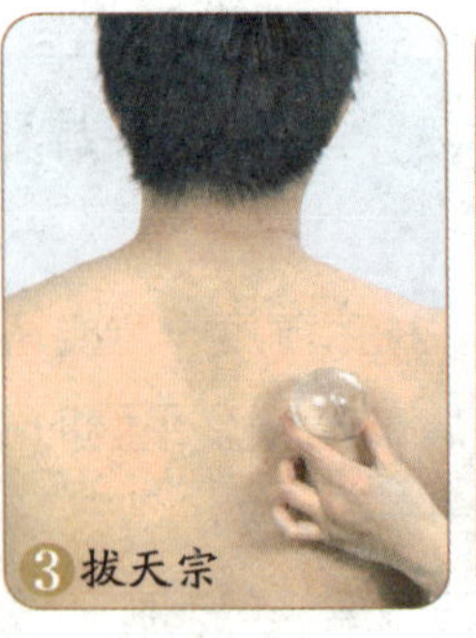
③拔天宗

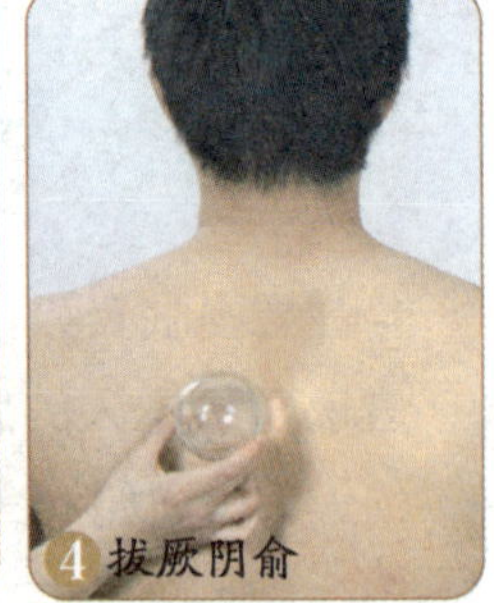
④拔厥阴俞

适宜体位

坐位

使用工具

火罐

操作手法

取风池、大杼、风门、肩井、天宗、曲池、厥阴俞等穴位。用玻璃火罐在背部的肩井、大椎、天宗、厥阴俞等部位（图③、图④），以酒精闪罐法扣罐、留罐20分钟，2日1次，10次为1个疗程。

艾灸

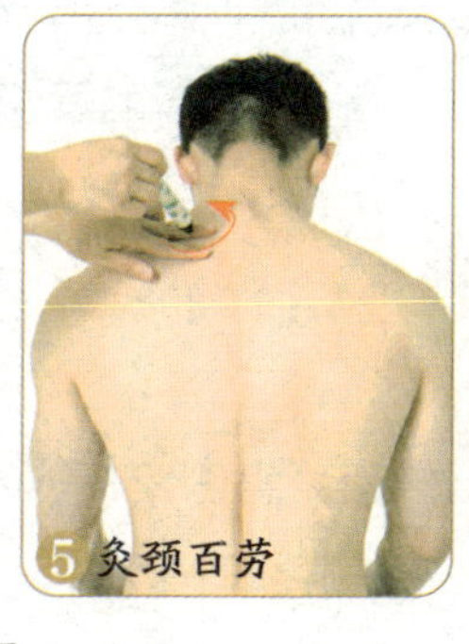
5 灸颈百劳

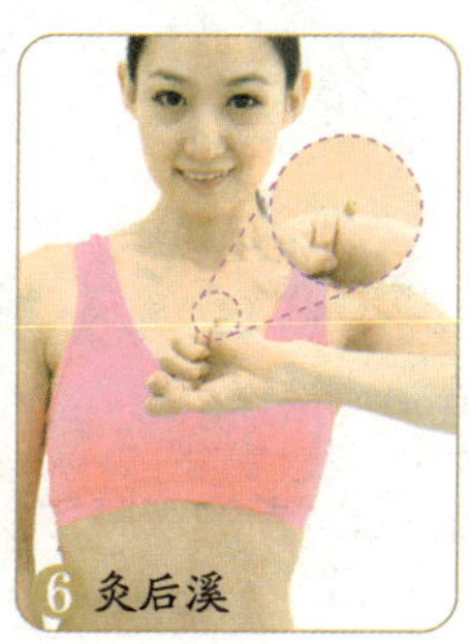
6 灸后溪

疗法

◎艾条回旋灸

◎艾炷无瘢痕灸

选穴

◎颈百劳、大椎、天柱、大杼

◎大椎、外关、合谷、天柱、阿是穴、后溪

适宜体位

◎坐位或俯卧位

◎适合体位

使用工具

◎艾条

◎艾炷

操作手法

◎患者取坐位或俯卧位，用艾条回旋灸，每次每穴施灸10～15分钟，每日1次，10次为1个疗程，每个疗程之间休息1日（图⑤）。

◎患者取合适体位，用艾炷无瘢痕灸，每次选3～5个穴位，每次每穴施灸3～5壮，每日施灸1～2次。也可以用艾条回旋灸（图⑥）。

养生小贴士　桂枝灸雌鸡 Tips

原料 乌雌鸡1只，桂枝30克。

用法 将桂枝研为细末；乌雌鸡宰杀，清除干净；把桂枝末撒于乌雌鸡上，用火灸黄焦，捣为散。空腹时用酒送服，每次5～10克（用量可逐渐增加），每日2～3次。

功效 适用于颈椎病寒湿痹阻证。

膝关节痛

膝关节痛常见于风湿性或类风湿性关节炎、膝关节韧带损伤、半月板损伤、骨质增生或膝关节周围纤维组织炎等，其他凡是因风、寒、湿、热等因素引起的膝关节痛，都可用以下方法治疗。

刮痧

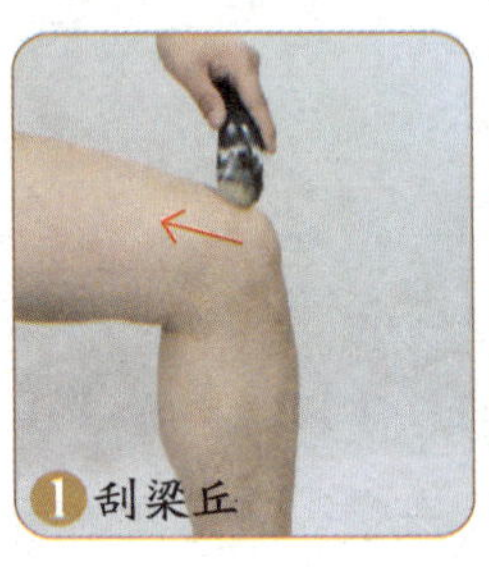
①刮梁丘

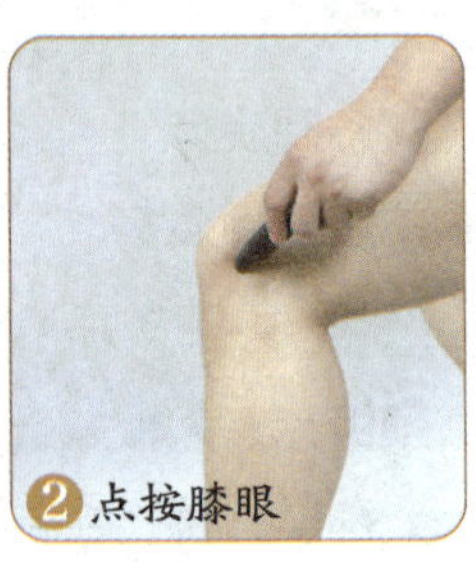
②点按膝眼

选穴

主穴 患侧双膝眼、鹤顶、患侧梁丘、足三里、患侧阴陵泉、患侧委阳、委中

配穴 兼有局部瘀血疼痛难忍者，加血海、地机；兼经脉拘挛，抽搐疼痛者，加患侧阳陵泉、阴谷、承山

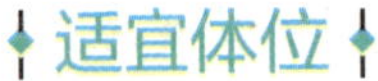

适宜体位

坐位、俯卧位

使用工具

刮痧板、瓷勺

操作手法

用刮痧板反复刮拭双腿梁丘（图①）、鹤顶、阴陵泉、足三里等穴位，而膝眼一般用刮痧板的角端进行点按（图②）。

拔罐

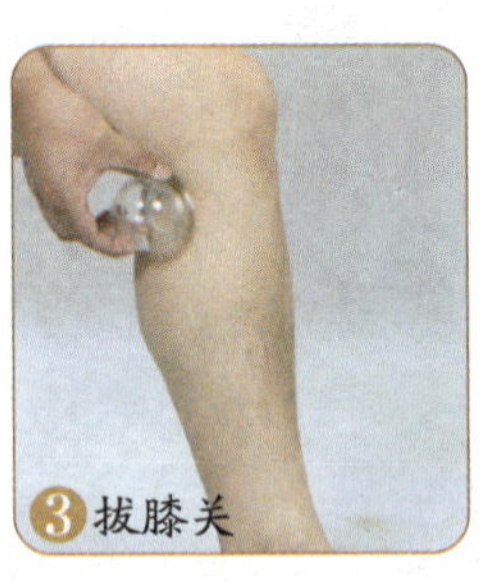
③拔膝关

选穴

主穴 阿是穴、阴陵泉、膝关、曲泉、阴谷、腕谷

配穴 兼有体质虚弱者，加脾俞、关元、足三里；年纪较大，肝肾不足者，加肝俞、肾俞、大杼、悬钟

适宜体位

坐位

使用工具

火罐、艾条

操作手法

在膝关节内侧慢慢按压，寻找最痛点，即阿是穴，拔罐5分钟，隔日操作1次。对于阴陵泉、膝关、曲泉、阴谷，可以用闪火罐法拔罐（图③），留罐10～15分钟。这几个穴位宜选用小号玻璃罐。

踝关节扭伤

踝关节扭伤是在外力作用下，超过正常活动量时，踝关节突然偏向一侧活动，引起关节周围软组织的撕裂伤。刮痧、拔罐疗法可以疏通局部的气血，达到缓解筋肉痉挛，减轻疼痛的效果。

刮痧

选穴

主穴 阳陵泉、悬钟至丘墟、曲泉、三阴交、中封至太冲、解溪、太溪

配穴 血瘀偏重，加膈俞、血海、地机

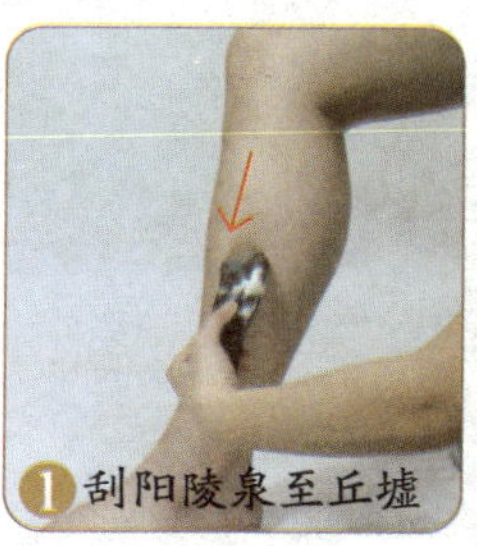

①刮阳陵泉至丘墟

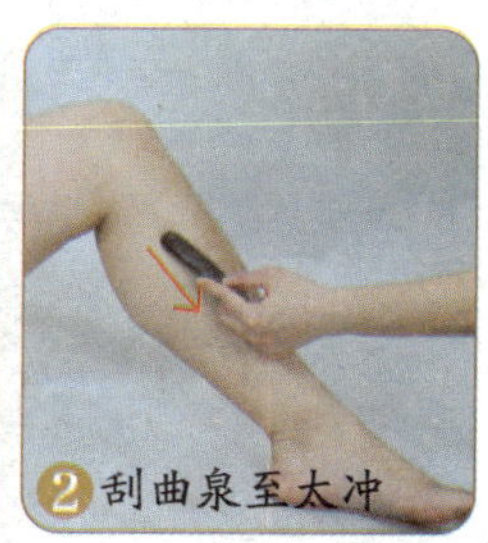

②刮曲泉至太冲

适宜体位

坐位

使用工具

刮痧板

操作手法

首先从阳陵泉开始，沿着小腿的外侧正中，经过悬钟，刮至丘墟（图①），然后从曲泉穴开始，沿着小腿的内侧，经三阴交、中封等穴，刮拭至太冲穴（图②）。对于踝关节附近的解溪、太溪，直接用刮痧板的角端进行点按即可。

拔罐

选穴

主穴 阿是穴

配穴 外踝疼痛明显者，加丘墟、悬钟；内踝疼痛明显者，加商丘、三阴交

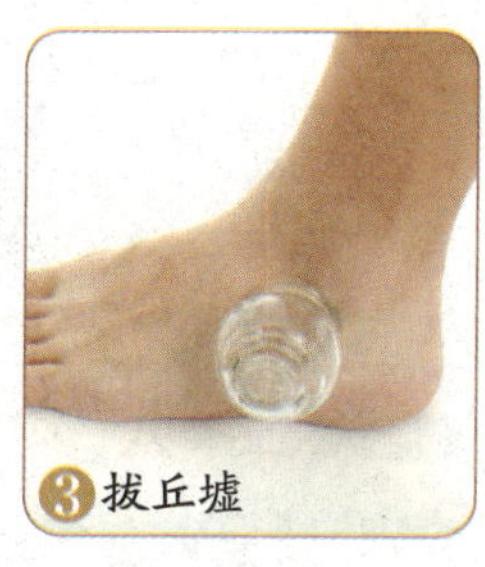

③拔丘墟

适宜体位

坐位

使用工具

火罐

操作手法

找出最痛点，取1个中号火罐，用闪火法吸拔在阿是穴上，10分钟后取下。最后随症配伍丘墟、商丘等穴位，亦采用以上的方面进行操作（图③）。

坐骨神经痛

坐骨神经痛主要指坐骨神经通路及其分布区的疼痛，具体表现为臀部、大腿后侧、小腿后外侧和足外侧缘的疼痛。其发病年龄在20～60岁。中医认为，坐骨神经痛属于“痹证”范畴，多因寒邪入侵而导致。

刮痧

选穴

主穴 阿是穴、肾俞、气海俞、腰3～5夹脊

配穴 疼痛剧烈难忍者，加次髎、秩边；疼痛呈放射状者，加环跳、承扶、承筋

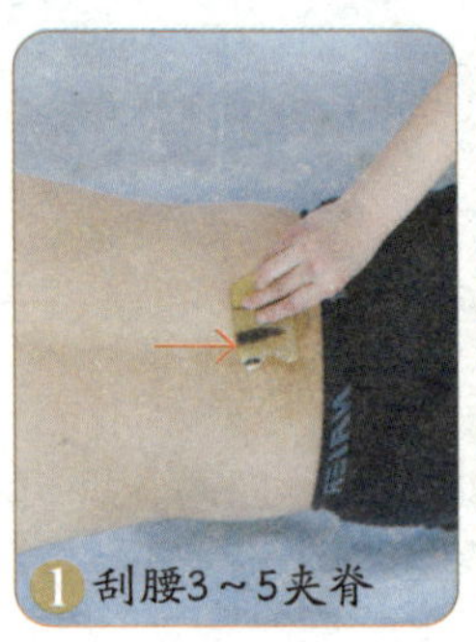

①刮腰3～5夹脊

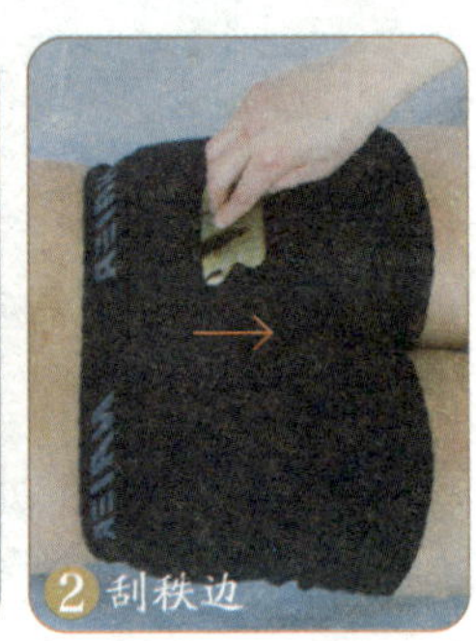

②刮秩边

适宜体位

坐位、俯卧位

使用工具

刮痧板

操作手法

先对阿是穴沿着由上至下的方向进行刮拭，亦可用刮痧板的角端进行点按，然后刮拭腰部的肾俞、气海俞、腰3～5夹脊（图①）。最后结合具体的症状配伍相应的配穴，如秩边进行刮拭（图②）。

拔罐

选穴

主穴 夹脊穴、阿是穴、环跳、承扶、委中、阳陵泉、悬钟

配穴 寒湿重，腰部沉重者，加命门、腰阳关、肾俞、关元俞；瘀血阻滞，刺痛明显者，加肾俞、膈俞、关元俞、委中

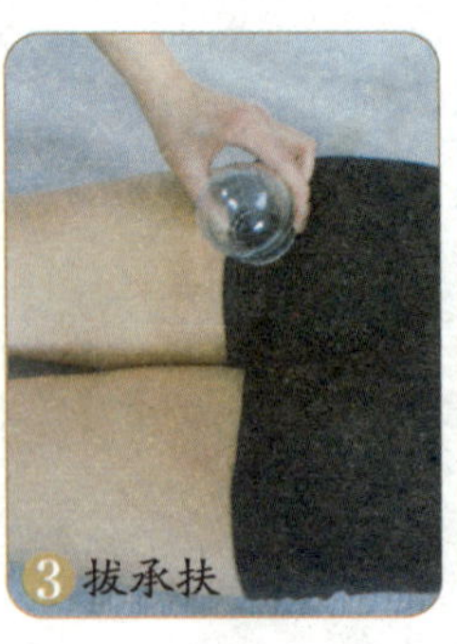

③拔承扶

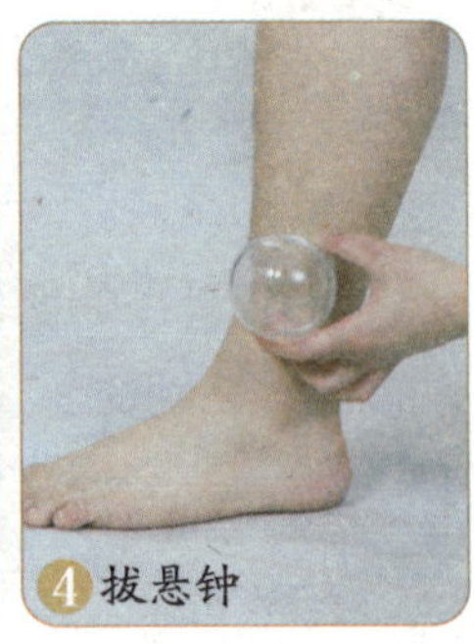

④拔悬钟

适宜体位

坐位、俯卧位

使用工具

火罐

操作手法

先对承扶、悬钟等穴位进行消毒，然后将火罐拔于穴位上（图③、图④）。每次选择4～6个穴位，每周1～2次，6次为1个疗程。

艾灸

疗法

◎艾条回旋灸

◎艾条温和灸

⑤灸秩边

选穴

◎秩边、腰夹脊、环跳

◎肾俞、承扶、阳陵泉、悬钟、命门、环跳、风市、昆仑

适宜体位

◎合适体位

使用工具

◎艾条

操作手法

◎患者取合适体位，用艾条回旋灸，每次每穴施灸10分钟左右，以患者局部皮肤感觉灼热为度，每日1次，6次为1个疗程（图⑤）。

◎患者取合适体位，每次选取3～5个穴位，用艾条温和灸，每次每穴施灸10分钟左右，每日或隔日1次，7次为1个疗程，每个疗程之间休息1日。

养生小贴士

桑枝艾叶蜜饮

Tips

原料 元胡、桑枝、艾叶各9克，蜂蜜15毫升。

做法 1.艾叶洗净，烘干，切碎；桑枝、元胡分别洗净，烘干，切片。

2.砂锅中放入桑枝、元胡，加水浸泡片刻，用大火煮沸，改用小火煎煮1个小时，加入艾叶拌匀，再煎煮20分钟，关火，去渣取汁。

3.药汁静置至温热，兑入蜂蜜，搅匀即成。

用法 每日2次，早晚服用。

功效 消炎止痛，温经散寒，行气通络。适用于坐骨神经痛。

腰肌劳损

腰肌劳损是指腰部一侧或两侧或正中等处发生疼痛，常见于现代医学的肾病、风湿类疾病、腰肌劳损及外伤等疾病。中医认为，腰肌劳损多由寒湿入侵、年老肾虚、劳欲过度引起。症状表现为腰部酸痛或冷痛，劳累后加重，休息后会相对减轻。

刮痧

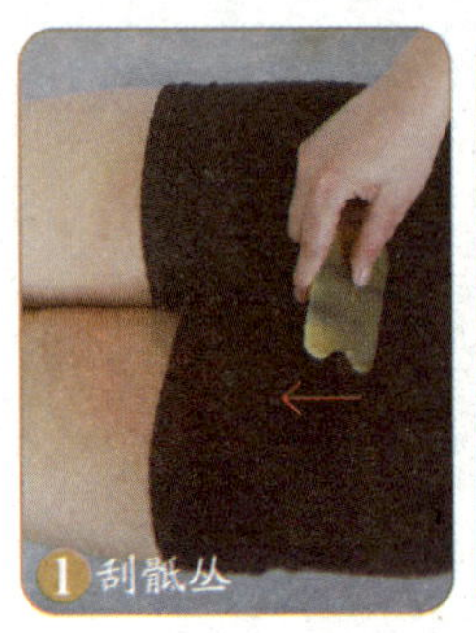
①刮骶丛

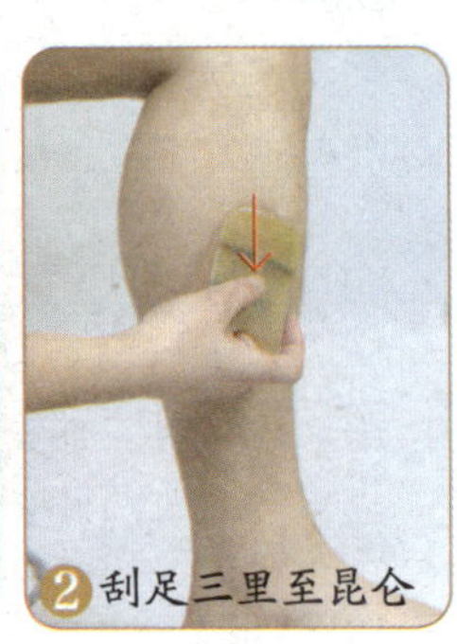
②刮足三里至昆仑

选穴

骶丛、肾俞、外关、合谷、委中、足三里至昆仑

适宜体位

坐位、俯卧位

使用工具

刮痧板

操作手法

穴位上加适量正红花油，用刮痧板的厚缘从上往下刮骶丛（图①），其余穴位也从上往下刮，如对足三里至昆仑进行刮拭（图②），每次刮30～40次。

拔罐

③拔肾俞、志室、命门

选穴

阿是穴、肾俞、志室、气海、命门、腰阳关、次髎、委中

适宜体位

俯卧位

使用工具

火罐

操作手法

肾俞、志室、命门，加上腰阳关、气海俞，皆可用排罐的方法操作（图③），留罐15～20分钟，吸力可稍大。对于次髎、委中皆可加拔火罐，以助散瘀温经止痛。

艾灸

疗法

◎艾炷无瘢痕灸

◎艾条回旋灸

选穴

◎志室、阿是穴、肾俞、大肠俞

◎命门、肾俞、阿是穴、夹脊

适宜体位

◎俯卧位

◎合适体位

使用工具

◎艾炷

◎艾条

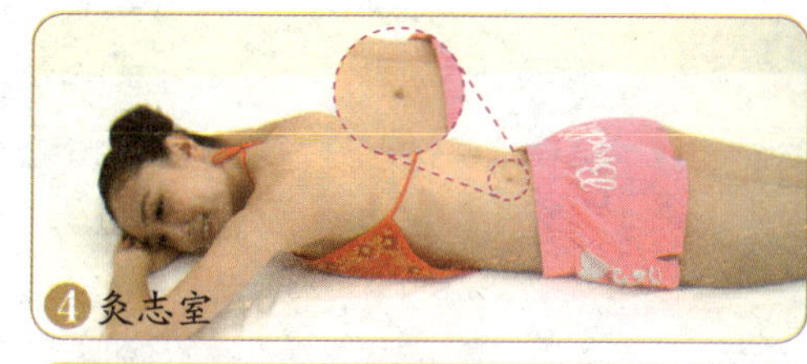

④灸志室

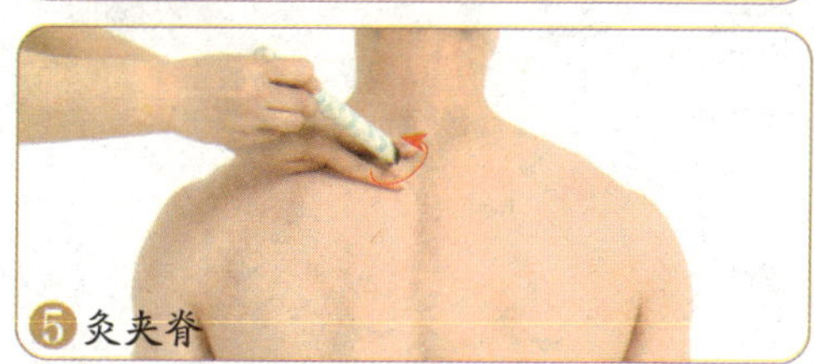

⑤灸夹脊

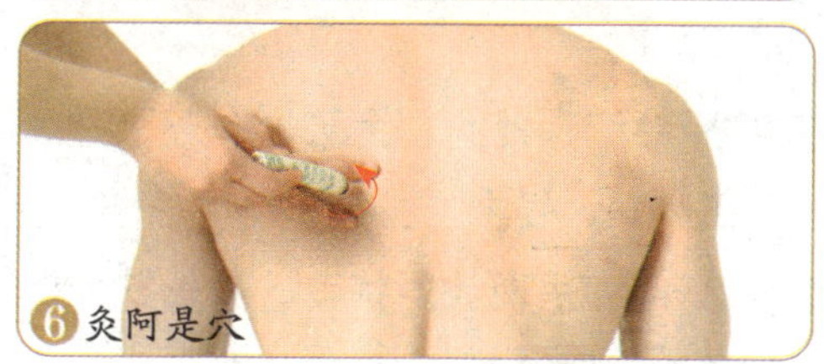

⑥灸阿是穴

操作手法

◎患者取俯卧位，每次选取4个穴位，用艾炷无瘢痕灸，每次每穴施灸5～7壮，以局部皮肤潮红温热为度，每日1次，6次为1个疗程（图④）。

◎患者取合适体位，用艾条回旋灸，每次每穴施灸15～20分钟，以局部皮肤潮红灼热为度，每日1～2次（图⑤、图⑥）。

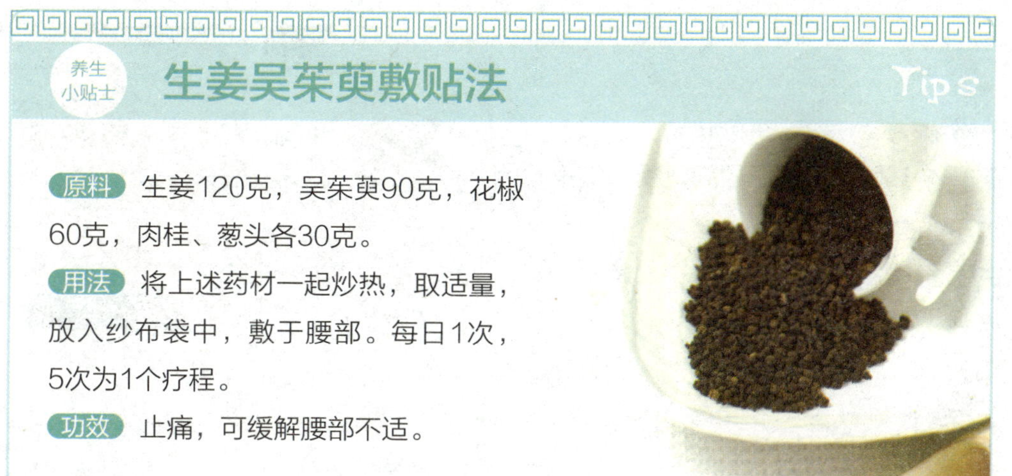

养生小贴士 生姜吴茱萸敷贴法 Tips

原料 生姜120克，吴茱萸90克，花椒60克，肉桂、葱头各30克。

用法 将上述药材一起炒热，取适量，放入纱布袋中，敷于腰部。每日1次，5次为1个疗程。

功效 止痛，可缓解腰部不适。

腰椎间盘突出

腰椎间盘突出是指由扭伤、劳损等因素，使腰椎间盘受到挤压、牵拉和扭转，导致腰椎间盘的纤维环破裂，压迫神经，产生腰腿痛的综合征。中医认为，腰椎间盘突出症主要是由风寒湿邪引起的，表现为下肢放射痛、腰背酸痛、神经痛、感觉障碍、步态不稳、间歇性跛行。

刮痧

选穴

主穴 命门、肾俞、大肠俞、环跳、风市、阳陵泉、委中、昆仑

配穴 疼痛呈现放射状者，加承扶至殷门、承山、悬钟

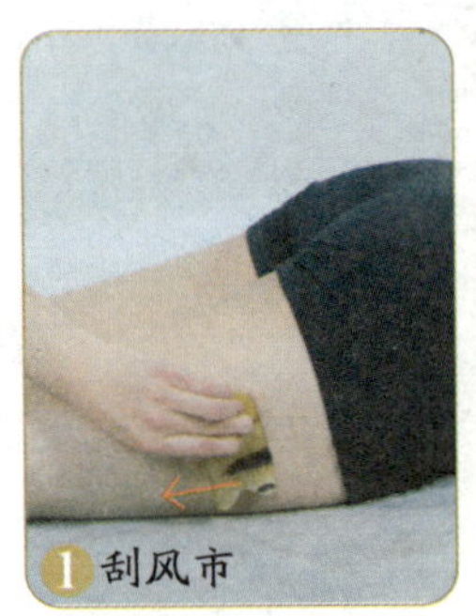

①刮风市

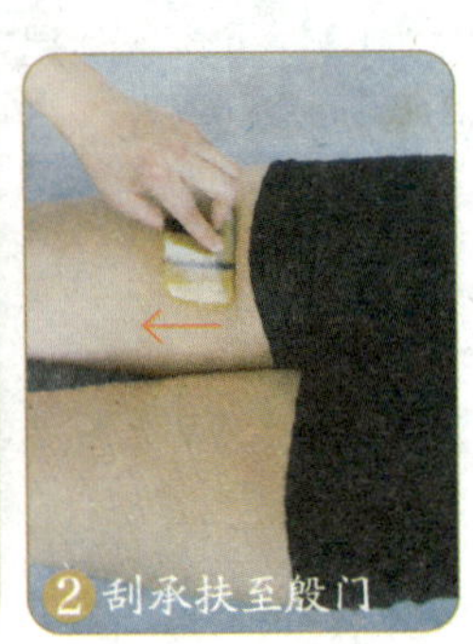

②刮承扶至殷门

适宜体位

俯卧位

使用工具

刮痧板

操作手法

首先对所选主穴用较强的刺激手法操作。环跳、阳陵泉亦可用刮痧板的角端进行点按，以身体能耐受为度。刮拭风市要顺着足少阳胆经的循行进行操作（图①），用力宜重。肾俞、命门等可以用补的手法刮拭，以促进腰背肌肉组织的代谢。最后随症选用配穴进行刮拭，如从承扶至殷门（图②），用力宜重。

拔罐

选穴

主穴 环跳、承扶、殷门、委中、承山至昆仑、志室

配穴 寒湿阻络型，加肾俞、腰阳关、秩边；肾精亏虚型，加肾俞、命门、腰阳关

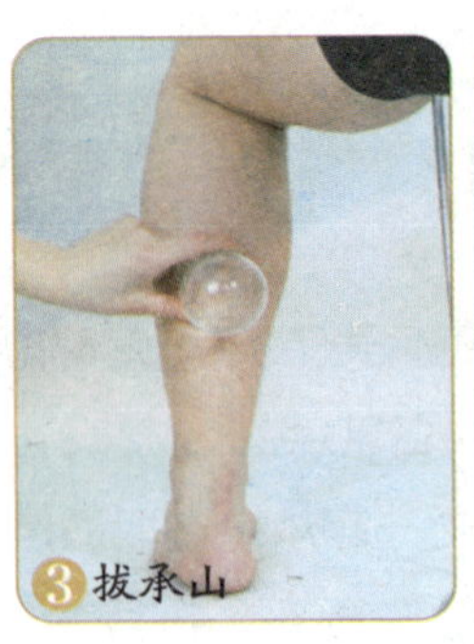

③拔承山

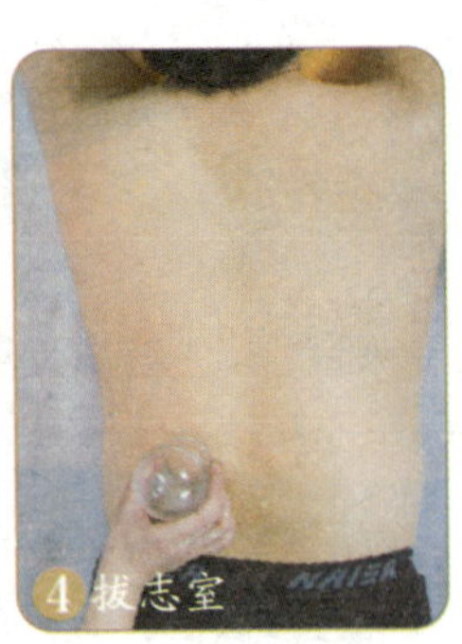

④拔志室

适宜体位

俯卧位、坐位

使用工具

火罐

操作手法

首先在承山和昆仑用小号的火罐进行拔罐（图③）。然后对志室穴位进行操作，用闪火法进行拔罐（图④）。委中亦可用闪火法或投火法进行拔罐，留罐10～15分钟。

艾灸

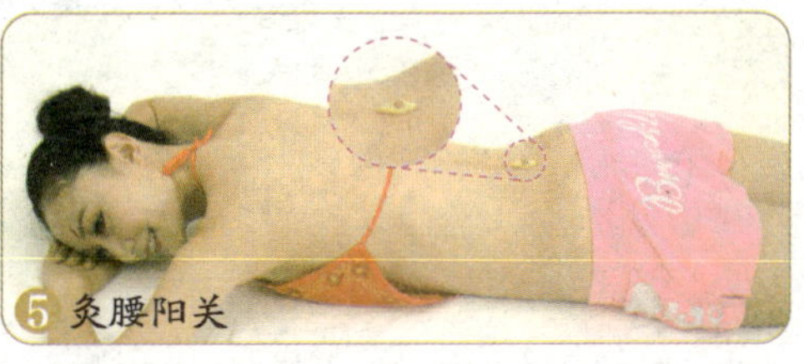
⑤ 灸腰阳关

疗法

◎艾炷隔姜灸

◎艾条回旋灸

选穴

◎大肠俞、腰眼、肾俞、腰阳关

◎肾俞、阿是穴、承山、殷门、大肠俞、环跳、阳陵泉、悬钟

适宜体位

◎俯卧位

◎合适体位

使用工具

◎艾炷

◎艾条

操作手法

◎患者取俯卧位，用艾炷隔姜灸，每次每穴施灸5～7壮，以局部皮肤潮红灼热为度，每日1～2次（图⑤）。

◎患者取合适体位，用艾条回旋灸，每次选取4～5个穴位，每次每穴施灸10～15分钟，每日1次，10次为1个疗程，每个疗程之间休息1日。

养生小贴士　止痛方　Tips

原料 三七20克，生川乌、生草乌各10克，醋适量。

制法 将上述中药一同研末，加醋调成糊状。

用法 外敷于患处。

功效 适用于腰椎间盘突出症。

备注 敷药期间尽量静卧休息。

风湿性关节炎

风湿性关节炎以关节和肌肉的游走性酸楚、疼痛为特征，属变态反应性疾病，多以急性发热及关节疼痛起病，影响及心脏则可发生心肌炎。中医认为寒湿热邪阻滞经络，就会导致气血运行不畅，引起关节部位肿胀、疼痛，关节活动障碍，晨起感觉手指僵硬，手脚麻痹不能屈伸。

刮痧

选穴

主穴 背部取穴：大椎至命门；双侧取穴：大杼至肾俞、阿是穴

配穴 疼痛明显、遇寒加重者，加风门、腰阳关；兼有肾虚、腰酸软无力者，加太溪

1 刮大椎至命门

2 刮双侧大杼至肾俞

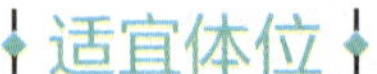

适宜体位

俯卧位、坐位

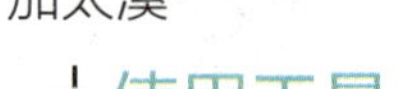

使用工具

刮痧板

操作手法

首先对背部督脉的穴位进行刮拭，从大椎刮至命门（图①），一般用刮痧板的厚缘进行操作，用力不宜过大，以皮肤发红为度。刮拭足太阳膀胱经的穴位大杼至肾俞（图②），用力可稍重，沿着主穴刮拭三道，以皮肤变成紫红色或出现瘀痕为度。

拔罐

选穴

主穴 大椎、血海、足三里

配穴 如果是腕关节、指关节病变者，加肩髃、外关；如果是踝关节、跖趾关节病变者，加委中、承山、跗阳

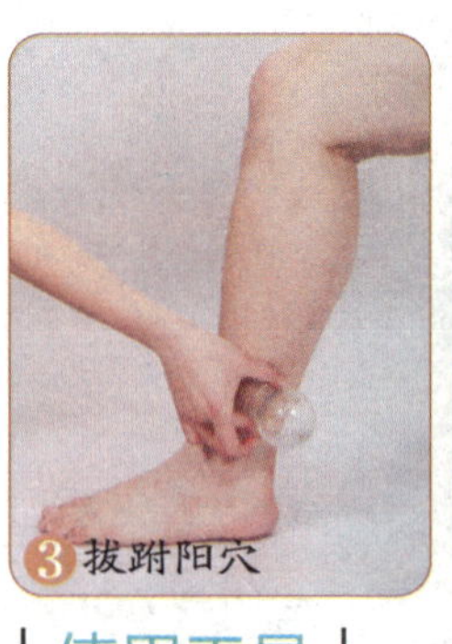

3 拔跗阳穴

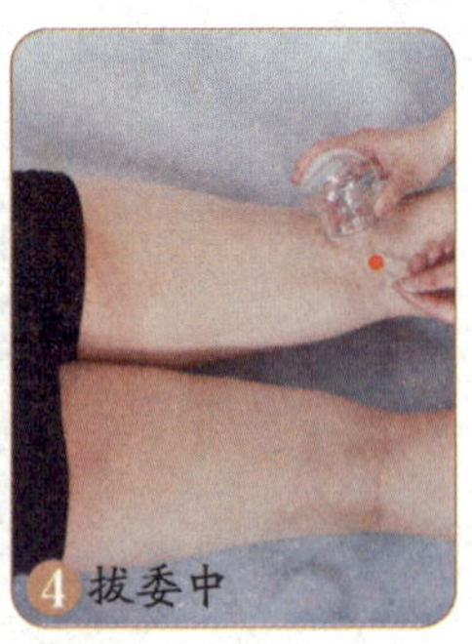

4 拔委中

适宜体位

俯卧位、坐位

使用工具

火罐

操作手法

在大椎上用闪火法拔罐，起罐后，如果穴位处颜色青紫，可以加拔血海；如果

穴位处颜色浅淡，可加拔足三里。最后随症配伍相应的穴位进行操作。肩髎、外关可以用小号的火罐进行，承山、跗阳、委中选用中号的火罐用闪火法进行操作（图③、图④）。

艾灸

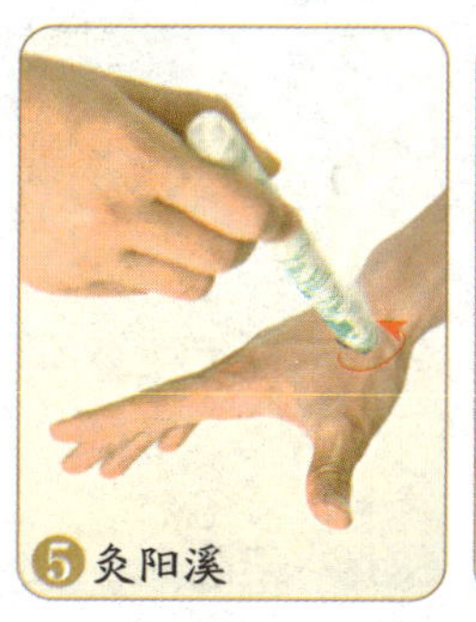
⑤灸阳溪

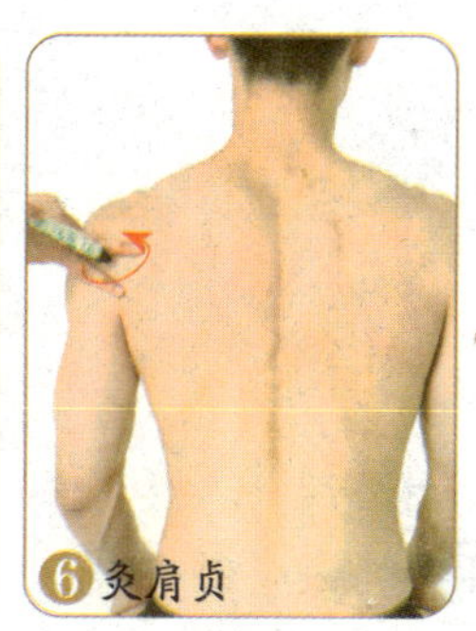
⑥灸肩贞

疗法

◎艾条回旋灸

选穴

◎腕部取穴：内关、神门、外关、阳溪

◎肘部取穴：尺泽、少海、曲池、手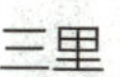三里

◎肩背部取穴：肩井、肩贞、肩髃、大椎、风门、命门

◎髋部取穴：风市、殷门、环跳、承扶

◎膝部取穴：阿是穴、阳陵泉、梁丘、血海、阴陵泉

◎踝部取穴：太溪、三阴交、昆仑、解溪

适宜体位

◎合适体位

使用工具

◎艾条

操作手法

◎患者取合适体位，用艾条回旋灸，每次每穴施灸10分钟，每日1次，10次为1个疗程，每个疗程之间休息1日（图⑤、图⑥）。

养生小贴士

秦艽方 Tips

原料　秦艽100克。

用法　将秦艽水煎，用其清洗红肿关节。每日2次，每次洗约30分钟，7日为1个疗程。

功效　适用于风湿性关节炎。

男科病症

阳痿

阳痿是指阴茎不能勃起或勃起不坚，或虽然勃起但不能持久的病症。引起阳痿的原因很多，多与精神心理因素有关。中医认为，此病由情志不舒、惊恐伤肾、湿热下注或寒邪侵袭所导致。

刮痧

选穴

主穴 心俞至肾俞、关元、三阴交

配穴 精神紧张者，加太冲、期门；兼有肾阳不足、腰膝酸软者，加腰阳关、命门

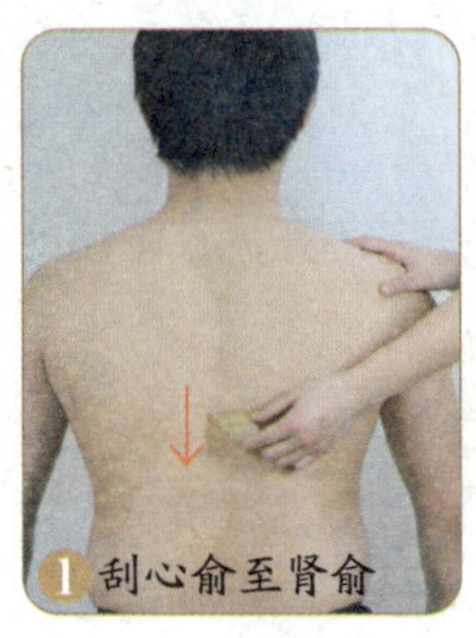

1 刮心俞至肾俞

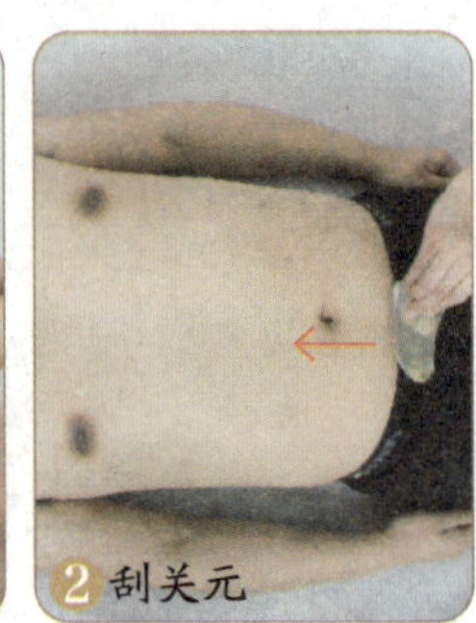

2 刮关元

适宜体位

仰卧位、坐位

使用工具

刮痧板

操作手法

刮拭心俞至肾俞、关元、三阴交（图①、图②），直到皮肤发红为止，并根据病情选择相应的穴位进行刮拭。

拔罐

选穴

主穴 中极、神阙、肾俞、命门、腰阳关、心俞、脾俞

配穴 兼有失眠、神志不安者，加神门、通里

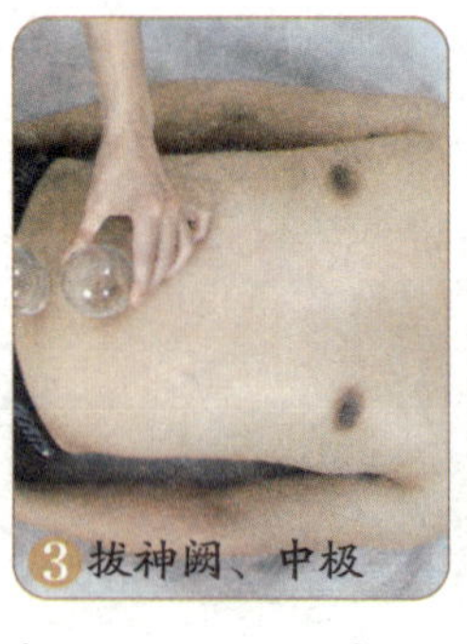

3 拔神阙、中极

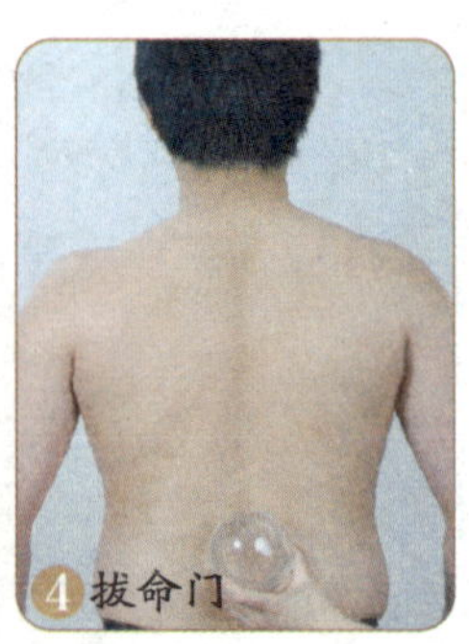

4 拔命门

适宜体位

仰卧位、坐位

使用工具

火罐

操作手法

神阙和中极使用排罐的方法，选用中号的火罐（图③）。命门、腰阳关在操作的时候要选用大号的玻璃罐，使用闪火法或投火法进行吸拔，留罐10～15分钟（图④）。

艾灸

疗法

◎艾炷隔姜灸

◎艾炷无瘢痕灸

选穴

◎太溪、气海、关元

◎关元、中极、命门、肾俞

适宜体位

◎合适体位

使用工具

◎艾炷

操作手法

◎患者取合适体位，用艾炷隔姜灸，每次每穴施灸5～7壮，以患者局部皮肤潮红温热为度，每日1次，10次为1个疗程（图⑤）。

◎患者取合适体位，用艾炷无瘢痕灸，每次每穴施灸30分钟，以患者局部皮肤潮红温热为度，3日1次，30次为1个疗程（图⑥）。

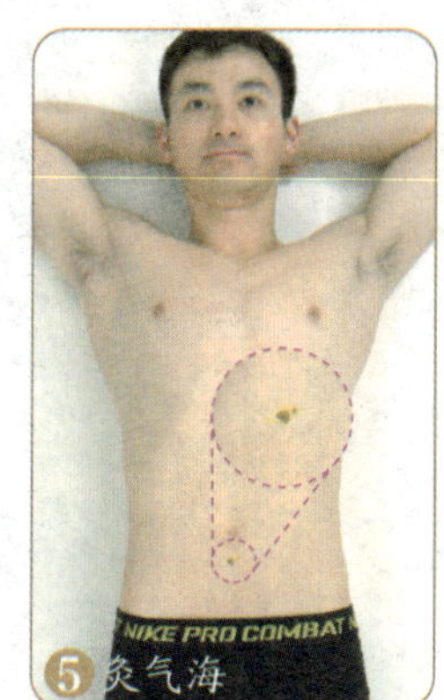

⑤灸气海

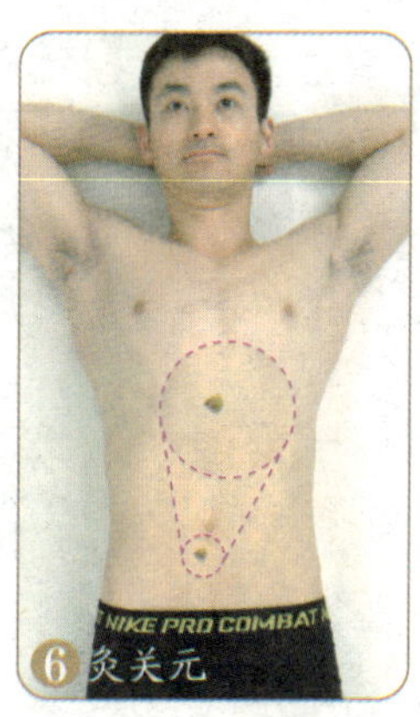

⑥灸关元

养生小贴士 Tips

苦瓜子方

原料 苦瓜子9克。

用法 将苦瓜子炒熟研末，用黄酒送服，每日3次。

功效 适用于阳痿。

人参肉苁蓉丸

原料 人参、淫羊藿、肉苁蓉、枸杞子各30克，蜂蜜适量。

制法 将上药研为细末，炼蜜为丸，每粒2克。

用法 每日2～3次，每次服1粒。

功效 补肾壮阳，强阴益精。适用于阳痿阴冷，性欲减退，未老先衰，神疲乏力。

早泄

中医学认为，精液的藏泄与心、肝、肾三脏功能失调有关。男子在阴茎勃起之后，未进入阴道之前，或正当纳入以及刚刚进入而尚未抽动时便已射精，阴茎也自然随之疲软并进入不应期的现象。

刮痧

选穴

主穴 内关、膻中、太溪、太冲、关元、三阴交

配穴 伴有失眠健忘者，兼以按揉头部百会、四神聪，或刮背部心俞至胆俞

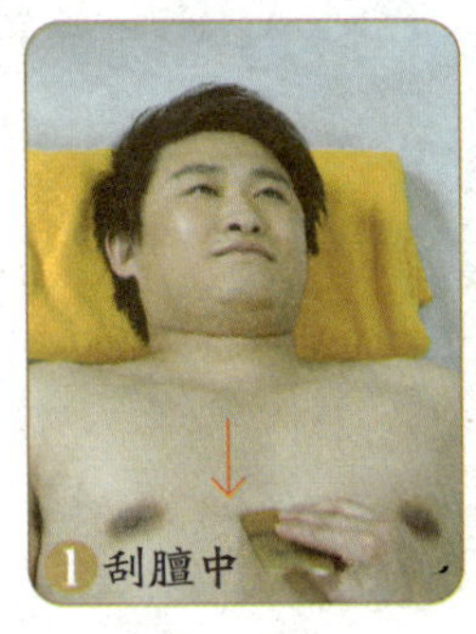
1 刮膻中

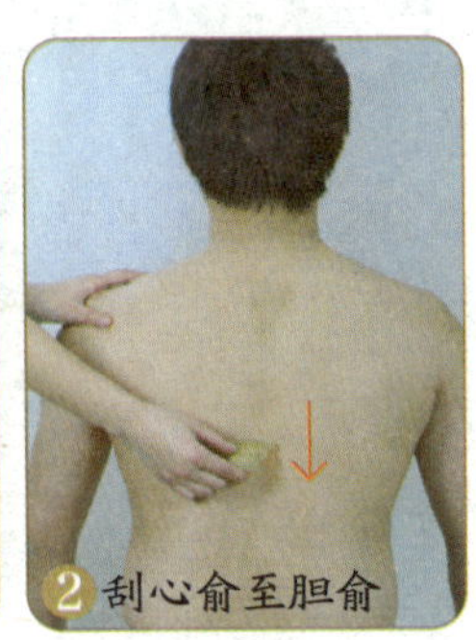
2 刮心俞至胆俞

适宜体位

仰卧位、坐位

使用工具

刮痧板

操作手法

先刮膻中穴（图①）、关元穴，再刮前臂的内关，然后刮下肢内侧三阴交，最后从太溪刮至太冲。心俞至胆俞则顺着膀胱经的循行由上至下进行刮拭（图②）。

拔罐

选穴

主穴 肾俞、命门、志室、太溪、中极、膀胱俞

配穴 兼有失眠健忘者，加神门、膻中、心俞；兼有腰膝酸软者，加腰阳关、腰眼；精神紧张者，加太冲、脾俞、足三里

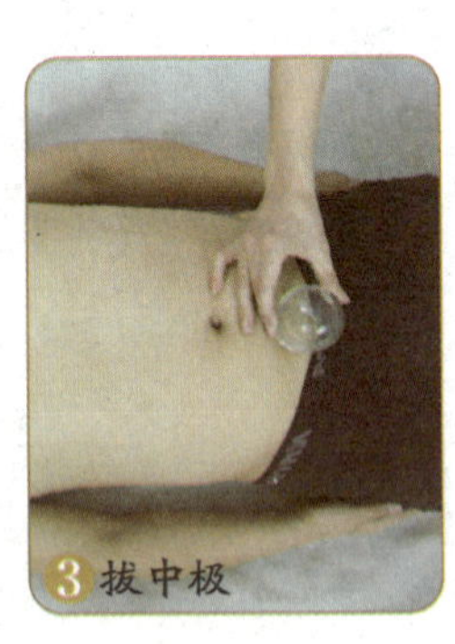
3 拔中极

适宜体位

仰卧位、俯卧位

使用工具

火罐

操作手法

对志室、中极等主穴均采用闪火法（图③），留罐15～20分钟，每日2～3次，10～15日为1个疗程。

艾灸

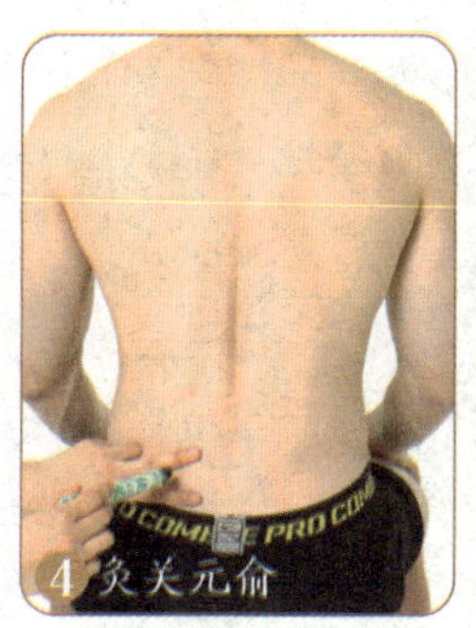

4 灸关元俞

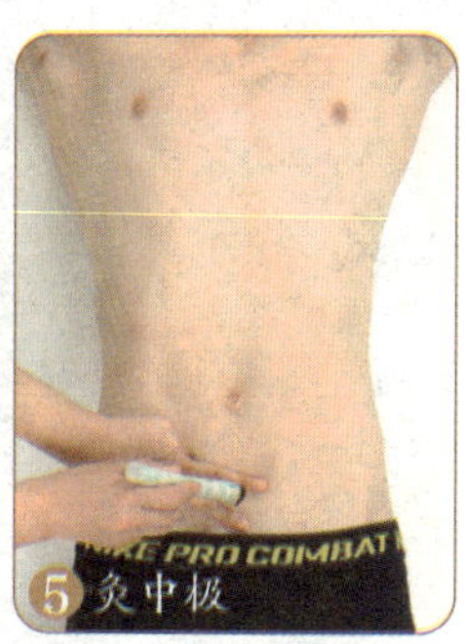

5 灸中极

疗法

◎艾条温和灸

选穴

◎三焦俞、大肠俞、关元俞

◎中极、曲骨、小肠俞

◎血海、足三里

适宜体位

◎合适体位

使用工具

◎艾条

操作手法

◎患者取合适体位，用艾条温和灸，每次每穴施灸10～15分钟，每日1组，3组轮换，灸至症状缓解或消失为止（图④、图⑤）。

养生小贴士 Tips

壮阳参鸡汤

原料 乌鸡1只，人参5克，大枣10颗，枸杞子8克，盐1小匙，料酒15毫升。

做法 1.将乌鸡收拾干净，切小块，放入沸水中汆烫，备用。

2.大枣、枸杞子均洗净。

3.锅中加水，下入乌鸡块、人参、大枣、枸杞子同煮至鸡块软烂，加入盐、料酒调味即可。

功效 补肾固精。适用于早泄。

益肾安神汤

原料 珍珠母60克，龙骨30克，女贞子、熟地黄各15克，白芍12克，酸枣仁9克，五味子6克。

制法 将上药以水煎煮，取汁。

用法 每日1剂，分2次服用。

功效 养血安神、益肾固精，适用于肝肾不足、心神不宁之早泄。

遗精

遗精可分为生理性遗精与病理性遗精。中医认为，遗精多由肾阴亏损，阴虚生内热，热扰精室所致；或由手淫、早婚、房事过频等损伤肾阳，以致精关不固而成；也有因湿热下注，扰动精室而发生遗精者。

刮痧

选穴

主穴 肾俞、关元、内关、神门、三阴交

配穴 心肾不交者，加心俞、太溪；脾气不摄者，加脾俞、足三里

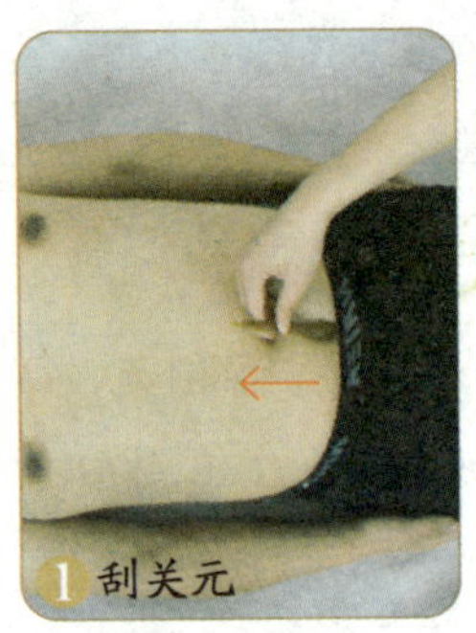

①刮关元

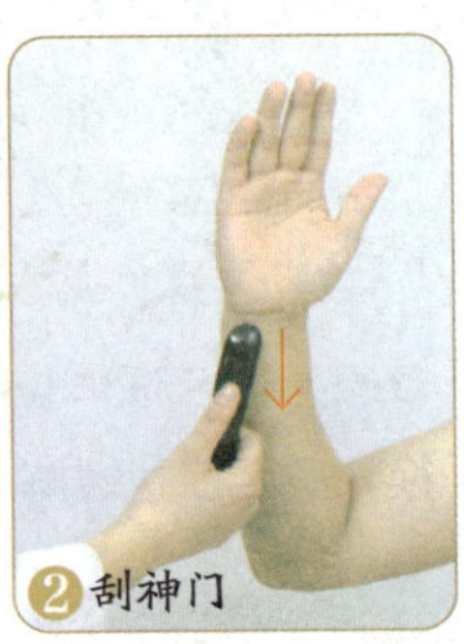

②刮神门

适宜体位

仰卧位、坐位

使用工具

刮痧板

操作手法

对关元、神门等主穴进行刮拭，直到皮肤发红为止，并可根据相应的不适症状选择相应的配穴进行刮拭（图①、图②）。

拔罐

选穴

主穴 肾俞、关元、大赫、内关、神门、足三里、三阴交、太溪、中极、气海

配穴 因湿热下注引起口苦黄腻者，加阳陵泉、曲池

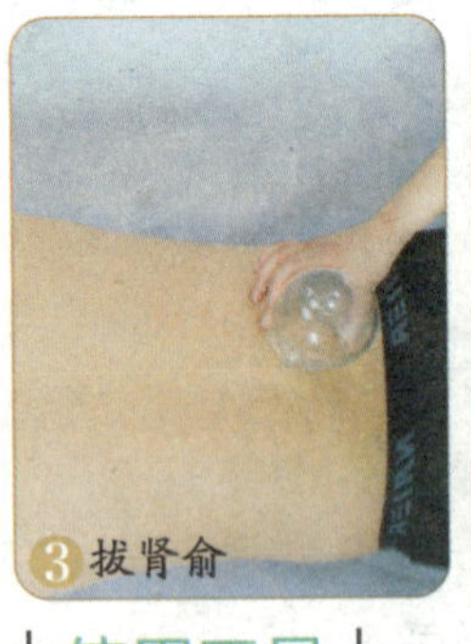

③拔肾俞

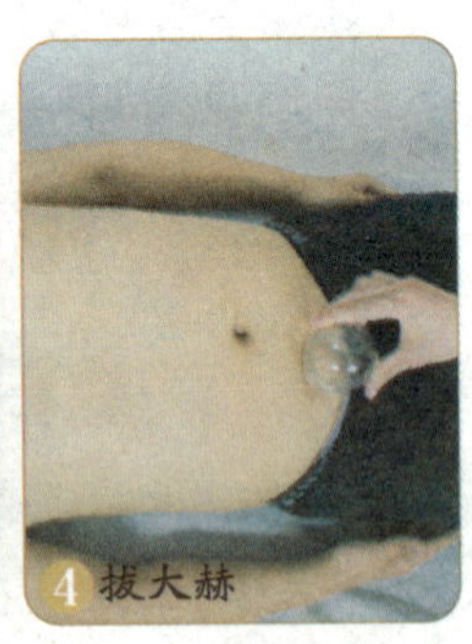

④拔大赫

适宜体位

仰卧位、俯卧位

使用工具

火罐

操作手法

对肾俞、大赫等主穴消毒以后，分别用闪火法拔罐（图③、图④），留罐10～15分钟，每天1～2次，以皮肤出现紫红色瘀血为度。

艾灸

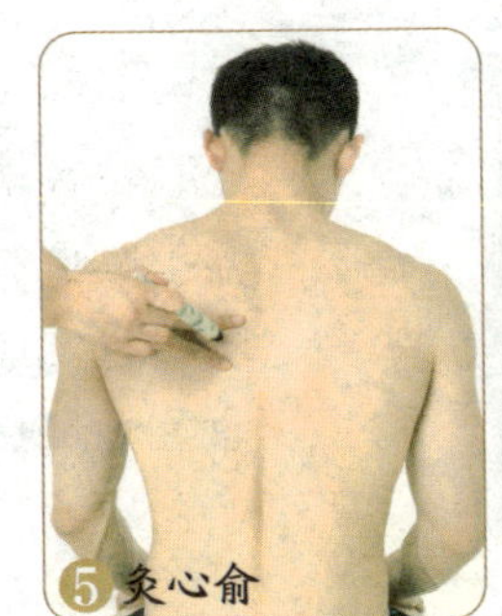

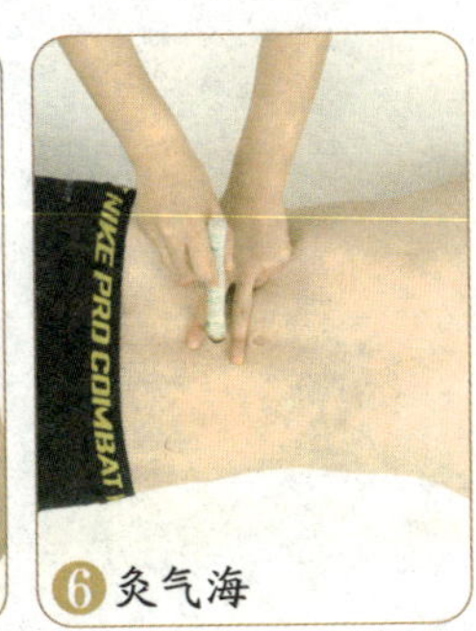

疗法

◎艾条温和灸

选穴

◎心俞、肾俞、太溪、三阴交

◎命门、志室、腰阳关

◎气海、关元、足三里

适宜体位

◎合适体位

使用工具

◎艾条

操作手法

◎患者取合适体位，用艾条温和灸，每次每穴施灸10～15分钟，每日1次，10次为1个疗程（图⑤、图⑥）。

养生小贴士 Tips

莲子方

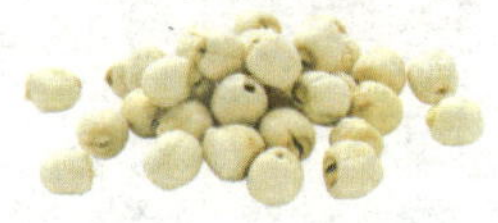

原料 新鲜莲子15克。

用法 将新鲜莲子水煎。食莲子饮汤，早、晚各1次。

功效 适用于梦遗过多。

迎春花根方

原料 迎春花根60克。

制法 迎春花根水煎。

用法 每日2～3次。

功效 清热息风，活血调经。适用于遗精。

慢性前列腺炎

慢性前列腺炎常表现为尿频、尿急、尿道灼痛、尿道刺激症，或大小便后尿道口有白色分泌物，也可能伴有射精痛、早泄、阳痿以及失眠等自主神经功能紊乱的症状。

刮痧

选穴

主穴 肾俞、膀胱俞、中极、关元、三阴交

配穴 小便不利者，加阴陵泉；尿道疼痛者，加地机

适宜体位

仰卧位、俯卧位、坐位

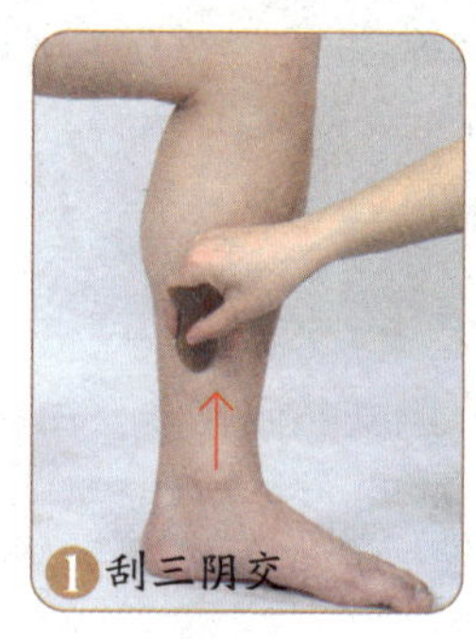

①刮三阴交

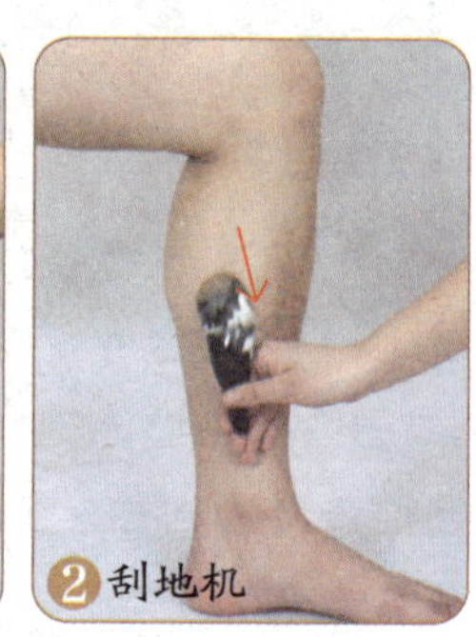

②刮地机

使用工具

刮痧板

操作手法

对三阴交等主穴进行刮拭（图①），直到皮肤发红为止，并可根据自身的不适症状选择地机等配穴进行刮拭（图②）。

拔罐

选穴

主穴 肾俞、关元、三阴交、膀胱俞

配穴 兼有脾胃不适者，加足三里、合谷、中极

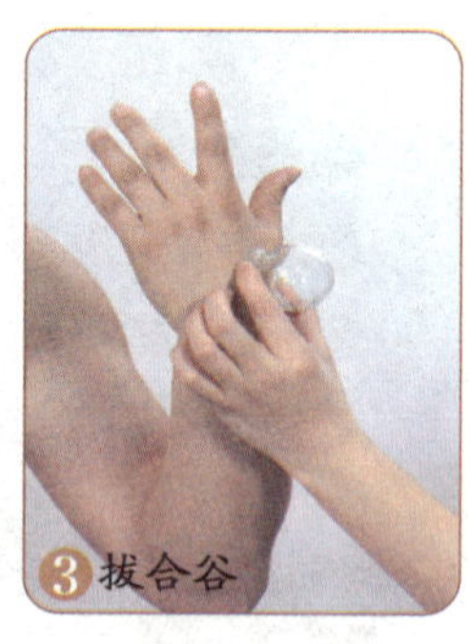

③拔合谷

适宜体位

仰卧位、坐位

使用工具

火罐

操作手法

对以上主穴采用闪火罐法吸拔，并留罐15分钟，以局部皮肤发红为度。若脾胃不适，则可配合谷等穴位进行吸拔（图③）。

艾灸

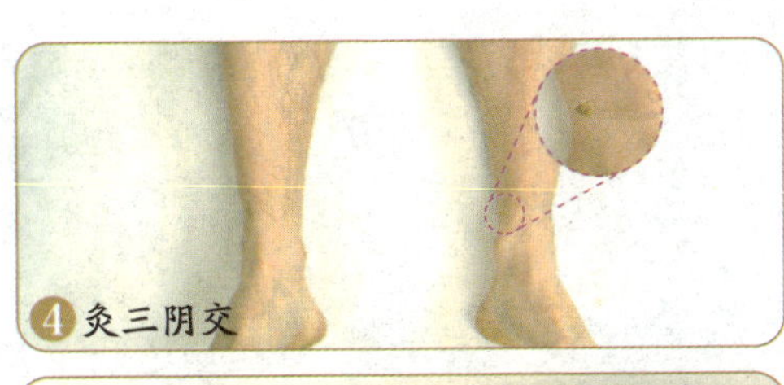
④灸三阴交

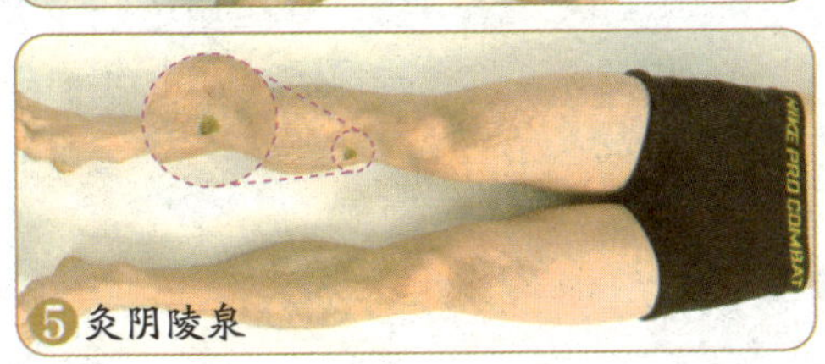
⑤灸阴陵泉

疗法

◎艾炷无瘢痕灸

选穴

◎中极、阳陵泉、三阴交

◎阳陵泉、三阴交、气海、中极

适宜体位

◎合适体位

使用工具

◎艾炷

操作手法

◎患者取合适体位，用艾炷无瘢痕灸，每次选一组穴位施灸5～7壮，以患者局部皮肤潮红温热为度，每日1次，7次为1个疗程（图④、图⑤）。

养生小贴士 Tips

萝卜浸蜜

原料 白萝卜1500克，蜂蜜适量。

制法 将白萝卜洗净，去皮切片，用蜂蜜浸泡10分钟，放在瓦上焙干，再浸再焙，不要焙焦，连焙3次。

用法 每日4～5次，每次嚼服数片。

功效 清热祛湿。适用于前列腺炎症见腰酸乏力、尿血或血精等。

吴茱萸糊

原料 吴茱萸20～60克，黄酒、米醋各适量。

用法 将吴茱萸研末，用黄酒、米醋各半调制成糊状，外敷于中极（位于人体下腹部，在肚脐下4寸处）、会阴（位于人体肛门和生殖器的中间凹陷处）二穴，局部用胶布固定。每日1次。

功效 温阳散结，活血化瘀。适用于慢性前列腺炎。

前列腺增生

前列腺增生即良性前列腺增生，也称为良性前列腺肥大，为50岁以上男性常见疾病。中医认为，此病是由肾虚、血瘀导致的，前列腺增生早期症状主要是排尿次数增多，尤其在晚上，常常要起床3～4次。排尿困难也很常见。

刮痧

选穴

主穴 中极至气海、肾俞至膀胱俞

配穴 兼有小便不利者，加阴陵泉、三阴交；小腹疼痛明显者，加膈俞、关元

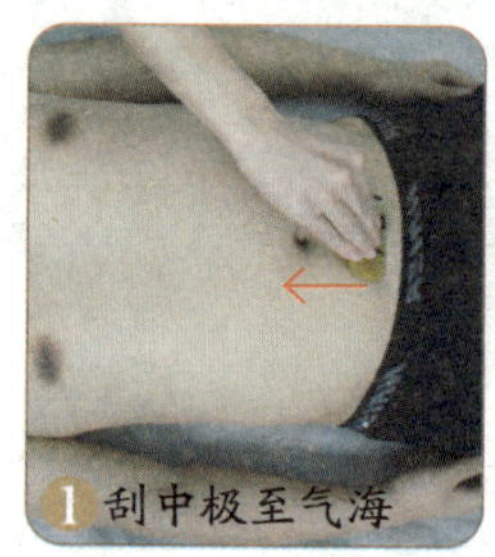
1 刮中极至气海

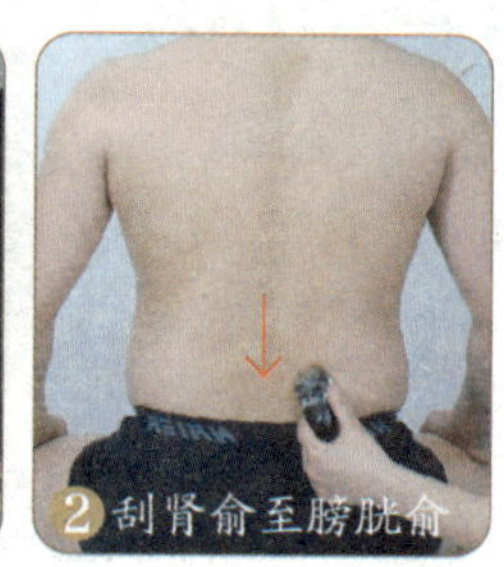
2 刮肾俞至膀胱俞

适宜体位

仰卧位、坐位

使用工具

刮痧板

操作手法

先对中极至气海进行刮拭，顺着任脉的循行从下向上刮拭，用力宜轻，实行补法，以皮肤变成紫红色或出现痧痕为度（图①）。肾俞至膀胱俞在刮拭时（图②），用力宜轻。

拔罐

选穴

主穴 足三里、血海

配穴 兼有小腹胀满疼痛者，加太冲、阴陵泉；尿频量少者，加肾俞、膀胱俞、中极

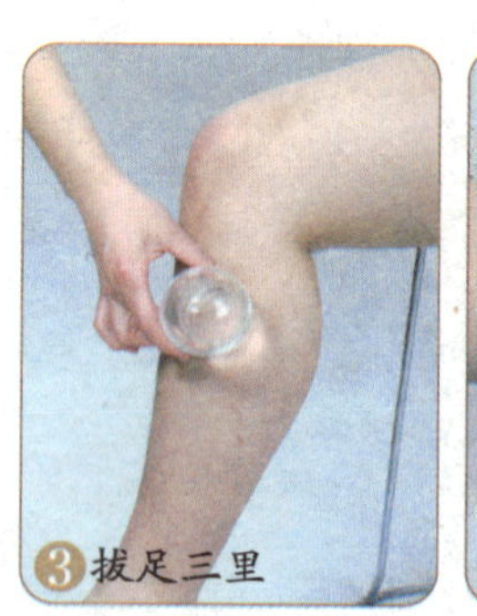
3 拔足三里

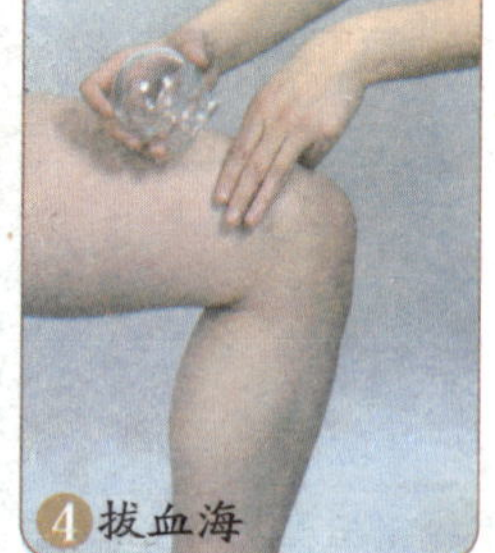
4 拔血海

适宜体位

坐位

使用工具

火罐

操作手法

取足三里、血海，以单纯拔罐法进行吸拔（图③、图④）。留罐10～15分钟，可每日或隔日1次，10次为1个疗程。

艾灸

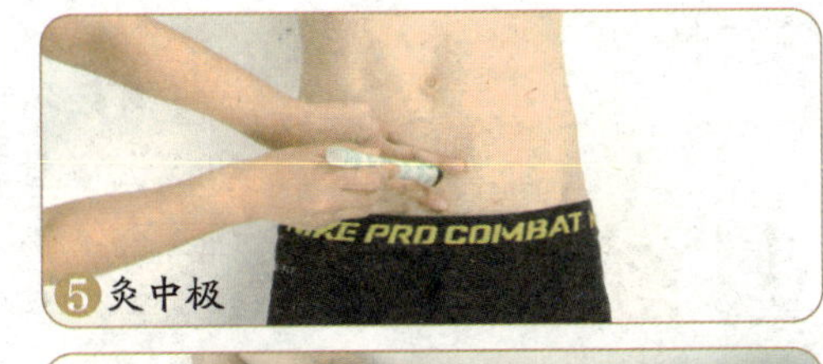

⑤灸中极

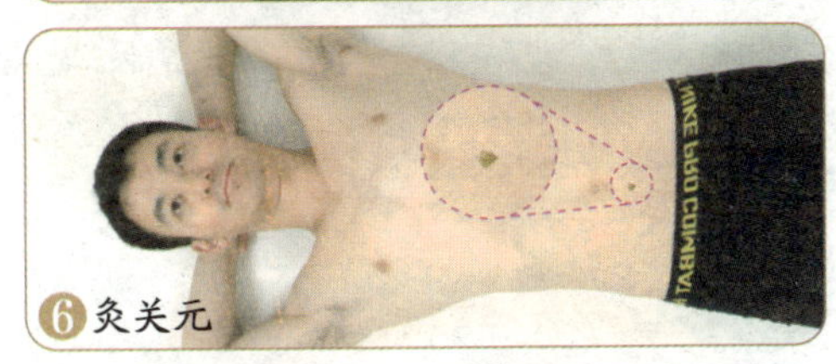

⑥灸关元

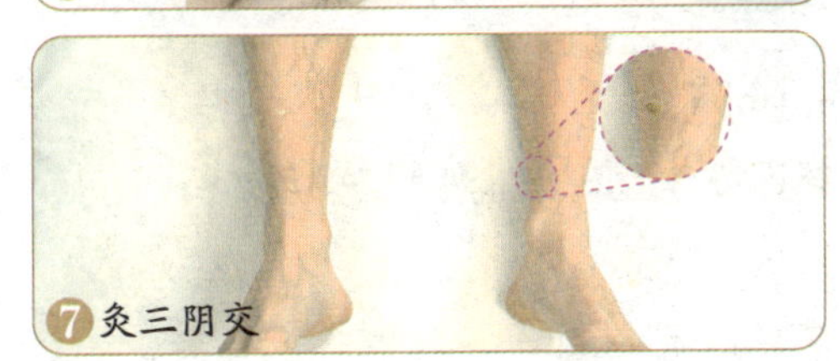

⑦灸三阴交

疗法

◎艾条温和灸

◎艾炷隔附子片灸或艾炷无瘢痕灸

选穴

◎中极、归来、三阴交、太溪

◎肾俞、关元、曲骨、三阴交

适宜体位

◎合适体位

使用工具

◎艾条

◎艾炷

操作手法

◎患者取合适体位，用艾条温和灸，每次每穴施灸15～20分钟，以患者局部皮肤潮红温热为度，每日1次，7次为1个疗程（图⑤）。

◎患者取合适体位，肾虚型患者用艾炷隔附子片灸，湿热型患者用艾炷无瘢痕灸，每次每穴施灸3～5壮，以患者局部皮肤潮红温热为度，隔日1次（图⑥、图⑦）。

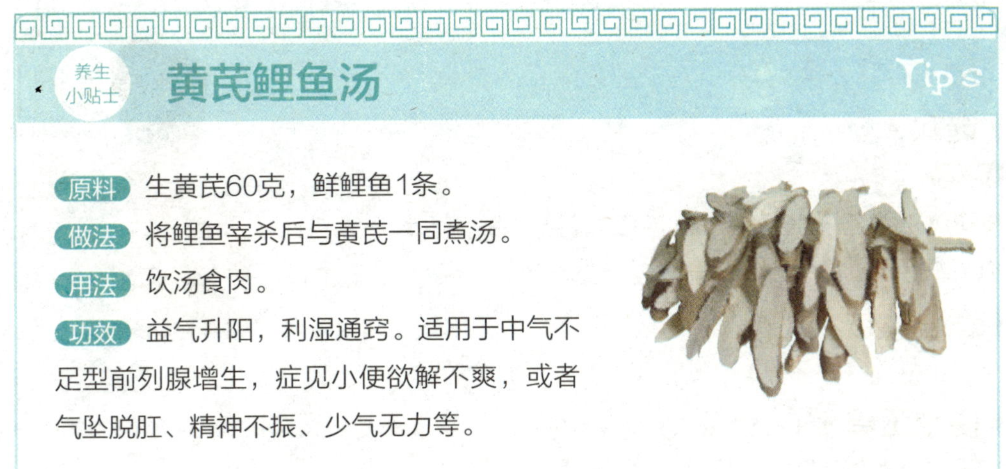

养生小贴士 Tips

黄芪鲤鱼汤

原料 生黄芪60克，鲜鲤鱼1条。

做法 将鲤鱼宰杀后与黄芪一同煮汤。

用法 饮汤食肉。

功效 益气升阳，利湿通窍。适用于中气不足型前列腺增生，症见小便欲解不爽，或者气坠脱肛、精神不振、少气无力等。

妇科病症

月经不调

月经不调是妇科常见病，主要表现为月经周期或出血量的异常，常伴有月经前或经期时的腹痛及全身不适症状。病因可能是器质病变或是功能失常。中医认为，月经周期的变异多与脏腑功能紊乱有关，经量的多少与气血的虚实有关。现代医学则认为本病多由内分泌失调引起。

刮痧

选穴

主穴 地机、血海、三阴交、行间、肝俞

配穴 肝气郁滞，与情志相关者，加太冲、期门；兼有痛经者，加膈俞

适宜体位

俯卧位、坐位

①刮地机

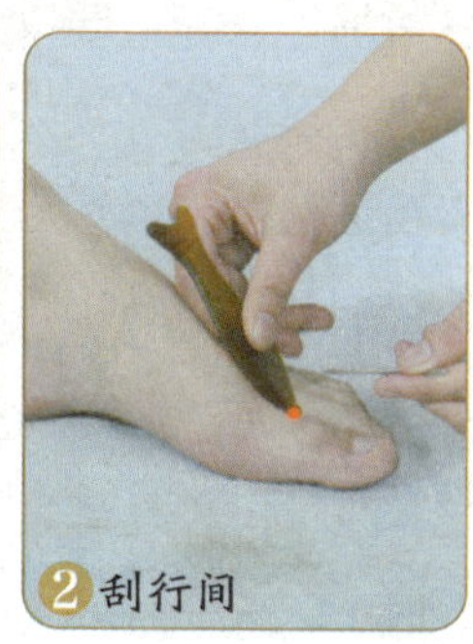

②刮行间

使用工具

刮痧板

操作手法

首先对以上主穴进行刮拭，直到皮肤变红，并根据病症的不同，选择相应的穴位进行操作。其中，地机、血海需用刮痧板的厚缘沿着由近端至远端的方向刮拭（图①）。行间既可用刮痧板的厚缘刮拭，也可用刮痧板的角端进行点按（图②）。

拔罐

选穴

主穴 大椎

配穴 肾虚腰腹疼痛者，加腰眼、肾俞、命门、大杼；月经忽前忽后者，加关元、肾俞、三阴交

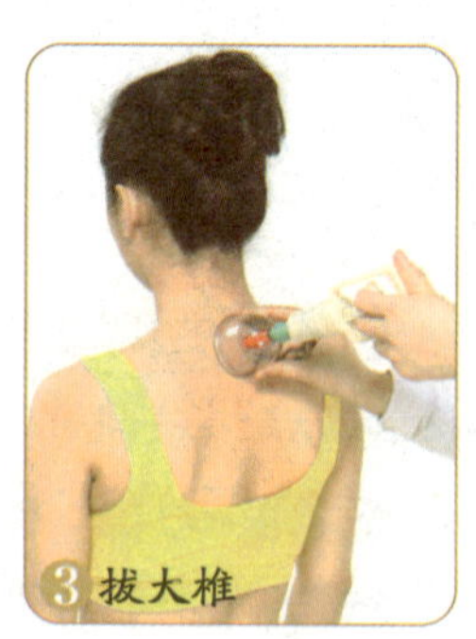

③拔大椎

适宜体位

坐位

使用工具

火罐、抽气罐

操作手法

事先要排除子宫肌瘤、宫腔炎、宫颈炎等器质性病变及功能性病变，然后方可实施拔罐。大椎需要取用小号火罐或抽气罐（图③），吸拔时间在3分钟以内，并做好各种器具的消毒措施。

艾灸

疗法

◎艾炷无瘢痕灸

◎艾炷隔姜灸

选穴

◎气海、关元、命门、血海、三阴交

◎关元、太冲、行间、血海、然谷、三阴交、复溜、太溪

④灸命门

⑤灸关元

适宜体位

◎合适体位

使用工具

◎艾炷

操作手法

◎患者取合适体位，用艾炷无瘢痕灸，每次每穴施灸3～5壮，每日1次（适用于行经后期，量少色暗淡、质稀薄、小腹冷痛、形寒肢冷者）（图④）。

◎患者取合适体位，用艾炷隔姜灸，每次每穴施灸5～10壮，每日1次（适用于经行先期，有经量多、色深红、质黏稠或经量少、腰酸腿软者）（图⑤）。

养生小贴士 **月季花冰糖汤** Tips

原料 月季花5朵，冰糖30克。

用法 将月季花洗净后，放入锅内，加2小碗水，然后用小火煎至减半，调入冰糖即可。

功效 活血调经，散瘀消肿。

痛经

痛经是指女性在经期或经期前后，出现小腹或腰部的疼痛，甚至痛及腰骶。痛经可由器质性病变及功能失调引起，每随月经周期而发。痛经有实证和虚证之分，实证有气滞血瘀和寒湿凝滞两种类型；虚证有气血虚弱、肝肾亏损、胞宫虚寒三种类型。

刮痧

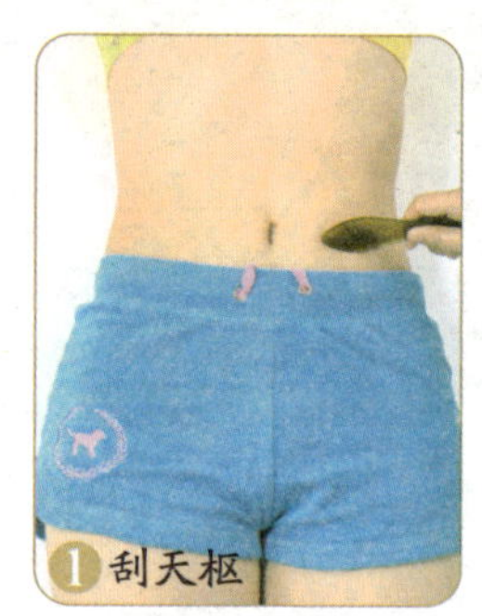
①刮天枢

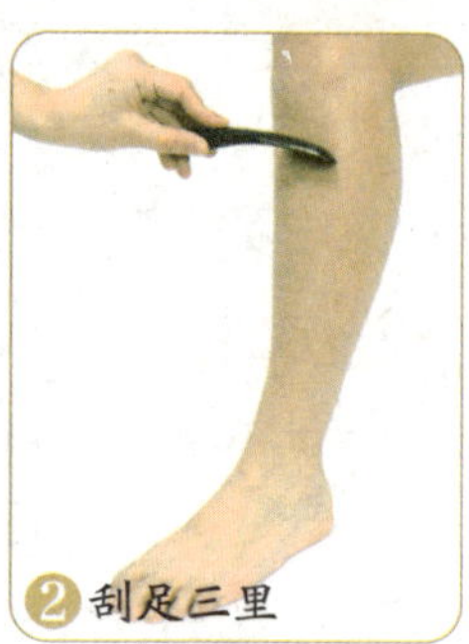
②刮足三里

选穴

主穴 气海、天枢、足三里

配穴 血块较多，颜色紫黯者，加血海、地机；伴有寒湿凝滞者，加带脉、关元

适宜体位

仰卧位、坐位

使用工具

刮痧板

操作手法

刮拭天枢用力宜轻，逆着足阳明胃经的循行路线操作（图①），属平补平泻的方法。刮拭足三里应由上至下（图②），采用补法。

拔罐

③拔带脉

④拔太冲

选穴

主穴 血海、肾俞、气海

配穴 气滞血瘀者，加中极、三阴交；寒湿凝滞者，加命门、带脉、关元；属气血两虚者，加足三里、关元；属肝肾亏损者，加关元、太冲

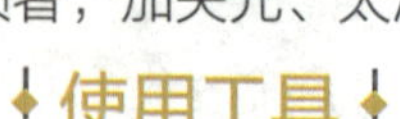

适宜体位

坐位

使用工具

火罐、艾条

操作手法

先对主穴进行操作，采用闪火法，后留罐10～15分钟。带脉、太冲可以采用闪罐法操作（图③、图④）。

艾灸

疗法

◎艾条温和灸

◎艾炷隔姜灸

◎艾炷无瘢痕灸

⑤灸关元

⑥灸中极

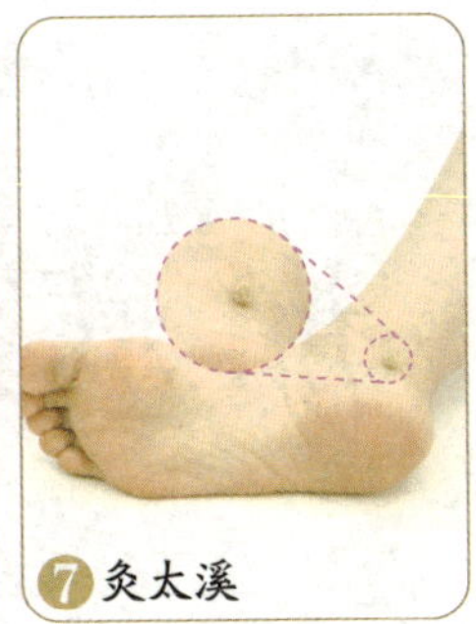

⑦灸太溪

选穴

◎三阴交、气海、关元

◎肾俞、关元、中极、地机

◎肾俞、足三里、地机、三阴交、关元、中极、太溪、太冲

适宜体位

◎合适体位

◎仰卧位、俯卧位、坐位

使用工具

◎艾条

◎艾炷

操作手法

◎患者取合适体位，用艾条温和灸，每次每穴施灸15分钟左右，以患者局部皮肤潮红灼热为度，每日1次，7次为1个疗程。连续施灸3个月经周期（图⑤）。

◎患者取合适体位，用艾炷隔姜灸，每次每穴施灸5～7壮，每次月经来潮前1周左右开始施灸，每日1次，7次为1个疗程。连续施灸3个月经周期（图⑥）。

◎先灸三阴交、关元、中极、合谷，气滞血瘀型患者加灸膻中、太冲；寒湿凝滞型患者加灸地机；虚证加灸足三里、肾俞、太溪。每次选取3～5个穴位，用艾炷无瘢痕灸，每次每穴施灸5～7壮，每日1次，于经前3日开始施灸（图⑦）。

养生小贴士 雪莲花酒 Tips

原料 雪莲花3棵，黄酒或白酒1000毫升。

用法 将雪莲花用黄酒或白酒浸泡3周。每日饮用少量。

功效 适用于痛经。

崩漏

崩漏是女性非周期性子宫出血，对来势凶猛，子宫大量出血者叫做崩；对来势缓慢，经量较少且淋漓不断者称漏。崩漏主要与肝、脾、肾三脏有关，中医认为，崩漏是由冲任损伤而不能制约经血引起，其分为热、寒、虚三种证型，相当于现代医学的“功能性子宫出血”。

刮痧

①刮公孙

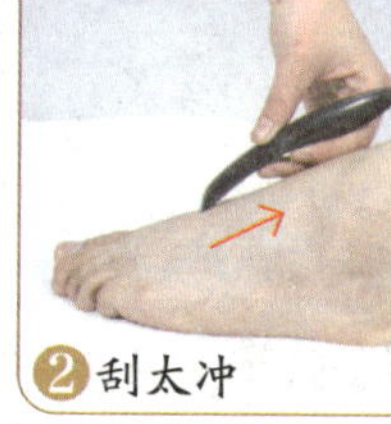
②刮太冲

选穴

主穴 公孙、列缺、中极、太冲

配穴 血色鲜红者，加曲池、阳池、大椎；血色紫暗者，加血海、地机；兼有疼痛者，加次髎

适宜体位

仰卧位、坐位

使用工具

刮痧板、瓷勺

操作手法

对以上穴位进行刮拭，直到皮肤变红，并根据病症的不同选择相应的穴位进行刮拭。如，刮公孙顺着经络的方向进行操作，以皮肤颜色变成紫红色或出现瘀点为度（图①）；刮拭太冲是顺着脾经的方向，以补法为主（图②）。

拔罐

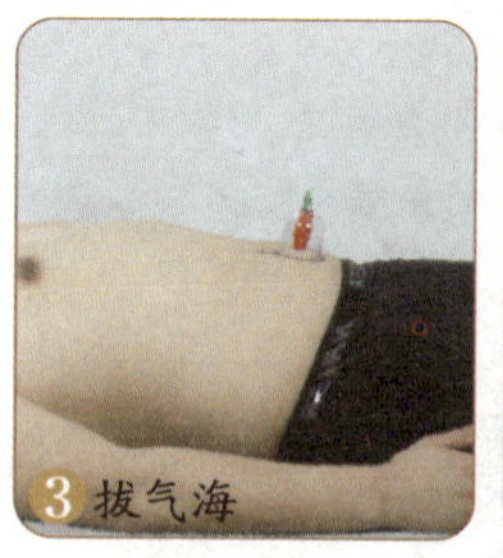
③拔气海

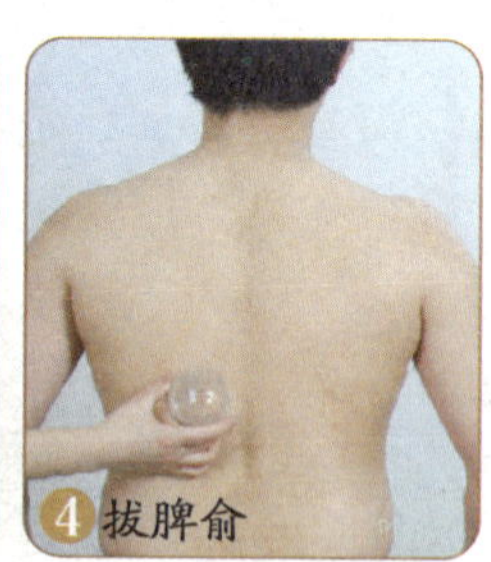
④拔脾俞

选穴

主穴 气海、脾俞、命门、血海、足三里

配穴 脾气不足，统血无力所致者，加三阴交、公孙；肾精亏虚者，加肾俞、太溪、大杼

适宜体位

坐位、仰卧位

使用工具

火罐、抽气罐

操作手法

首先对气海、脾俞等主穴定位，用玻璃罐闪火法或抽气罐进行操作，留罐

10～15分钟（图③、图④），直至皮肤变成紫红色或在罐内出现水气为止。

艾灸

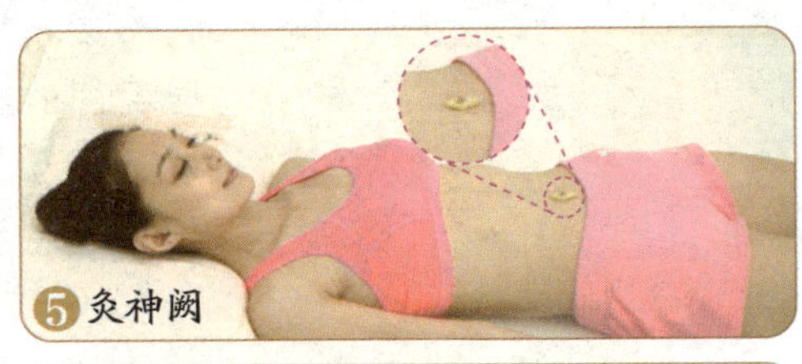
⑤灸神阙

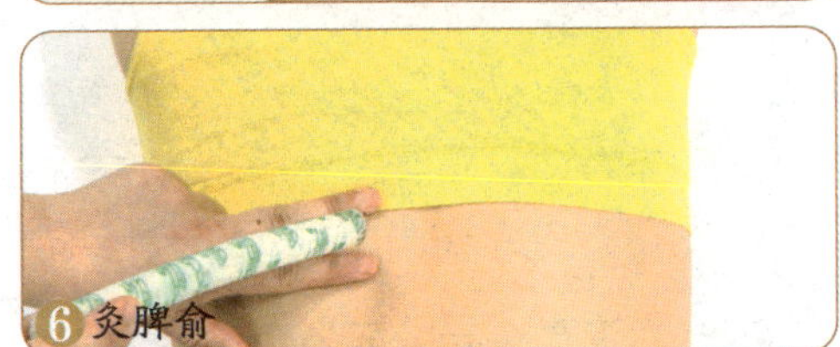
⑥灸脾俞

疗法

◎艾柱隔姜灸

◎艾条温和灸加艾炷无瘢痕灸

选穴

◎隐白、神阙

◎脾俞、肾俞、足三里

适宜体位

◎合适体位

使用工具

◎艾条

◎艾条、艾炷

操作手法

◎患者取合适体位，用艾炷隔姜灸，每次每穴施灸30分钟，以患者局部皮肤感到潮红温热为度，每日1～2次，7次为1个疗程。止血后，第2个月再灸1个疗程，隔日1次，以巩固疗效（图⑤）。

◎患者取合适体位，选取肾俞和脾俞，用艾条温和灸，足三里用艾炷无瘢痕灸，每次每穴施灸15～20分钟，每日1次，3次为1个疗程（图⑥）。

养生小贴士

杨树叶烧灰方

Tips

原料 杨树叶、白糖各60克。

用法 将杨树叶烧灰水煎，去浮，取汤加白糖调味。每日1剂。

功效 可改善妇女崩漏不止。

闭经

分为原发性闭经和继发性闭经两类。女性年满18岁，月经从未来潮者称原发性闭经；月经来潮后再出现停经3～6个月以上者称继发性闭经。中医认为，闭经是由气虚、气滞或痰湿瘀阻、冲任不通造成的。

刮痧

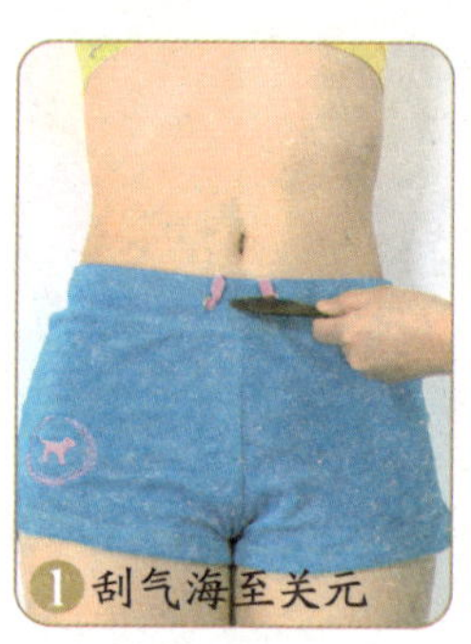
①刮气海至关元

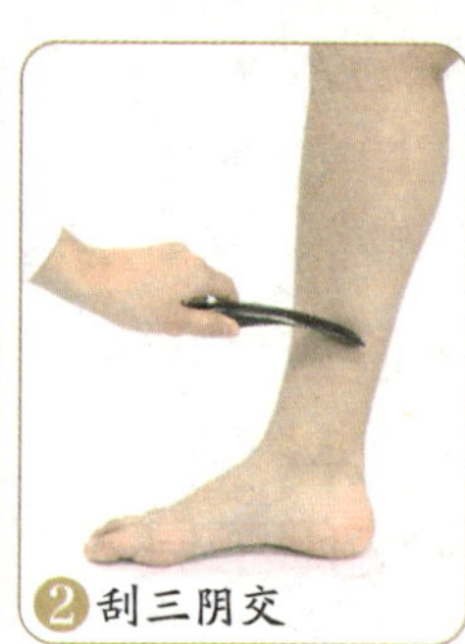
②刮三阴交

选穴

主穴 气海至关元、三阴交

配穴 脾肾不足者，加脾俞、肾俞、足三里；血瘀引起者，加地机；兼有情绪异常者，加太冲、期门

适宜体位

仰卧位、坐位

使用工具

刮痧板、瓷勺

操作手法

首先沿着任脉的方向，由气海刮至关元（图①），以皮肤变红或者出现痧点为度。刮拭三阴交时，要沿着足太阴脾经的循行方向进行操作（图②）。

拔罐

③拔十七椎

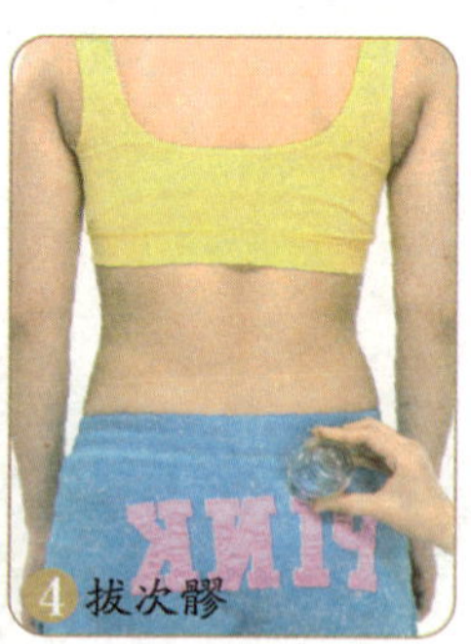

④拔次髎

选穴

主穴 十七椎、三阴交、气海

配穴 情志抑郁者，加太冲、足三里、脾俞；属血瘀经闭者，加血海、地机；伴有腹痛者，加次髎

适宜体位

坐位、俯卧位

使用工具

火罐

操作手法

用闪火法对十七椎、三阴交、气海进行拔罐（图③），然后留罐10～15分钟。腹痛者再吸拔次髎10～15分钟即可（图④）。

艾灸

疗法

◎艾条温和灸

◎艾炷隔姜灸

选穴

◎足三里、气海、中极、血海、合谷、关元、太冲、脾俞、肾俞、三阴交

◎三阴交、气海、关元、归来、肝俞、肾俞

适宜体位

◎合适体位

使用工具

◎艾条

◎艾炷

操作手法

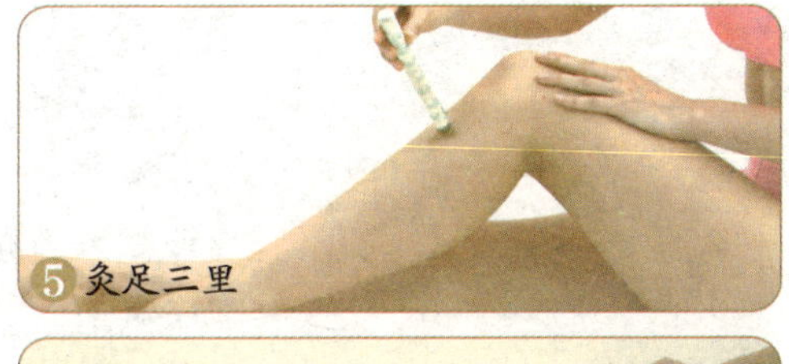
⑤灸足三里

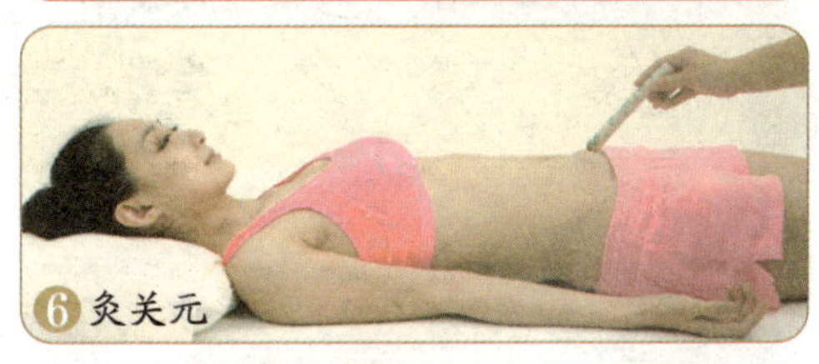
⑥灸关元

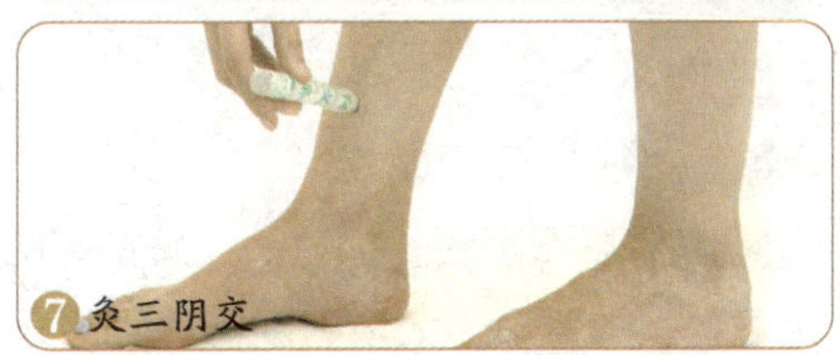
⑦灸三阴交

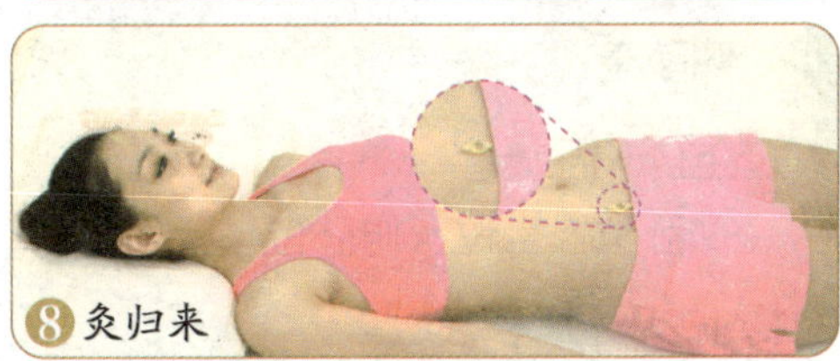
⑧灸归来

◎患者取合适体位，用艾条温和灸，每次选3～4个穴位施灸15～20分钟，以患者局部皮肤潮红灼热为度，每日1次，10次为1个疗程（图⑤～图⑦）。

◎患者取合适体位，用艾炷隔姜灸，每次每穴施灸3～5壮，每日或隔日1次，10次为1个疗程，每个疗程之间休息1日（图⑧）。

养生小贴士

川芎煮鸡蛋

Tips

原料 川芎、丹参各10克，鸡蛋2枚，红糖适量。

制法 将川芎、丹参、鸡蛋一起加水同煮，鸡蛋煮熟后，去壳再煮片刻，去药渣，加红糖调味即成。

用法 分2次服，吃蛋饮汤。每月连服5～7剂。

功效 行气活血。适用于气血瘀滞型闭经。

带下病

带下病以带下量多，或其色、质、味发生异常变化为主要表现的妇科病症，常以白带、黄带、赤白带多见，伴有全身或局部不适症状。中医认为，产生带下病的根本在于脾失健运，肾气虚弱，湿热下注损伤任脉、带脉。

刮痧

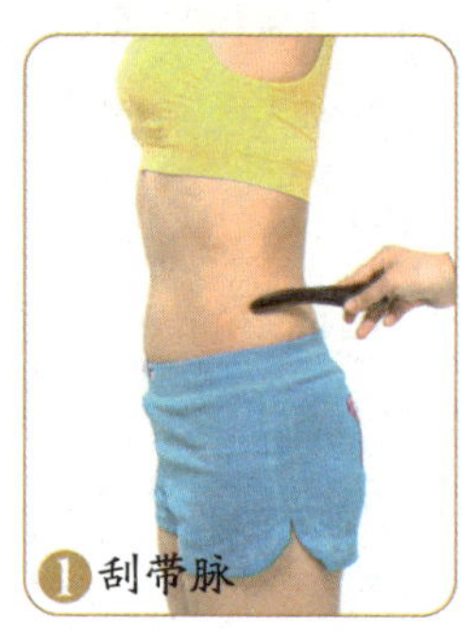
①刮带脉

选穴

主穴 带脉、三阴交

配穴 脾虚湿困者，加气海、脾俞、阴陵泉、足三里；阴虚挟湿者，加肾俞、太溪、次髎、阴陵泉；湿热下注者，加中极、阴陵泉、下髎

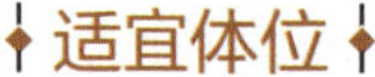

适宜体位

仰卧位、坐位、俯卧位

使用工具

刮痧板、瓷勺

操作手法

刮拭带脉的时候沿着由上到下的方向进行操作（图①），以补法为主。三阴交亦以补法为主，顺着足太阴脾经的循行方向从远端至近端进行刮拭。

拔罐

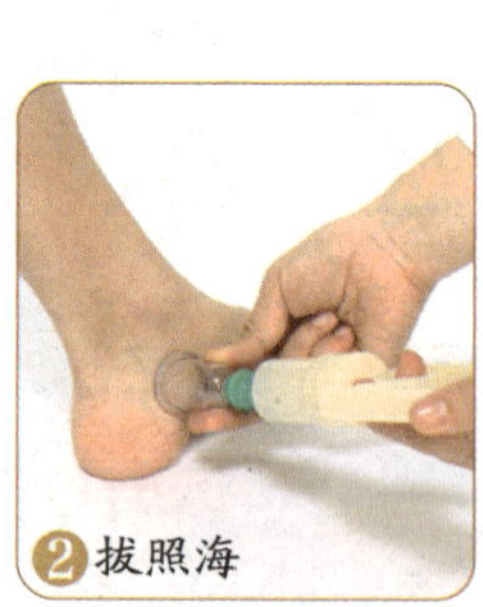
②拔照海

选穴

主穴 气海、三阴交、肝俞、脾俞、肾俞

配穴 肾阴亏虚者，加太溪、照海；肾阳不足者，加关元、命门；痰气郁结者，加中脘、阴陵泉、丰隆

适宜体位

坐位、俯卧位

使用工具

火罐、抽气罐

操作手法

先对主穴进行拔罐，留罐15分钟，以出现水气为度。照海穴用抽气罐进行吸拔（图②）。

艾灸

疗法

◎艾条回旋灸

◎艾条温和灸

选穴

◎脾俞、肾俞、三阴交、气海、关元、带脉、足三里、曲骨、肝俞

◎气海、三阴交、白环俞、带脉

适宜体位

◎合适体位

使用工具

◎艾条

操作手法

◎患者取合适体位，用艾条回旋灸，每次选3~4个穴位施灸15~20分钟，以患者局部皮肤潮红温热为度，每日1次，7次为1个疗程（图③~图⑤）。

◎患者取合适体位，用艾条温和灸，每次每穴施灸10分钟左右，以患者局部皮肤潮红温热为度，每日1次，5次为1个疗程（图⑥）。

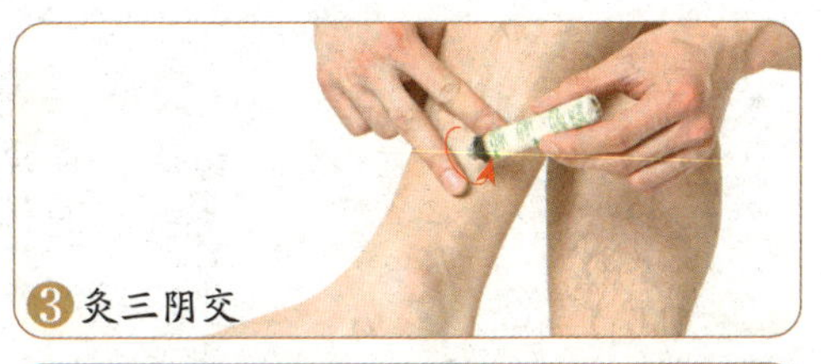

③灸三阴交

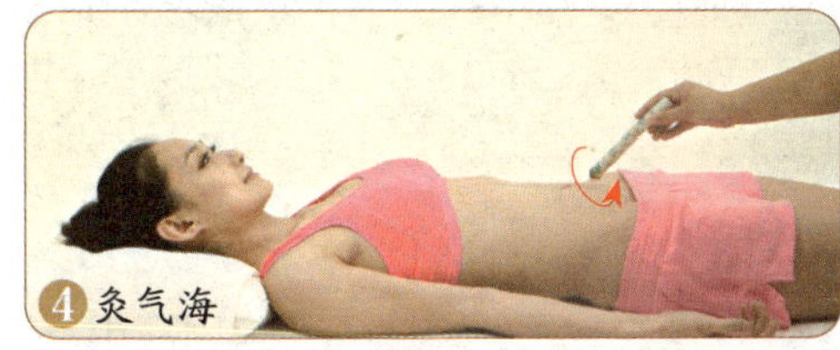

④灸气海

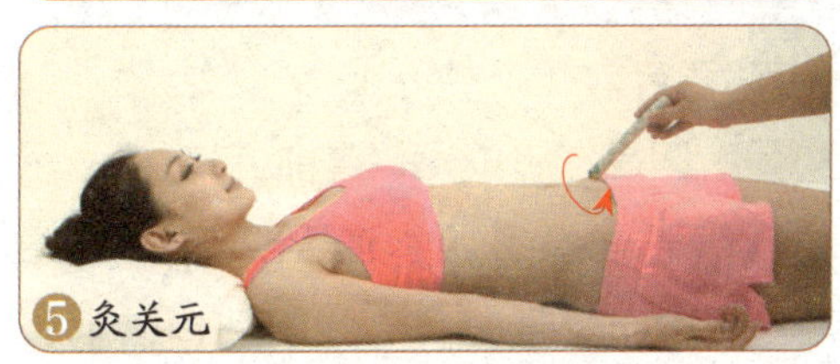

⑤灸关元

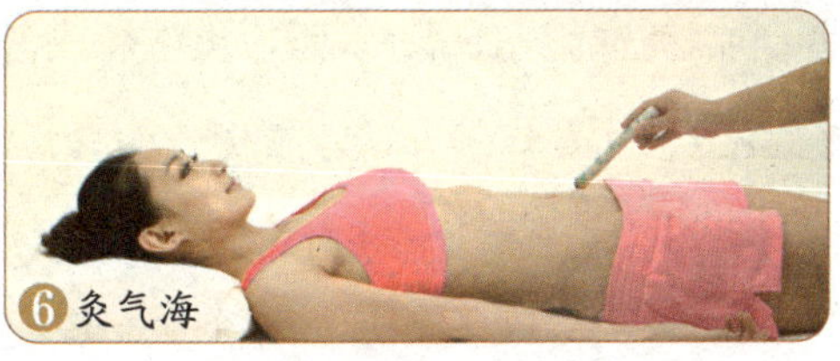

⑥灸气海

养生小贴士

冬瓜子方

Tips

原料 冬瓜子30克，冰糖适量。

制法 将冬瓜子洗净，捣碎末，加冰糖，冲入开水1碗，放于陶瓷罐中，用文火隔水炖即可。

用法 每日2次，连服5~7日。

功效 利水消痈。适用于湿毒型带下病。

慢性盆腔炎

慢性盆腔炎包括女性内生殖器及其周围结缔组织、腹膜等组织器官的慢性炎症，主要表现为月经不调、白带增多、腰腹疼痛等。中医认为，此病多由寒湿凝滞、湿浊热毒未尽、气血失调、冲任受损而引起。病程时间较长，有时可能伴有低热。

刮痧

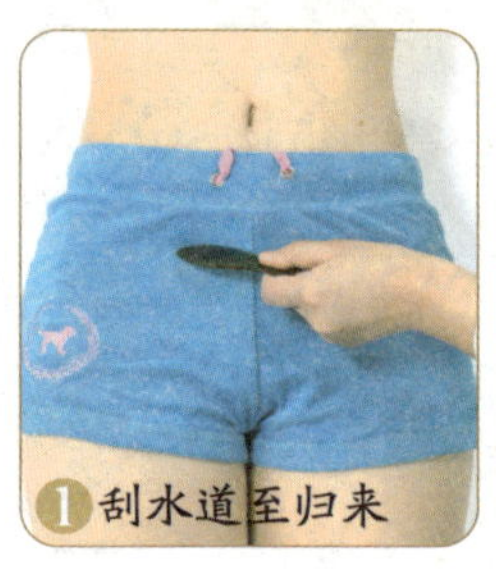
①刮水道至归来

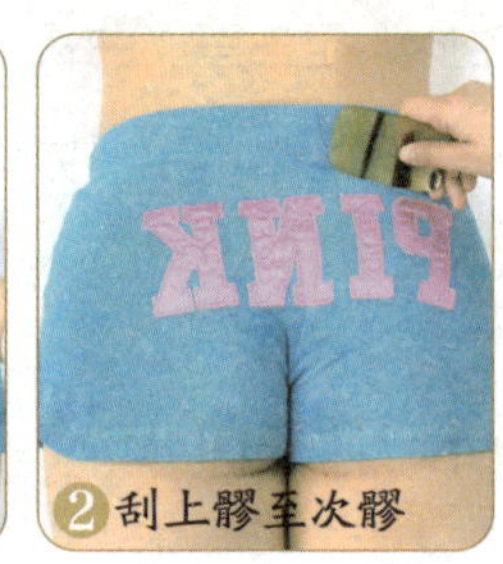

②刮上髎至次髎

选穴

主穴 阿是穴、关元、肾俞

配穴 下腹痛者加水道至归来；腰痛者，加命门、气海俞、腰阳关；腰骶痛者，加膀胱俞、上髎、次髎；炎性包块者，加膈俞、地机

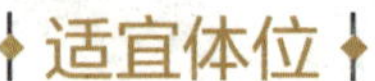

适宜体位

仰卧位、俯卧位

使用工具

刮痧板

操作手法

选定主穴之后，首先对阿是穴进行点按，用力以能耐受为度，直至皮肤发红为止。水道至归来、上髎至次髎诸穴位由上至下进行操作（图①、图②）。

拔罐

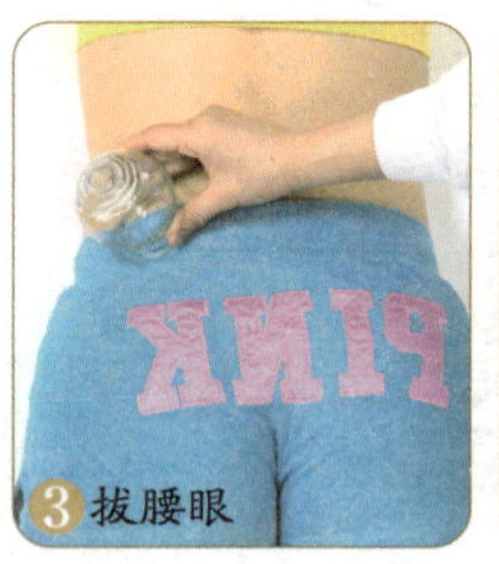

③拔腰眼

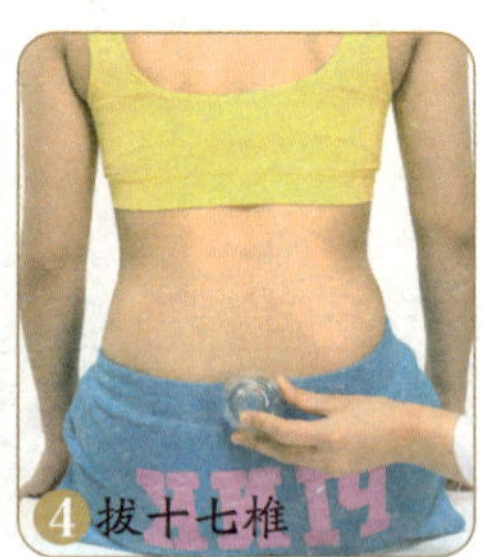
④拔十七椎

选穴

主穴 关元、肾俞、三阴交、十七椎

配穴 兼有腰痛者，加关元俞、次髎、腰眼；兼有低热者，加大椎；体质虚弱者，加脾俞、气海

适宜体位

坐位、俯卧位

使用工具

火罐

操作手法

先按摩主穴，再以投火法拔罐。腰眼和十七椎按常规方法吸拔即可（图③、图④）。

艾灸

疗法

◎艾条雀啄灸

◎艾条回旋灸

◎艾炷隔姜灸

◎艾炷无瘢痕灸

选穴

◎关元、子宫、阴陵泉

◎肝俞、脾俞、次髎

◎气海、归来、中极、大肠俞、次髎

◎关元、子宫、归来、足三里、三阴交、肾俞、关元俞

适宜体位

◎合适体位

◎俯卧位

使用工具

◎艾条

◎艾炷

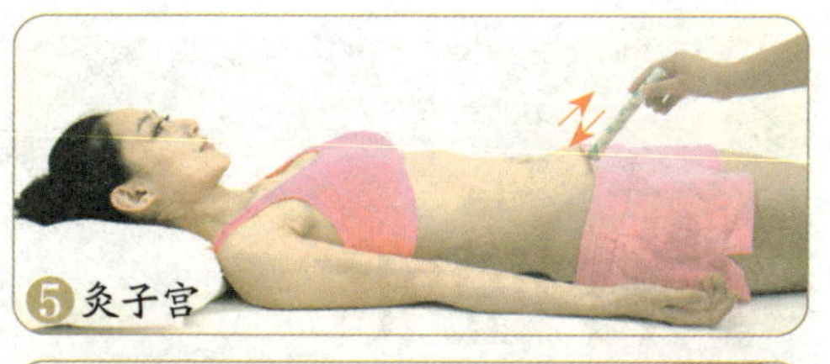
⑤灸子宫

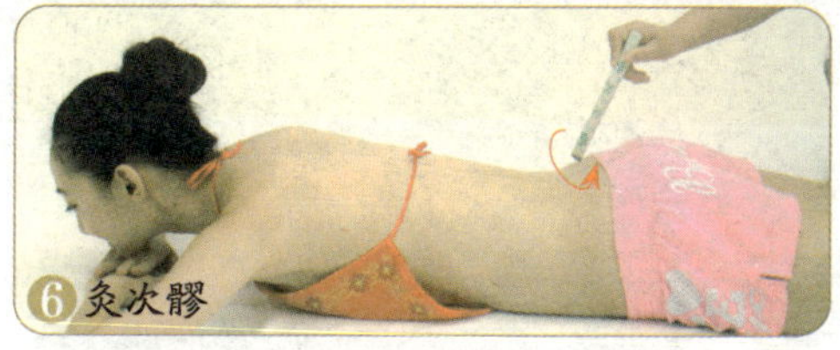
⑥灸次髎

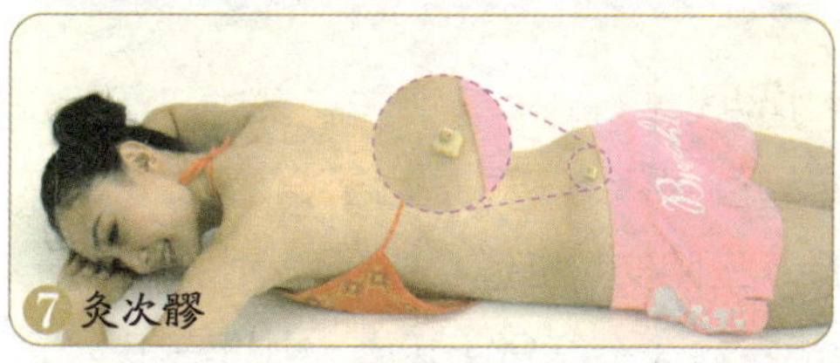
⑦灸次髎

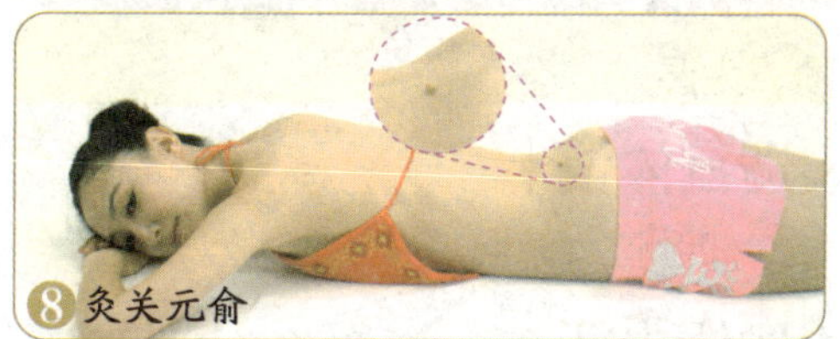
⑧灸关元俞

操作手法

◎患者取合适体位，用艾条雀啄灸，每次每穴施灸15～20分钟，每日1次，以患者局部皮肤潮红温热为度，10次为1个疗程（图⑤）。

◎患者取俯卧位，用艾条回旋灸，每次每穴施灸15～20分钟，每日1次，以患者局部皮肤潮红温热为度，10次为1个疗程（图⑥）。

◎患者取俯卧位，用艾条隔姜灸，每次每穴施灸15～20分钟，每日1次，以患者局部皮肤潮红温热为度，10次为1个疗程（图⑦）。

◎患者取合适体位，用艾炷无瘢痕灸，每次选取3～5个穴位，每次每穴施灸3～5壮，以患者局部皮肤潮红温热为度，每日1次，10次为1个疗程，每个疗程之间休息2日（图⑧）。

子宫脱垂

子宫脱垂多因产育过多，耗损肾气，中气下陷或肝经湿热下注等所致，常反复发作，或伴有小腹、会阴部的下坠感，腰腿酸软，小便次数增多等症状。中医认为，此病多由中气下陷、肾气亏虚、冲任不固、带脉失约所致。

刮痧

选穴

主穴 百会、气海、子宫、关元、大赫、三阴交、维道、曲骨、横骨

配穴 兼有肝肾不足者，加足三里、肾俞、太溪

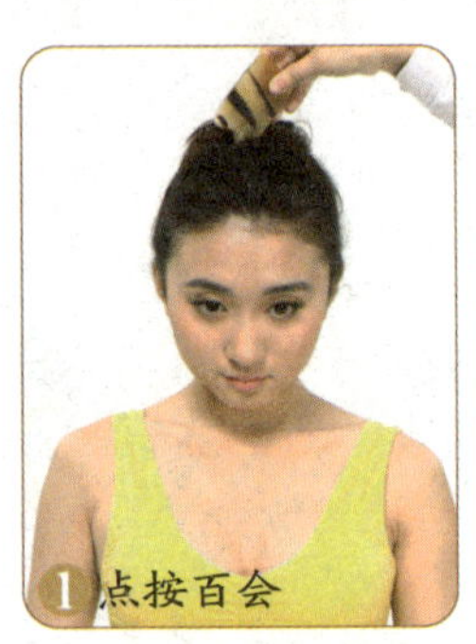
①点按百会

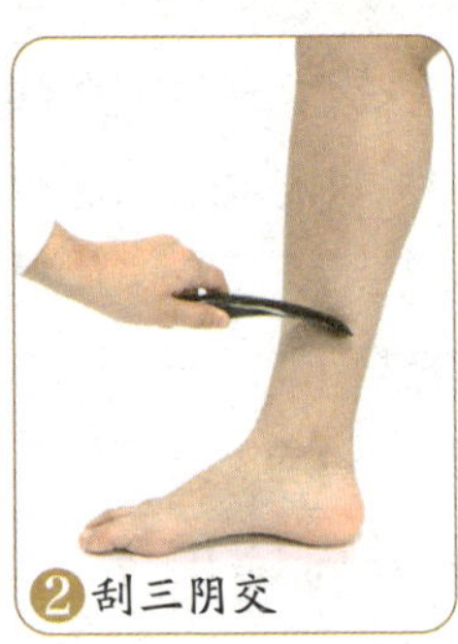
②刮三阴交

适宜体位

仰卧位、俯卧位、坐位

使用工具

刮痧板

操作手法

百会穴在刮拭的时候直接用刮痧板的角端进行点按即可（图①）。刮拭穴位的时候，沿着身体前部正中线从关元刮至气海，用力宜轻，使用补法；刮拭三阴交时，要逆着足太阴脾经的经络进行，用力宜轻，属于平补平泻的方法（图②）。

拔罐

选穴

主穴 气海、关元、中极、归来、横骨

配穴 脾气下陷者，加脾俞、百会

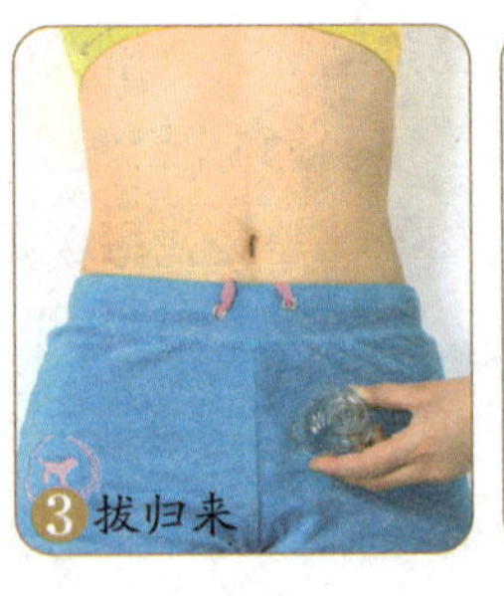
③拔归来

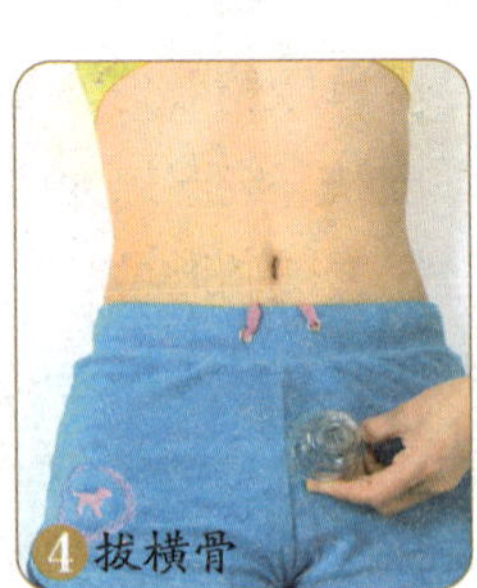
④拔横骨

适宜体位

仰卧位

使用工具

火罐

操作手法

对归来、横骨等主穴采用单纯拔罐法（图③、图④），留罐20分钟，或闪罐15～20下。每日或隔日治疗1次，5次为1个疗程。

艾灸

疗法

◎艾炷隔姜灸

◎艾条温和灸

选穴

◎子宫、足三里、肾俞、命门、腰阳关

◎维道、气海、关元、百会、足三里、三阴交

适宜体位

◎合适体位

使用工具

◎艾条

◎艾炷

操作手法

◎患者取合适体位，用艾炷隔姜灸，每次每穴施灸5～7壮，以患者局部皮肤潮红温热为度，每日1次，10次为1个疗程（图⑤～图⑦）。

◎患者取合适体位，用艾条温和灸，每次每穴施灸15～20分钟，以患者局部皮肤潮红温热为度，每日1次，10次为1个疗程，每个疗程之间休息3日（图⑧）。

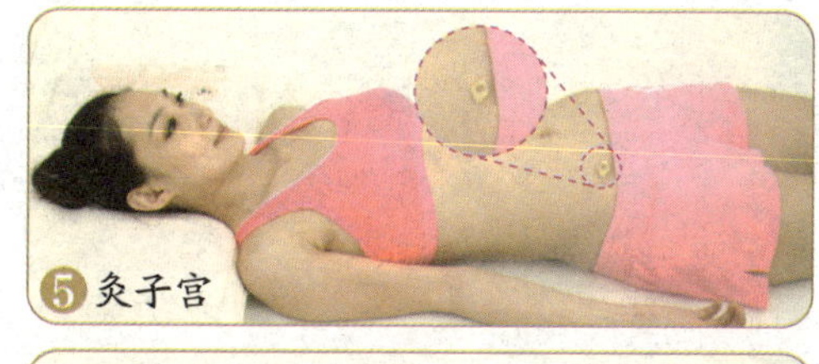

⑤灸子宫

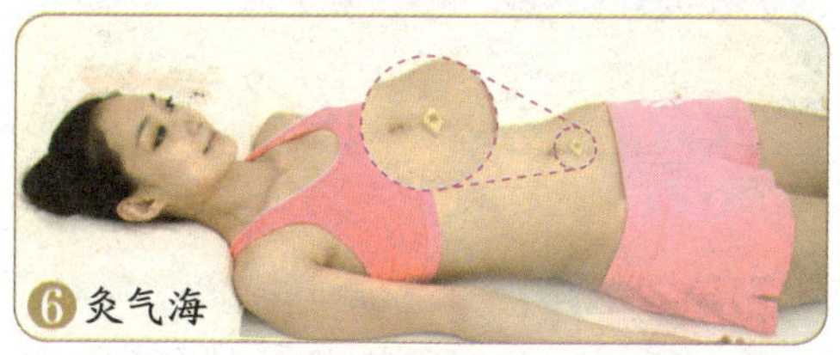

⑥灸气海

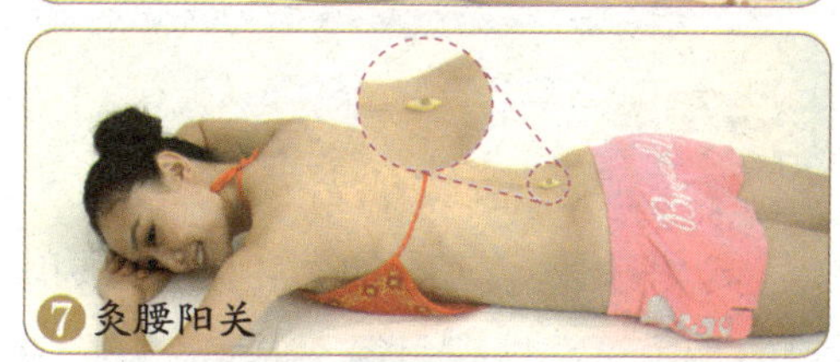

⑦灸腰阳关

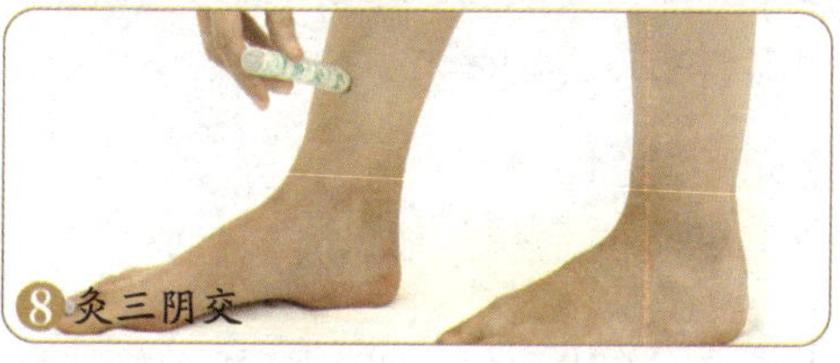

⑧灸三阴交

养生小贴士 黄芪白术粥 Tips

原料 黄芪30克，白术、柴胡各15克，粳米100克。

制法 将前3味水煎取汁，加入粳米煮粥即成。

用法 每日1剂，分2次服。

功效 补中益气，升阳举陷。适用于气虚型子宫脱垂，症见子宫脱出，小腹下坠，精神疲倦，面色无华，心悸气短，白带量多等。

乳腺增生

乳腺增生是指乳腺上皮和纤维组织的增生，主要以乳房周期性疼痛和乳房内有包块为特征。起初为慢性胀痛，触痛以乳房外上侧及中上部最为明显，每月月经前疼痛加剧，行经后疼痛减退或消失。严重者经前经后均呈持续性疼痛。有时疼痛向腋部、肩背部、上肢等处放射。

刮痧

选穴

主穴 膻中、屋翳、合谷、足三里

配穴 肝郁气结者，加太冲；肝肾阴虚者，加太溪；伴有月经不调者，加三阴交；伴有胸闷困痛者，加外关

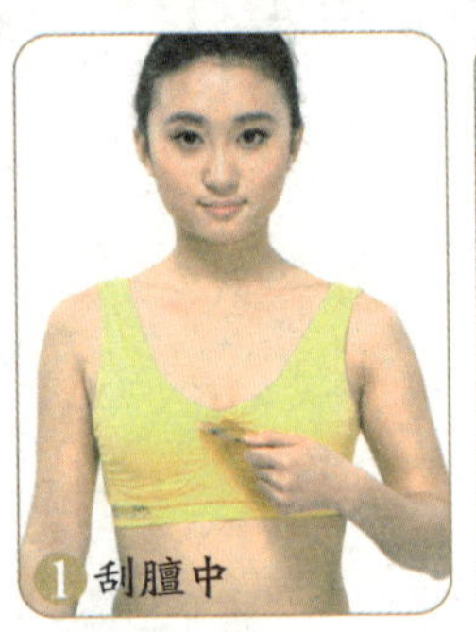

①刮膻中

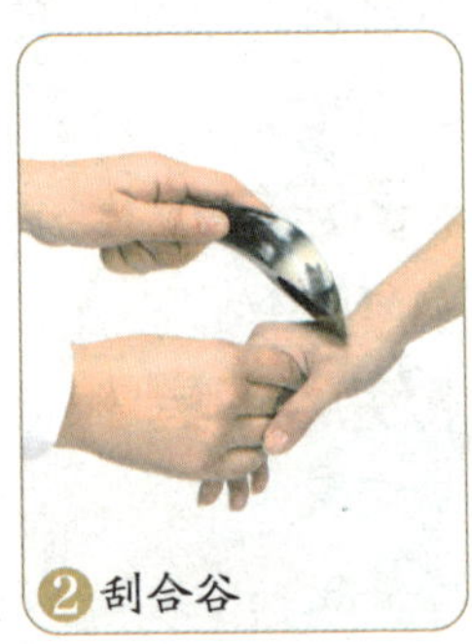

②刮合谷

适宜体位

仰卧位、坐位

使用工具

刮痧板

操作手法

对膻中要逆着任脉的循行从上至下进行操作（图①），对合谷要顺着手阳明大肠经的循行方向由远端刮拭至近端（图②），以局部皮肤发红为度。

拔罐

选穴

主穴 天宗、外关、膻中、丰隆、太溪、行间、侠溪

配穴 兼有肝肾不足者，加肾俞

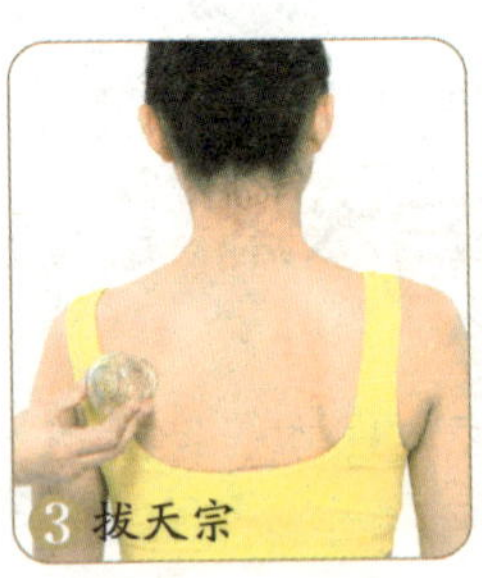

③拔天宗

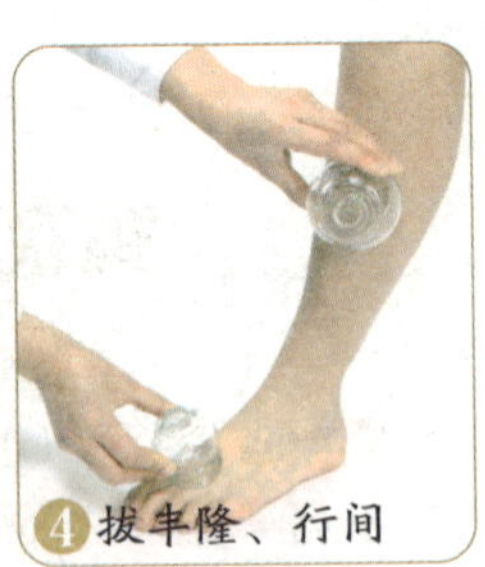

④拔丰隆、行间

适宜体位

坐位

使用工具

火罐

操作手法

天宗、丰隆、行间等主穴按照常规方法吸拔即可（图③、图④）。

艾灸

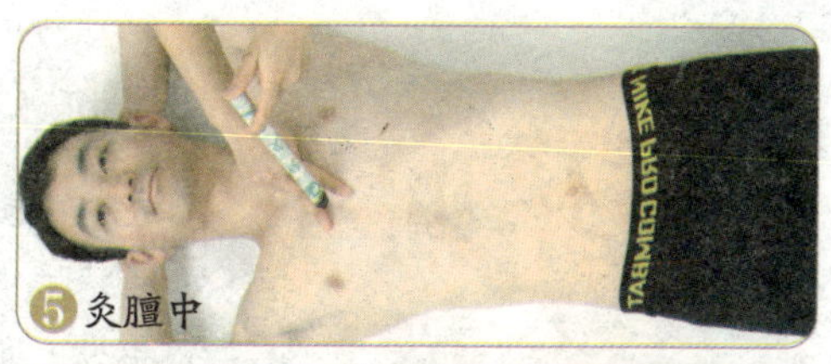

⑤灸膻中

疗法

◎艾条温和灸

◎艾炷隔姜灸

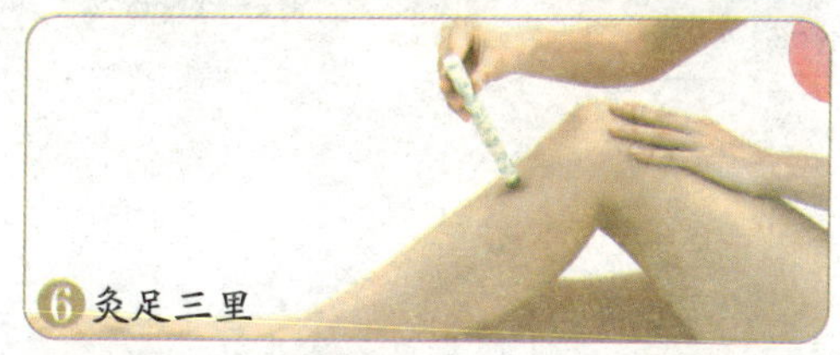
⑥灸足三里

选穴

◎期门、膻中、阿是穴、肝俞、脾俞、足三里、膺窗、乳根、太冲

◎膻中、足三里、乳根、少泽

适宜体位

◎仰卧位

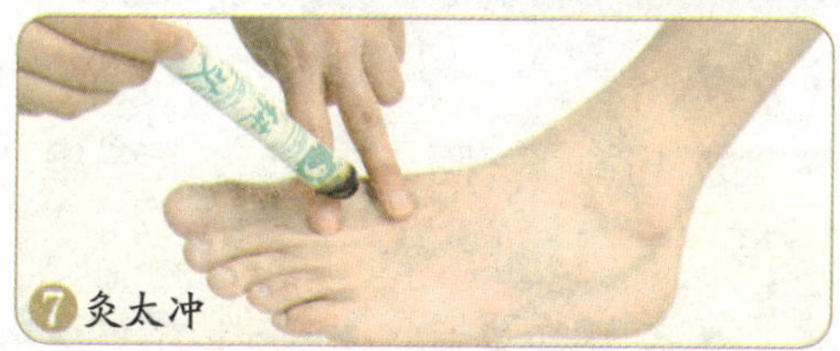
⑦灸太冲

使用工具

◎艾条

◎艾炷

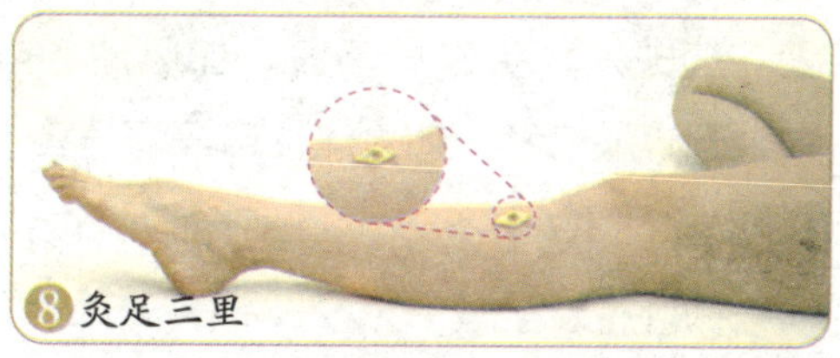
⑧灸足三里

操作手法

◎患者取仰卧位　用艾条温和灸，每次选3个穴位施灸10～20分钟，以患者局部皮肤潮红温热为度，每日1次，10次为1个疗程，灸至肿块变小或消失为止（图⑤～图⑦）。

◎患者取仰卧位，用艾炷隔姜灸，每次每穴施灸3～5壮，以患者局部皮肤潮红温热为度，每日1次，3次为1个疗程（图⑧）。

养生小贴士

青皮山楂粥

Tips

原料　青皮10克，生山楂30克，粳米100克。

制法　将青皮、生山楂分别洗净，切碎后一起放入砂锅，加适量水，浓煎40分钟，再用洁净纱布过滤，取汁待用。将粳米淘洗干净，放入砂锅，加适量水，用小火煨煮成稠粥，粥将成时，加入药汁搅匀，继续煨煮至沸即成。

用法　每日1剂，分早、晚2次服。

功效　适于乳腺小叶增生。

更年期综合征*

更年期综合征是由卵巢功能减退，垂体功能亢进，引起自主神经功能紊乱，从而出现的一系列症状。月经不规律、烦躁易怒、潮热汗出、头晕耳鸣、健忘多疑、性欲减退、乏力、注意力不集中等。

刮痧

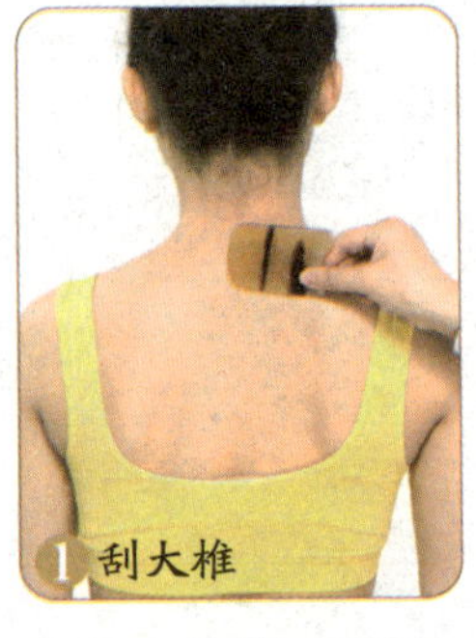
①刮大椎

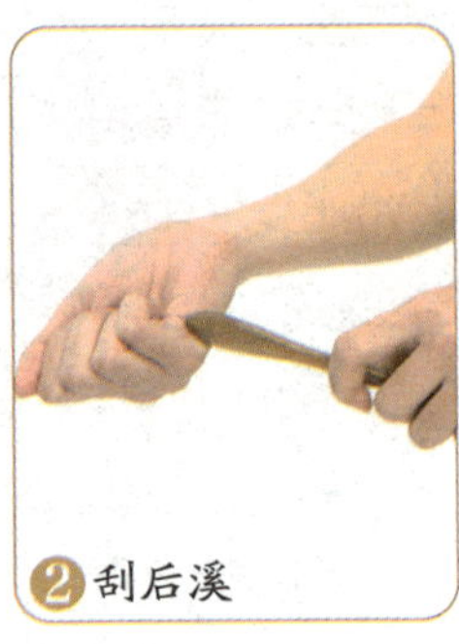
②刮后溪

选穴

主穴 肾俞、三阴交、神门、足三里、大椎

配穴 烦躁易怒者，加太冲；精神疲乏者，加关元；头晕耳鸣者，加风池、听

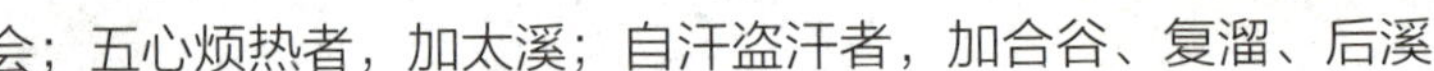
会；五心烦热者，加太溪；自汗盗汗者，加合谷、复溜、后溪

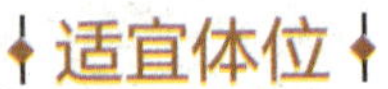
适宜体位

俯卧位、坐位

使用工具

刮痧板

操作手法

用刮痧板顺着经络刮拭，用力宜重，尤其是大椎，以皮肤变成紫红色或者出现痧痕为度（图①）。刮拭后溪时可以沿着手太阳小肠经的方向进行，用力可轻，属平补平泻的方法（图②）。

拔罐

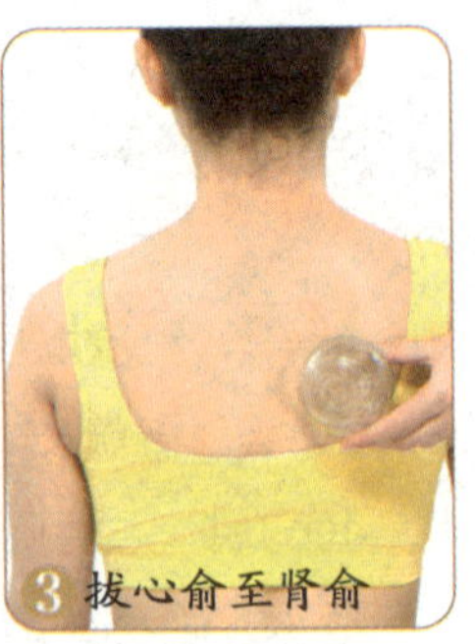
③拔心俞至肾俞

选穴

主穴 肾俞、肝俞、心俞、三阴交、足三里

配穴 兼有情绪不稳定者，加太冲、期门、太溪；兼有心悸失眠者，加神门、内关；兼有汗出多者，加复溜、后溪

适宜体位

坐位

使用工具

火罐

* 现称为绝经期综合征。

操作手法

心俞、肝俞、肾俞皆为足太阳膀胱经的穴位，皆在背部的穴位，对其可行走罐法，即在施术部位涂抹润滑油，从心俞开始，将玻璃罐推至肾俞（图③），然后再退回来，如此3～5次，以皮肤变成紫红为度。

艾灸

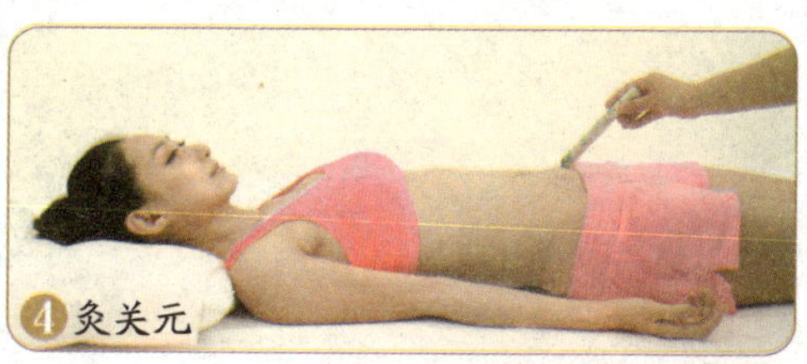
④灸关元

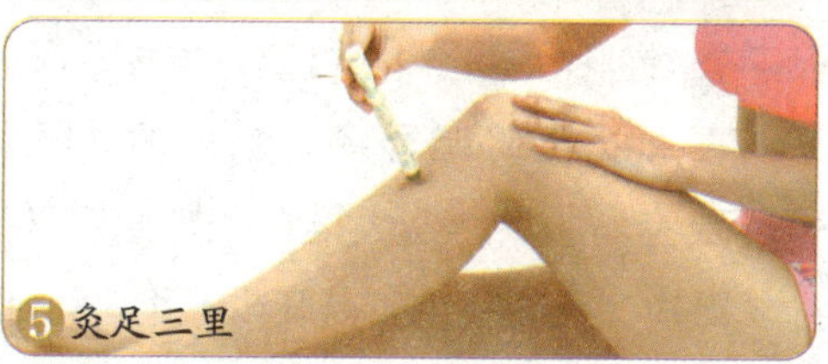
⑤灸足三里

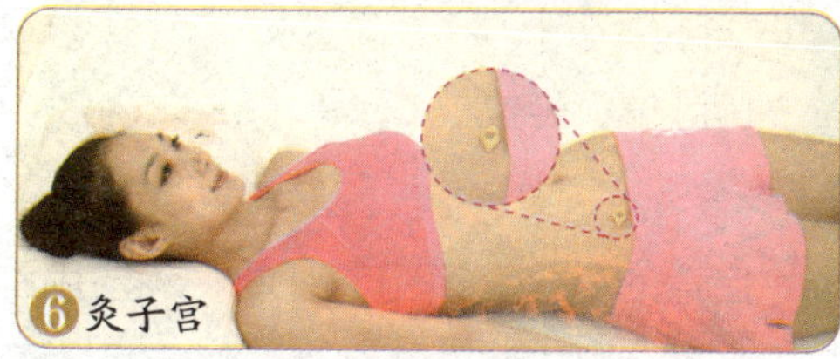
⑥灸子宫

疗法

◎艾条温和灸或艾条回旋灸

◎艾条温和灸和艾炷隔姜灸

选穴

◎百会、中脘、关元

◎肾俞、三阴交、中极、足三里、子宫、太溪、志室、太冲、肝俞

适宜体位

◎仰卧位

◎合适体位

使用工具

◎艾条

◎艾条、艾炷

操作手法

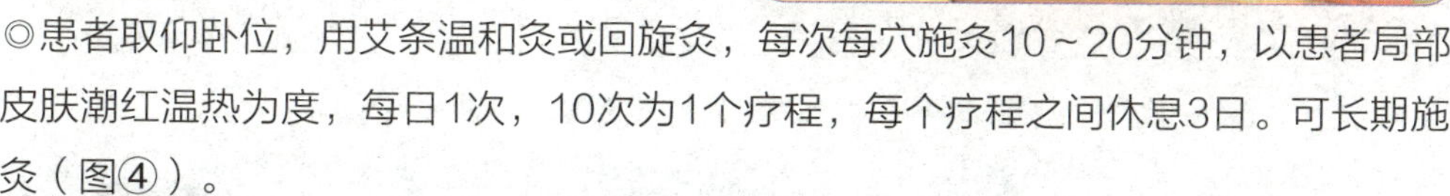

◎患者取仰卧位，用艾条温和灸或回旋灸，每次每穴施灸10～20分钟，以患者局部皮肤潮红温热为度，每日1次，10次为1个疗程，每个疗程之间休息3日。可长期施灸（图④）。

◎患者取合适体位，用艾条温和灸每次选3～4个穴位施灸10～15分钟（图⑤）；用艾炷隔姜灸每次选3～4个穴位施灸5壮，每日1次，10次为1个疗程（图⑥）。

养生小贴士 Tips

荷叶方

原料 鲜荷叶30克，核桃3个。

用法 将荷叶与核桃肉一起捣烂用水煎。每日1剂，晚上睡前服用。

功效 适用于更年期综合征。

五官科疾病

白内障

白内障是指由各种原因导致的眼球晶状体混浊，可影响视力。其常表现为视力的进行性下降，属于中医学的圆翳内障。

刮痧

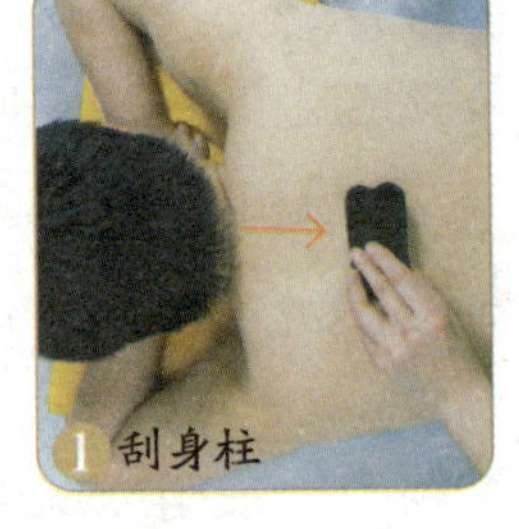
1 刮身柱

选穴

主穴 睛明、承泣、丝竹空、身柱、风门、肝俞、膈俞

配穴 视力下降明显者，加太阳、阳明、光明；因肝经风热所致者，加太冲、大椎、阳陵泉；兼有脾胃虚弱者，加脾俞、胃俞、足三里；兼有肝肾不足者，加太溪、肾俞

适宜体位

俯卧位、坐位

使用工具

刮痧板

操作手法

后背的身柱、风门、肝俞、膈俞用刮痧板的厚缘进行刮拭（图①），刮拭路线尽量延长，以皮肤发红为度。而睛明、承泣则可用刮痧板的角端进行点按。

拔罐

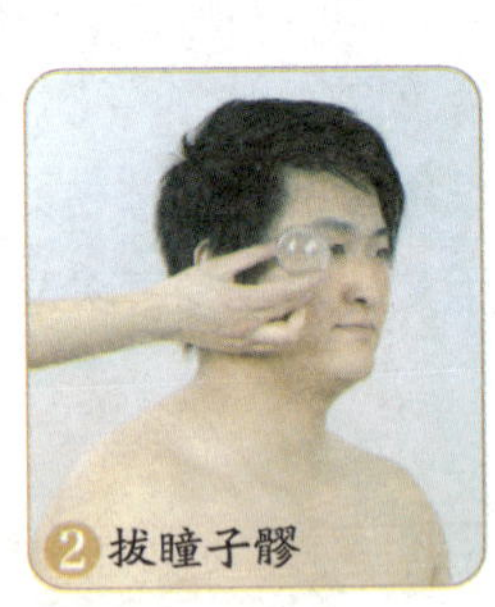
2 拔瞳子髎

选穴

主穴 丝竹空、瞳子髎、四白、合谷

配穴 肝肾亏虚者，加肝俞、肾俞、三阴交；脾胃虚弱者，加脾俞、胃俞、足三里；肝热上扰者，加风池、太溪

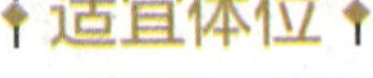

适宜体位

坐位

使用工具

火罐

操作手法

对局部皮肤消毒以后，选用小号的火罐吸拔瞳子髎、四白等主穴（图②），以皮肤发红为度。注意对于面部的穴位，吸拔力度不宜太强，一般以局部有紧张感为度。

麦粒肿

麦粒肿俗称“针眼”，是由于眼睑周围的皮脂腺和睑板腺受葡萄球菌的感染所引起的急性化脓性炎症。症状表现为：眼睑局部红肿、疼痛、硬结。中医认为，此病多由脾胃蕴热或心火上炎，再加上风邪入侵、气血瘀阻等因素导致。

刮痧

选穴

主穴 合谷、天井、风池、少泽、曲池

配穴 热毒炽盛者，加内庭、行间、支沟、少冲

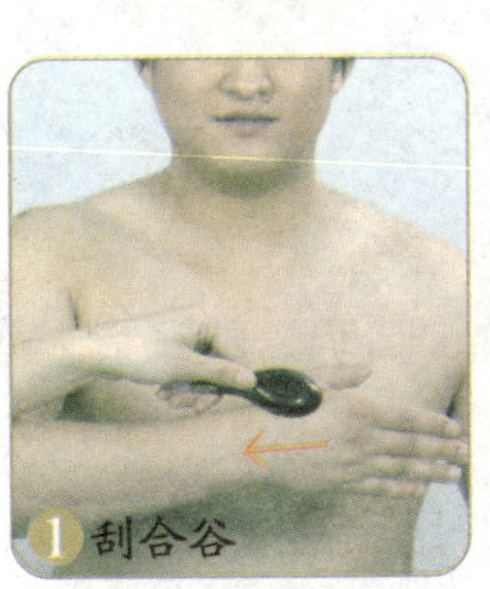

①刮合谷

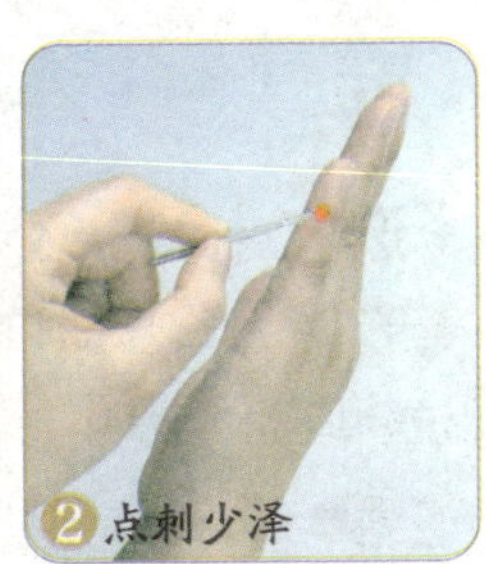

②点刺少泽

适宜体位

坐位

使用工具

刮痧板、瓷勺

操作手法

先刮后头部的风池，再刮上肢的少泽、合谷（图①、图②）、曲池、天井，刮拭的时候力度宜大，并可配合点按或按摩的手法。

艾灸

疗法

◎艾条回旋灸

选穴

◎风池、合谷

适宜体位

◎仰卧位

使用工具

◎艾条

操作手法

◎患者取仰卧位，用艾条回旋灸，风池、合谷穴各施灸10～20分钟，每日1次。

近视眼

近视眼是指眼球在静止状态时，来自3米以外的平行光线，经眼的屈光后，其焦点落在视网膜前的疾病。

刮痧

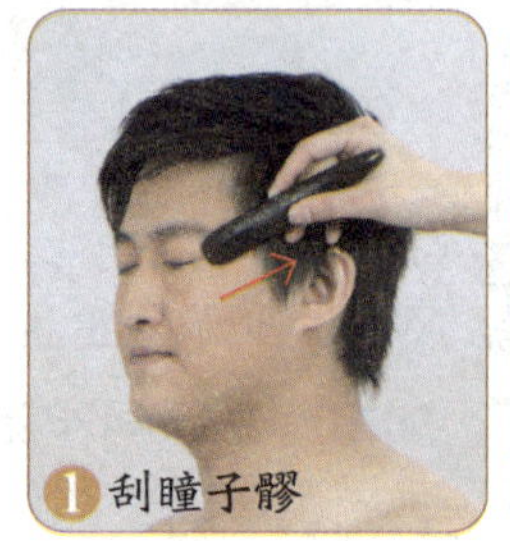
1 刮瞳子髎

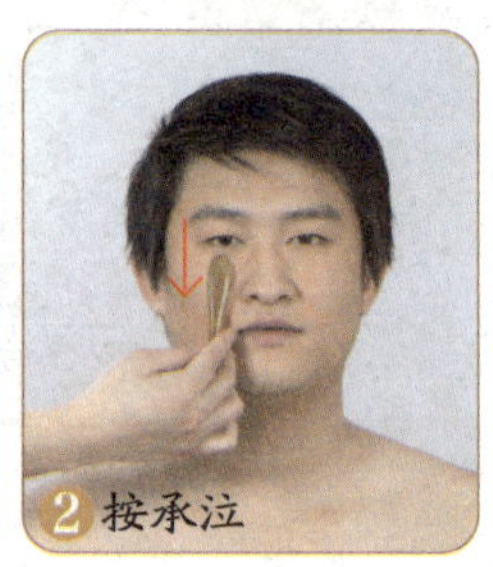
2 按承泣

选穴

主穴 合谷、攒竹、睛明、瞳子髎、承泣、风池、光明

配穴 兼有肝肾不足者，加肝俞、肾俞；伴有眼睛酸涩，易流泪者，加太冲、肝俞

适宜体位

俯卧位、坐位

使用工具

刮痧板

操作手法

首先对主穴进行定位，用刮痧板刮拭瞳子髎，沿着由前向后的方向（图①），用力宜轻。然后用刮痧板的角端点按面部的承泣（图②）、攒竹、睛明，再刮后头部的风池，最后刮拭下肢外侧的光明。

拔罐

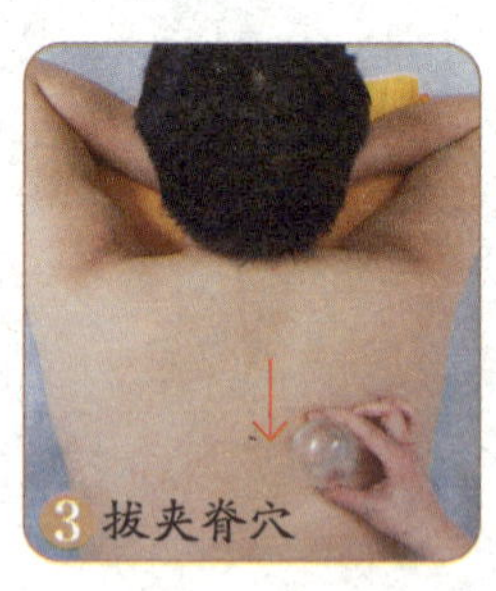
3 拔夹脊穴

选穴

主穴 夹脊穴、太阳、竹丝空、鱼腰、肝俞、肾俞

配穴 兼有脾胃虚弱者、加脾俞、胃俞、足三里；兼有眼花、眩晕者，加太冲，太溪

适宜体位

坐位、俯卧位

使用工具

火罐、抽气罐

操作手法

首先采用对夹脊穴进行操作，用走罐法进行治疗（图③），并配合对颈侧软组织的推拿按摩。然后选用太阳、鱼腰、丝竹空进行拔罐，宜用小号的抽气罐进行，

注意吸拔力度不能太大，每次3分钟左右。

艾灸

疗法

◎艾条温和灸

选穴

◎心俞、肝俞、肾俞、足三里、三阴交、光明

④灸心俞

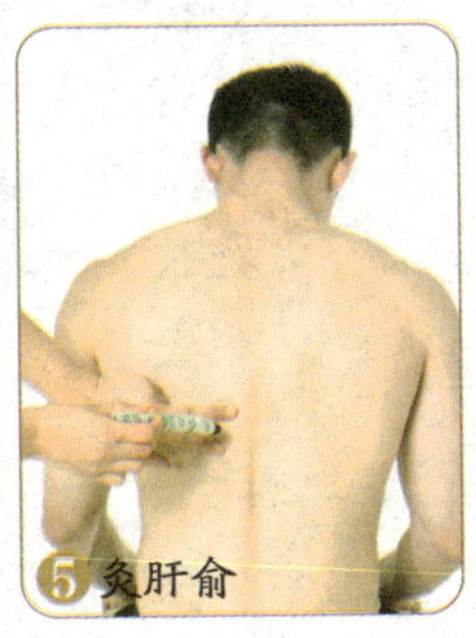

⑤灸肝俞

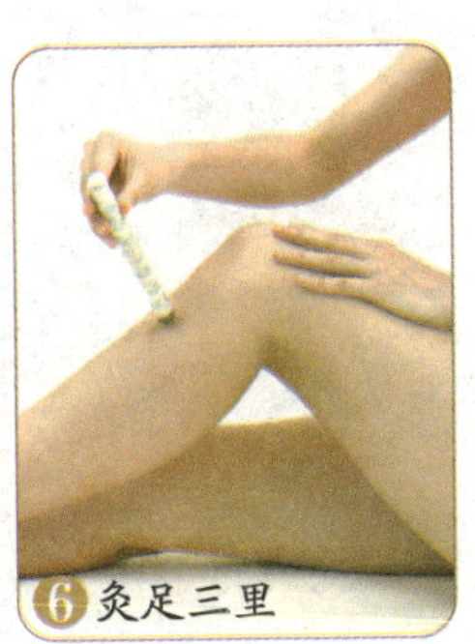

⑥灸足三里

适宜体位

◎合适体位

使用工具

◎艾条

操作手法

◎患者取合适体位，用艾条温和灸，每次选3～4个穴位施灸15～20分钟，每日1组，2组可轮换，灸至症状缓解或消失为止（图④～图⑥）。

养生小贴士 Tips

生地黄枳壳方

原料 生地黄120克，枳壳90克，菊花、天冬各60克。

用法 将上述药材共研细末，加入白蜜调匀，制成软膏；需用时取出适量，于每晚临睡前敷贴于双侧太阳穴上，盖上纱布，外用胶布固定，次日清晨取下。每日换药1次。

功效 改善肝肾亏虚的状况，有助于缓解近视症状。

耳鸣耳聋

耳鸣耳聋多由暴怒、惊恐、肝胆风火上炎等因素，导致少阳经气闭阻，或外感风寒、壅遏清窍，或肾虚气弱、精气不能上达于耳所致。中医认为，耳部经气不畅，就会出现耳鸣、耳聋的症状。

刮痧

选穴

主穴 翳风、风池、听会、听宫、耳门、外关、中渚、太溪

配穴 肝胆火盛者，加太冲、丘墟；外感风邪所致者，加合谷；肾虚者，加肾俞、关元；兼有痰浊壅盛者，加丰隆、足三里

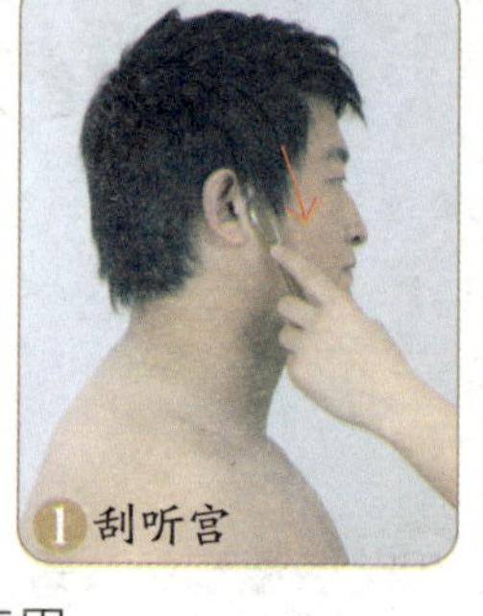
①刮听宫

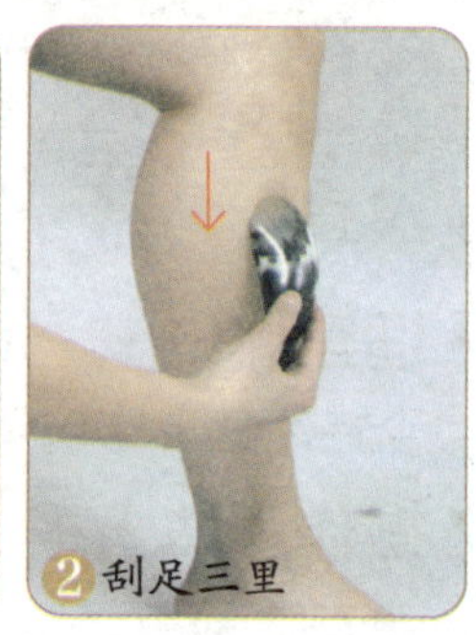
②刮足三里

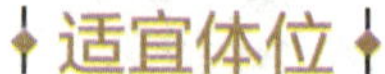

适宜体位

坐位、俯卧位

使用工具

刮痧板

操作手法

首先刮拭主穴，每穴3分钟。然后随症配用相应的穴位，如太冲、丘墟、外关、合谷刮拭力度可大，并可配合点按的手法，刮拭听宫、足三里用力宜轻，以局部皮肤变红即可（图①、图②）。

拔罐

选穴

主穴 听宫、耳门、外关

配穴 肝胆火盛者，加行间、太冲、足临泣；外感风热者，加大椎、合谷；肾虚者，加肾俞、命门、太溪

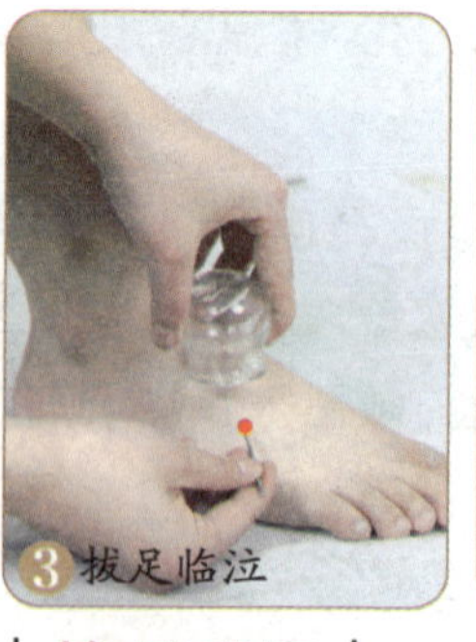
③拔足临泣

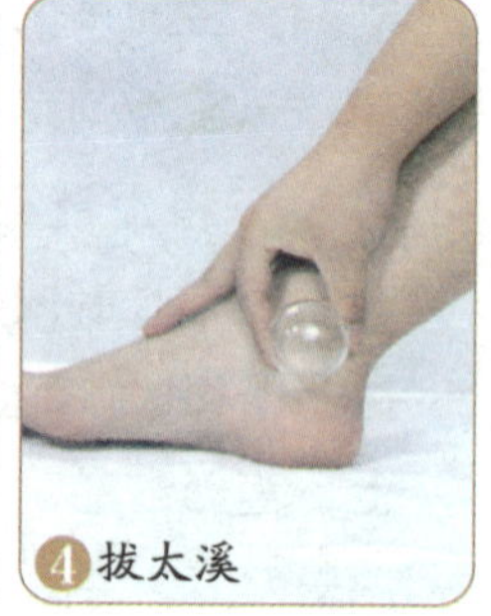
④拔太溪

适宜体位

坐位

使用工具

火罐

操作手法

首先将以上主穴用三棱针点刺2～3下，立即将玻璃罐用闪火法吸拔于所点刺的穴位上，留罐10～15分钟，直至皮肤出现红色瘀血或出血1～2毫升，起罐后擦净皮肤上的血迹。亦可用三棱针在听宫和耳门附近暴涨的血络点刺出血。隔日1次。足临泣用刺络拔罐的方法操作（图③），而太溪用闪火法进行拔罐即可（图④）。

艾灸

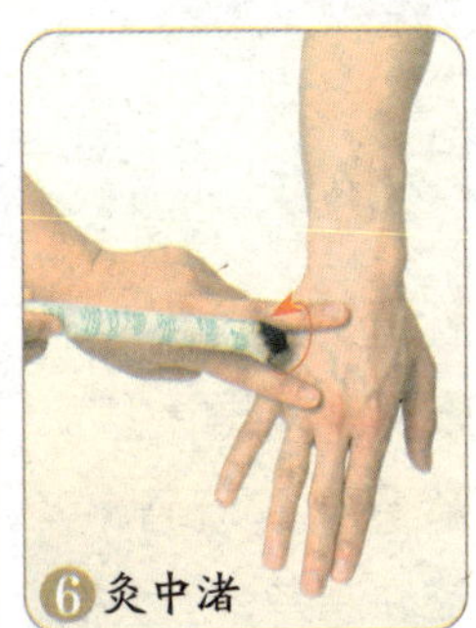

⑤灸听会　⑥灸中渚

疗法

◎艾条温和灸

◎艾条回旋灸

选穴

◎翳风、听会、耳门、听宫

◎听宫、听会、中渚、翳风、大椎、太溪

适宜体位

◎坐位

◎合适体位

使用工具

◎艾条

操作手法

◎患者取坐位，用艾条温和灸，每次每穴施灸15～20分钟，每日施灸1～2次（图⑤）。

◎患者取合适体位，用艾条回旋灸，每次选取3～5个穴位施灸10分钟左右，以患者局部皮肤潮红灼热为度，每日1次，10次为1个疗程（图⑥）。

养生小贴士　磁石细麝木香敷贴法　Tips

原料 石菖蒲、磁石、细辛、麝香、木香各等份。

用法 将上述药材研成细末，取适量白酒调成糊状，敷贴在神阙、双侧涌泉穴位上。每日1次，28日为1个疗程，疗程结束后停药5日，再继续下一个疗程。

功效 有疏通耳部经络，减轻耳聋症状，恢复耳朵功能的效果。

慢性鼻炎

慢性鼻炎是指鼻腔黏膜及其黏膜下层的慢性炎症，临床常表现为常年的鼻塞、流涕，并伴有头痛、精神不振等症状。

刮痧

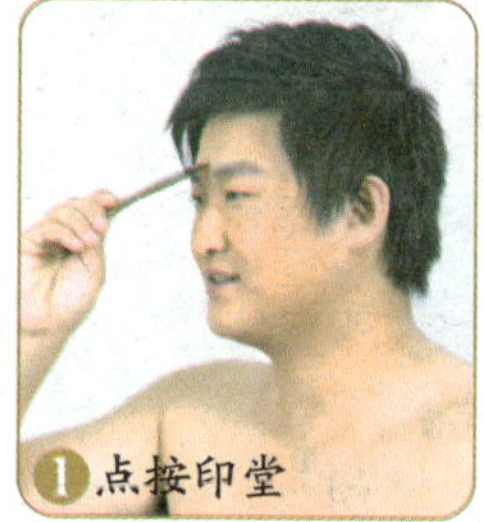

①点按印堂

选穴

主穴 迎香、印堂、上星、肺俞至脾俞、尺泽、合谷

配穴 鼻流清涕者，加风门、大椎、地仓、脾俞、丰隆；鼻流浊涕者，加大椎、曲池

适宜体位

坐位、俯卧位

使用工具

刮痧板

操作手法

首先对主穴进行定位，印堂、迎香用刮痧板的角端进行点按（图①）。然后刮拭上星、肺俞至脾俞，要顺着足太阳膀胱经的经络进行刮拭，用力宜轻，属补法。对于尺泽、合谷可以用力刮拭。

拔罐

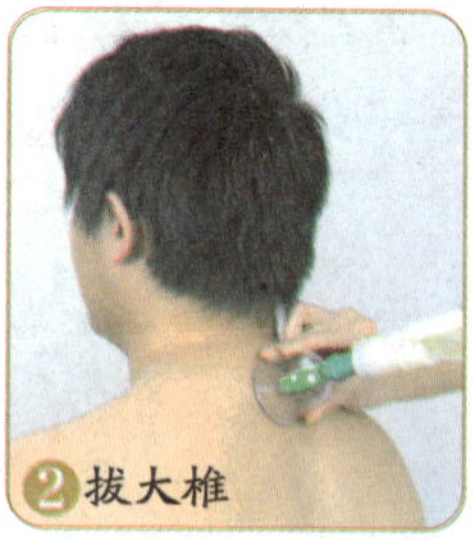

②拔大椎

选穴

主穴 肺俞至气海俞、迎香、合谷、足三里、中府、华盖、风池

配穴 风寒化热型，加大椎、曲池、风池；肝胆火旺型，加太冲；肺虚邪滞者，加风门、身柱；邪留久滞者，加大椎、太阳

适宜体位

坐位、俯卧位

使用工具

火罐、抽气罐

操作手法

首先对主穴进行定位，肺俞至气海俞采用走罐的方法，反复3～5次，至皮肤充血潮红，每日1次。迎香、合谷、足三里、中府、华盖、风池用闪火法进行吸拔，留罐15～20分钟，以局部充血为度，大椎可以用抽气罐对其进行吸拔（图②）。

过敏性鼻炎

过敏性鼻炎是一种因吸入外界过敏性物质，引起的以鼻痒、打喷嚏、流清涕等为主要症状的疾病。中医认为，此病多为肺气虚弱，风寒之邪趁机入侵鼻窍所致。

刮痧

选穴

主穴 双侧耳和髎至迎香、印堂、风府至大椎、合谷、双侧尺泽至列缺

配穴 脾胃虚弱者，加双侧肺俞至脾俞；兼有恶寒发热等表证者，加风池、大椎、大杼

适宜体位

坐位、俯卧位

使用工具

刮痧板

操作手法

首先刮拭耳和髎至迎香，然后刮拭其他的面部穴位，迎香按照从上到下的方向反复刮拭。刮拭风府至大椎的时候用刮痧板的厚缘，以局部皮肤发红为度。

拔罐

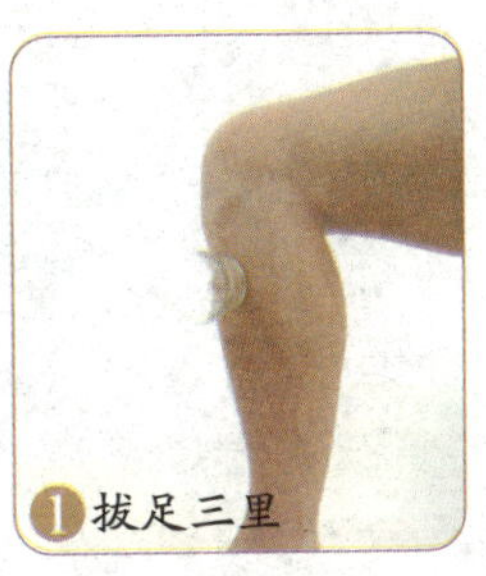
①拔足三里

选穴

主穴 印堂、迎香、口禾髎、合谷、足三里、双侧肺俞和肾俞、命门

配穴 兼有脾胃虚弱者，加脾俞、胃俞、公孙；急性发作者，加风门、风池、大椎

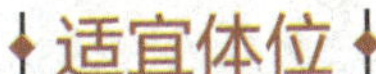

适宜体位

坐位、仰卧位、俯卧位

使用工具

火罐

操作手法

首先进行皮肤常规消毒，选用小号的火罐对面部的印堂、迎香、口禾髎进行吸拔，留罐3分钟，以局部皮肤发红为度。然后用中号的火罐对足三里、肺俞、肾俞、命门进行操作留罐15～20分钟（图①）。

皮肤科病症

湿疹

湿疹应是一种过敏性炎症性皮肤病，以皮疹多样、对称分布、剧烈瘙痒且反复发作、易演变成慢性皮肤病为特征，常在冬季复发或加剧。中医认为，湿疹由肝脾湿热、风邪侵体、肺经不畅所致。

刮痧

选穴

主穴 阴包、阴廉、太冲、足五里

配穴 兼有脾胃虚弱者，加脾俞、胃俞、足三里；伴有渗液者，可加阴陵泉、足三里

适宜体位

坐位

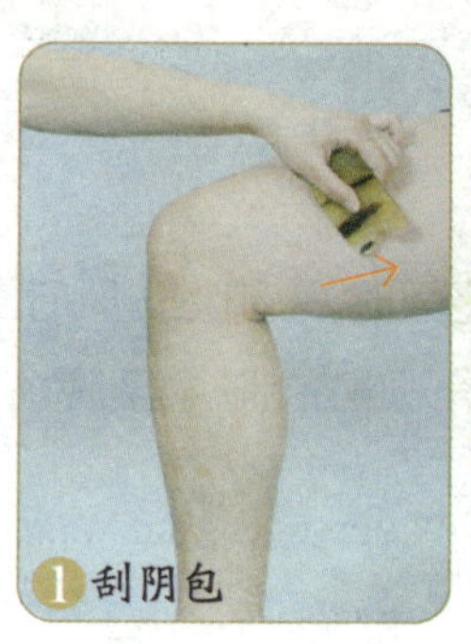
①刮阴包

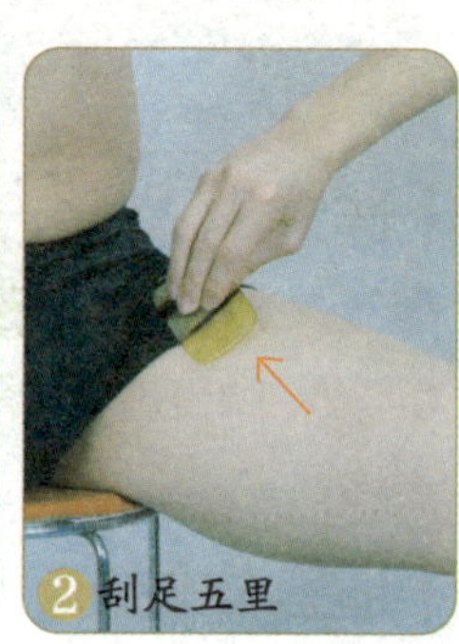
②刮足五里

使用工具

刮痧板

操作手法

先用刮痧板在主穴自下而上轻刮20次（图①、图②），然后随症加用相应的配穴进行操作。

拔罐

选穴

主穴 湿疹点

配穴 阴囊湿疹者，加箕门、血海、曲泉、蠡沟；肛门湿疹者，加长强、曲池、三阴交、神门

适宜体位

坐位

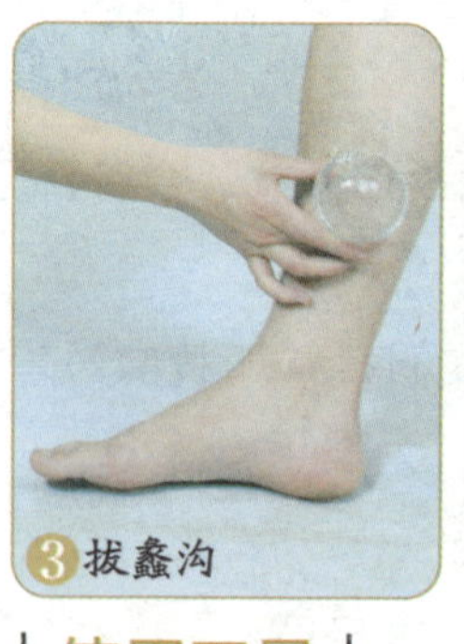
③拔蠡沟

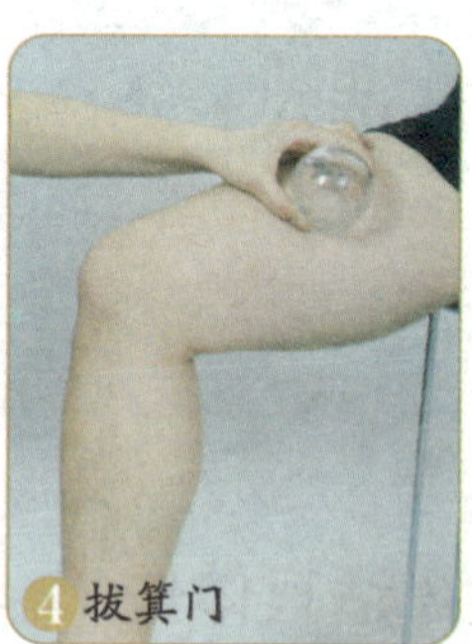
④拔箕门

使用工具

火罐

操作手法

首先要寻找湿疹点，让患者背向光亮处，然后仔细寻找皮肤凹陷、灰色发亮、针头大小的小点，即为湿疹点。选定后用火罐进行吸拔，一般采用闪罐法，重复吸

拔3~5次，以皮肤变红为度，不留罐。蠡沟和箕门在操作的时候用闪火法进行吸拔即可（图③、图④），一般留罐10~15分钟。

艾灸

疗法

◎艾条温和灸

选穴

◎阴陵泉、血海、三阴交、曲池、合谷、三阴交、阿是穴

适宜体位

◎合适体位

使用工具

◎艾条

操作手法

◎患者取合适体位，用艾条温和灸，每次选3~4个穴位，每次每穴施灸10~20分钟，每日1次。也可于奇痒难耐时随时施灸，5~7次为1个疗程，灸至皮肤结痂后脱屑为止（图⑤~图⑦）。

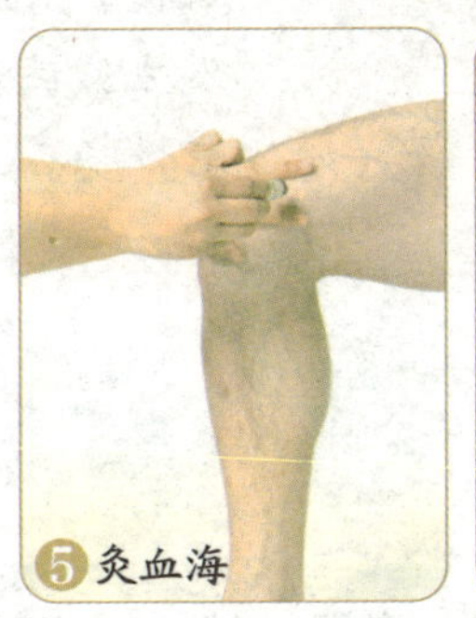
⑤灸血海

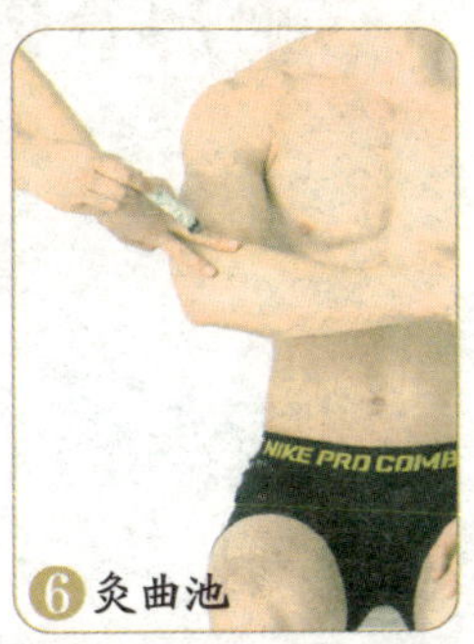

⑥灸曲池

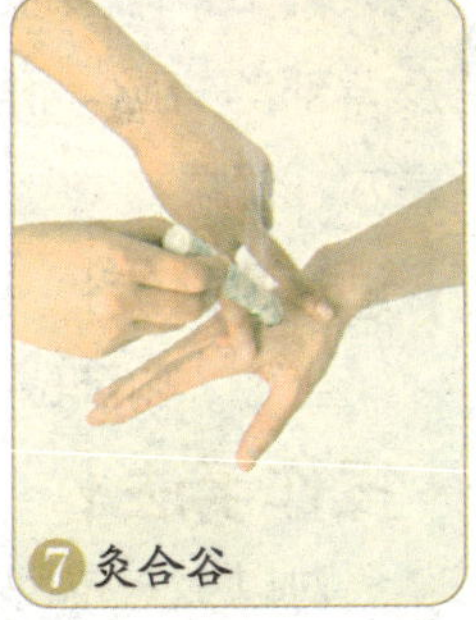
⑦灸合谷

养生小贴士 Tips

龙胆草黄柏敷贴法

原料 龙胆草30克，黄柏12克，地丁、龙葵各6克。

用法 将上述药材捣烂成泥，取适量，然后敷于阿是穴处，每日换药1次。

功效 清热利湿、祛风止痒，对治疗湿疹有效。

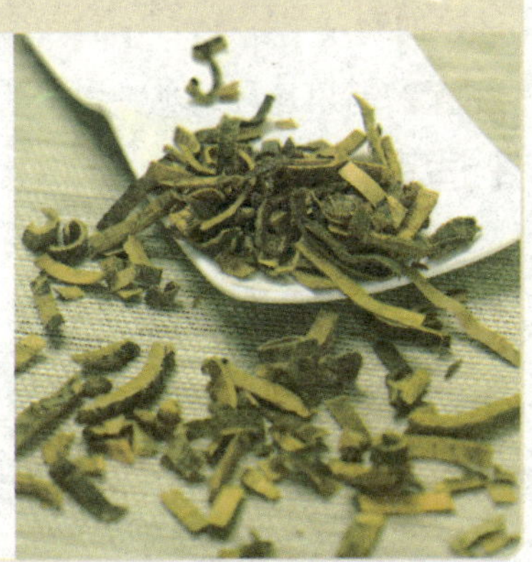

荨麻疹

荨麻疹俗称风团、风疹团，荨麻疹的形成有内外两方面原因，具体来说就是气血虚弱和风邪入侵、胃肠积热所致。症状表现为皮肤黏膜血管发生炎性充血，会有大量液体渗出，出现局部水肿性损害。

刮痧

选穴

风市、阳陵泉、血海、外关、内关及背部的督脉、肝俞、脾俞、肺俞、阿是穴、臂臑

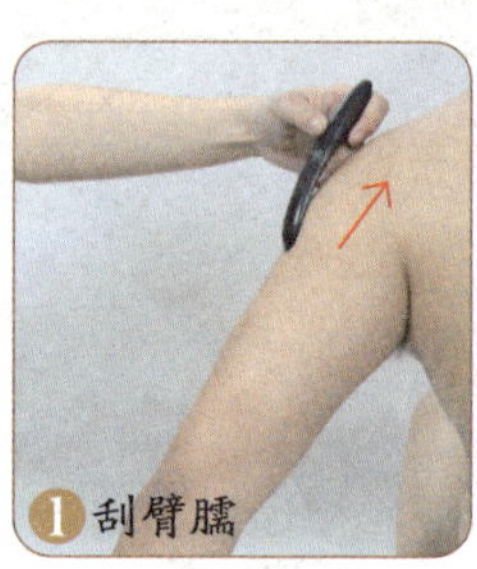
① 刮臂臑

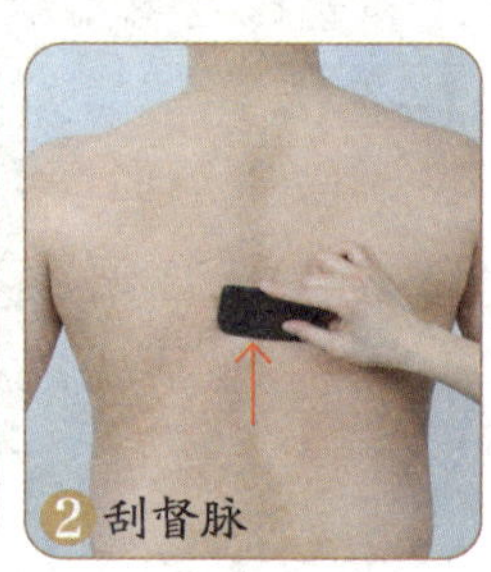
② 刮督脉

适宜体位

坐位、俯卧位

使用工具

刮痧板

操作手法

对以上穴位刮拭可出现紫黑色痧点，尤以风市、阳陵泉出痧最多。如果手、腰、背部痒并有红肿，刮拭臂臑、内关、背部的督脉及阿是穴3分钟（图①、图②）。大腿内侧肉较厚，刮时需用力。

拔罐

选穴

主穴 大椎及背脊两侧膀胱经循行部位、风池、风门、曲池、血海

配穴 荨麻疹局部水肿者，加拔阴陵泉、三阴交

③ 拔足太阳膀胱经

适宜体位

仰卧位、俯卧位

使用工具

火罐

操作手法

背部穴位可用排罐法吸拔足太阳膀胱经（图③），至皮肤起丹痧。其他穴位以单纯罐法，将罐吸拔在穴位上，留罐5～10分钟，连续5～7日。

艾灸

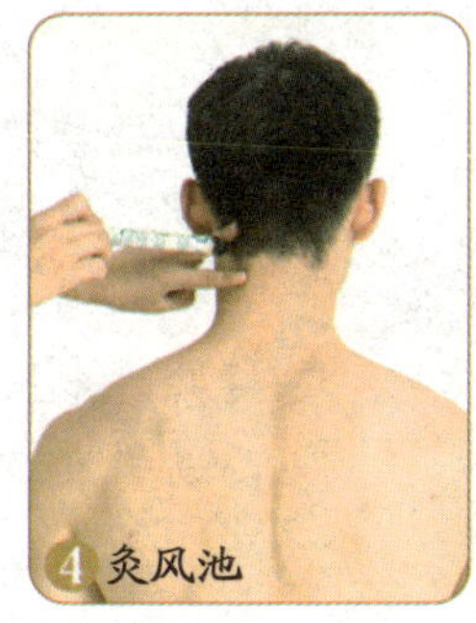
④灸风池

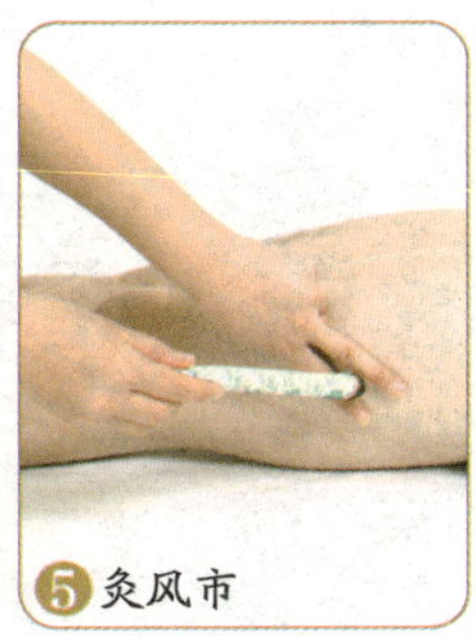
⑤灸风市

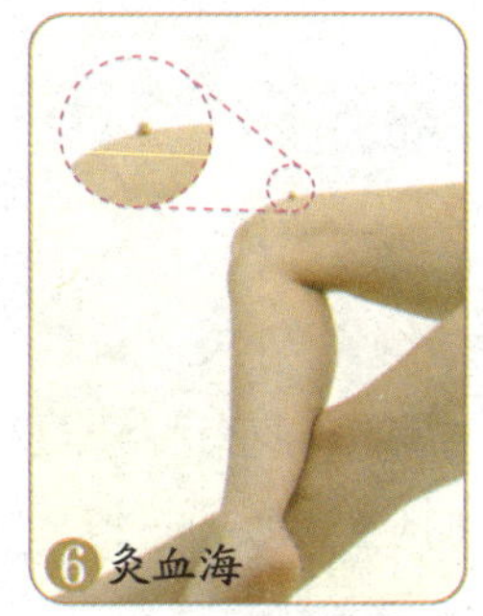
⑥灸血海

疗法

◎艾条温和灸

◎艾炷无瘢痕灸

选穴

◎风池、风市

◎曲池、足三里、合谷、血海、三阴交

适宜体位

◎合适体位

使用工具

◎艾条

◎艾炷

操作手法

◎患者取合适体位，用艾条温和灸，每次每穴施灸5～10分钟，以患者局部皮肤潮红灼热为度，每日1次，10次为1个疗程（图④、图⑤）。

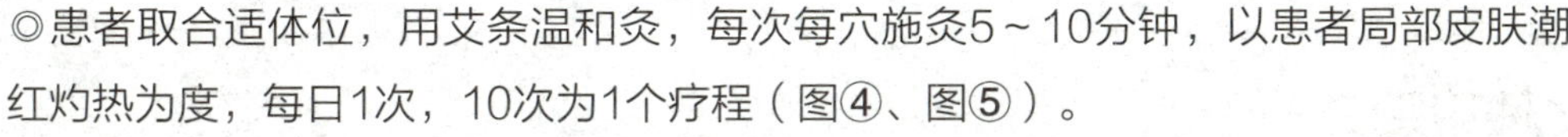

◎患者取合适体位，用艾炷无瘢痕灸，每次每穴施灸3～5壮。急性患者每日2次，2～3次为1个疗程；慢性患者每日1次，10次为1个疗程（图⑥）。

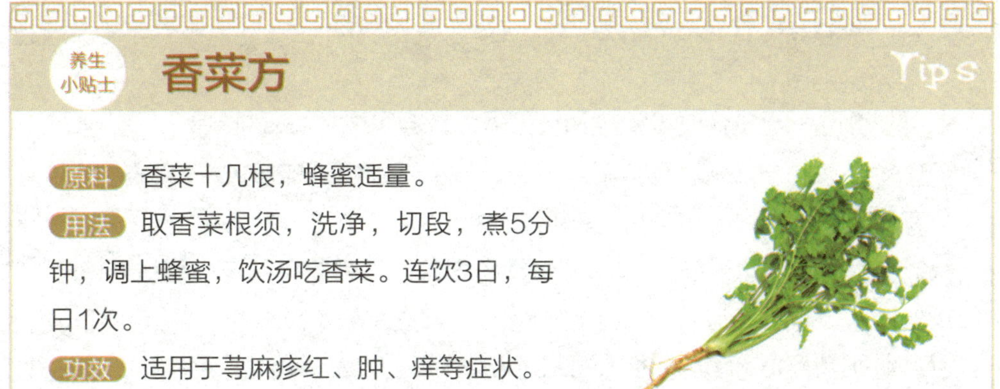

养生小贴士 Tips

香菜方

原料 香菜十几根，蜂蜜适量。

用法 取香菜根须，洗净，切段，煮5分钟，调上蜂蜜，饮汤吃香菜。连饮3日，每日1次。

功效 适用于荨麻疹红、肿、痒等症状。

带状疱疹

带状疱疹是由水痘–带状疱疹病毒引起的急性炎症性皮肤病，其主要特点为簇集型水疱，沿一侧周围神经呈群集带状分布，并伴有明显的神经痛。中医认为，平时喜食肥甘厚味导致湿热下注易引发本病。

刮痧

选穴

主穴 外关、曲泉、太冲、侠溪、血海、胆俞

配穴 兼有脾经湿热者，加阴陵泉、三阴交、内庭；兼有瘀血阻络者，加曲池、合谷、支沟

适宜体位

坐位

使用工具

刮痧板

操作手法

按常规方法刮拭主穴，如从近端向远端刮拭曲泉至太冲（图①）。可根据病情选择配穴。

①刮曲泉到太冲

养生小贴士 二黄柏树枝方 Tips

原料 雄黄、大黄各15克，柏树枝50克，冰片3克，芝麻油适量。

制法 将柏树枝烧灰，再与前2味共研细末，另将芝麻油烧沸，倒入药末，待凉后加入冰片，搅成糊状，备用。

用法 均匀地敷于患处，外用消毒纱布覆盖，再用胶布固定，每日可换药2次。

功效 清热解毒，消肿散瘀，适用于带状疱疹。

银屑病

银屑病是一种常见的慢性皮肤病，其特征是出现大小不等的丘疹、红斑，表面覆盖有银白色鳞屑，边界清楚，好发于头皮、四肢及背部。

刮痧

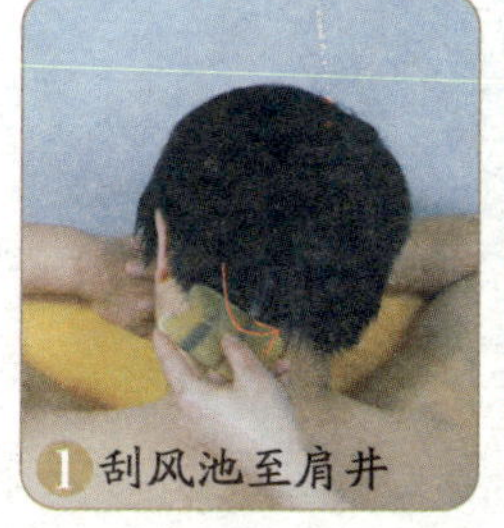
①刮风池至肩井

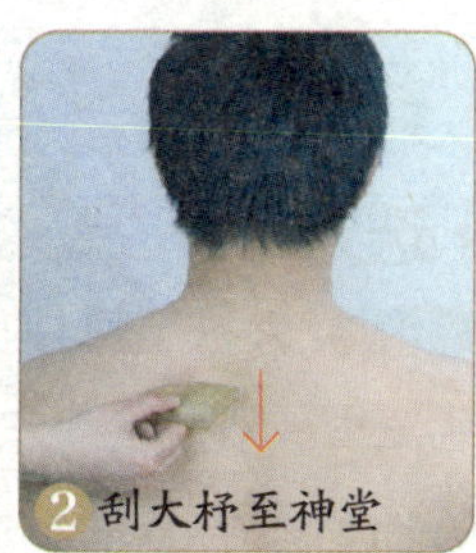
②刮大杼至神堂

选穴

主穴 风池至肩井、大椎、大杼、膏肓、神堂

配穴 兼有发热者，加曲池、曲泽、委中；气血凝滞者，加血海、风门、大椎、膈俞、太冲

适宜体位

坐位、俯卧位

使用工具

刮痧板

操作手法

重刮以上各经穴部位3～5分钟，尤其应该重刮风池至肩井、大杼至神堂等经穴部位（图①、图②）。

拔罐

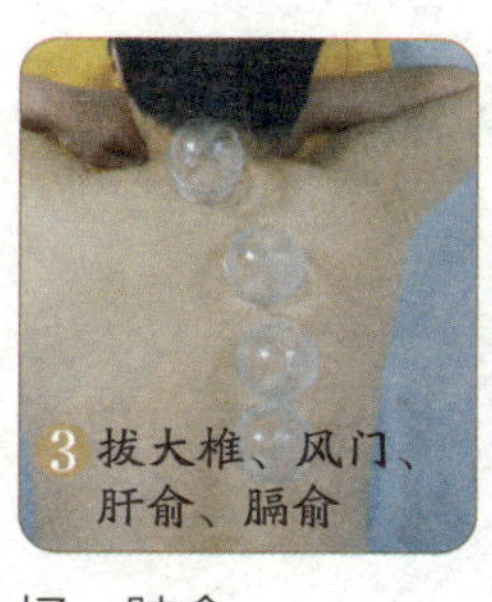
③拔大椎、风门、肝俞、膈俞

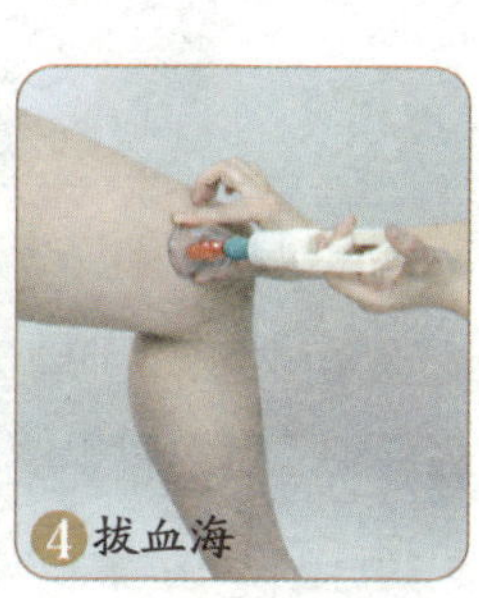
④拔血海

选穴

主穴 大椎、风门、肝俞、膈俞、血海、足三里

配穴 兼有气血不足或年长者，加脾俞、胃俞、关元；瘙痒明显者，加风池、大杼、肺俞

适宜体位

俯卧位、坐位

使用工具

火罐、抽气罐

操作手法

颈、背部穴位用火罐（图③），留罐15～20分钟。血海、足三里可用抽气罐（图④）。

皮肤瘙痒症

皮肤瘙痒症是指无原发性皮损，以瘙痒为主症的皮肤病。皮肤瘙痒症可分为局限性和全身性两类。局限性瘙痒多与局部摩擦刺激、细菌或神经症有关；全身性瘙痒多与慢性疾病如糖尿病、肝胆病、恶性肿瘤有关。

刮痧

选穴

主穴 大椎至身柱、百会、双侧曲池至手三里、双侧治痒穴、双侧漏谷至商丘

配穴 兼有气血凝滞者，加膈俞、三阴交、血海、脾俞

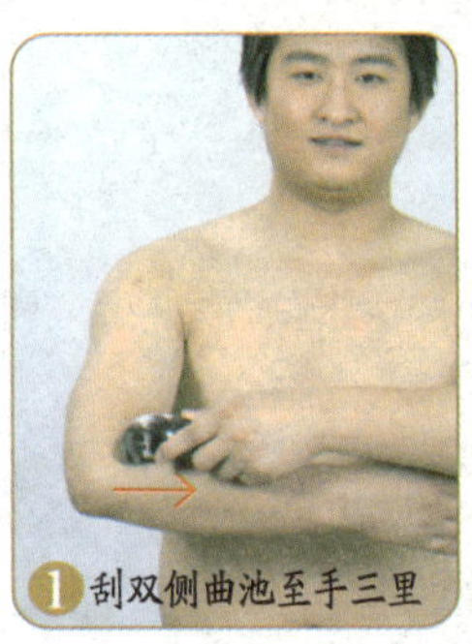
①刮双侧曲池至手三里

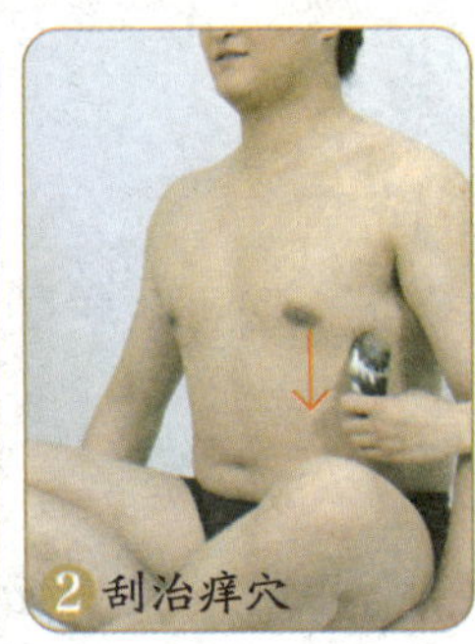
②刮治痒穴

适宜体位

坐位

使用工具

刮痧板

操作手法

以刮痧板的薄缘刮拭双侧曲池至手三里、治痒穴（图①、图②），以皮肤变成紫红色或出现痧痕为度。

拔罐

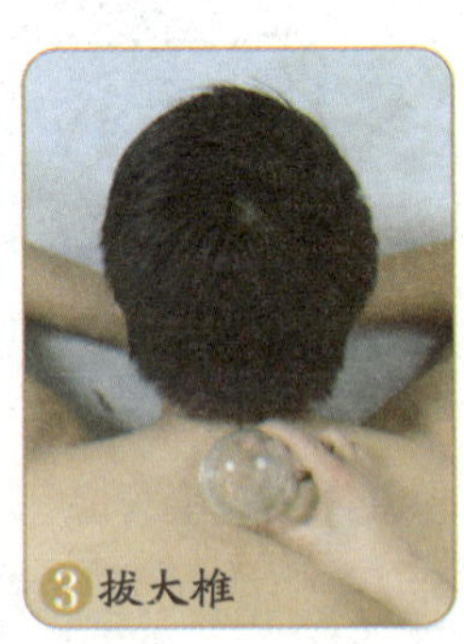
③拔大椎

选穴

主穴 大椎、肺俞、脾俞

配穴 体质虚弱者，加关元、足三里

适宜体位

俯卧位

使用工具

火罐

操作手法

选用大小适度的火罐在穴位用闪火法拔罐（图③），并留罐10～15分钟。隔日进行1次，连续3次为1个疗程。

艾灸

疗法

◎艾条回旋灸

选穴

◎列缺、肺俞、风门、膈俞、脾俞、曲池、血海、中府、章门、风市

适宜体位

◎合适体位

使用工具

◎艾条

操作手法

◎患者取合适体位，用艾条回旋灸，每次选3~4个穴位施灸10~15分钟，以患者局部皮肤潮红灼热为度，每日1次，10次为1个疗程，每个疗程之间休息1日（图④~图⑥）。

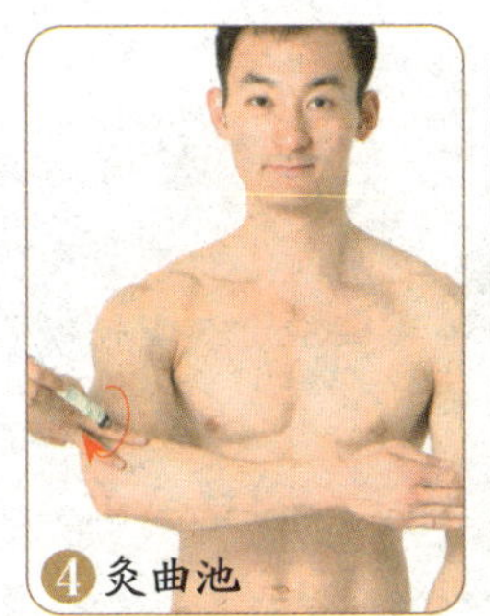

④灸曲池

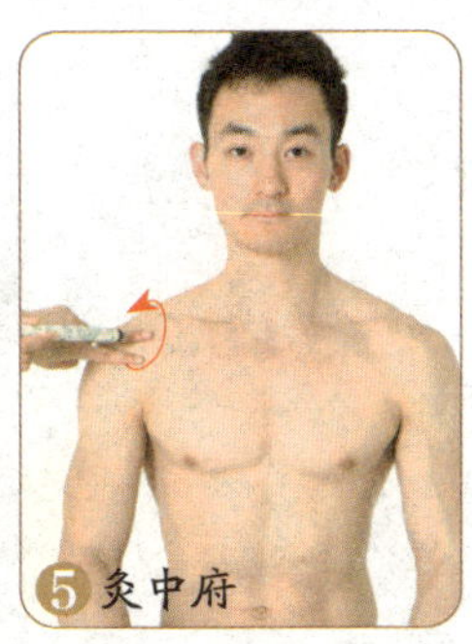

⑤灸中府

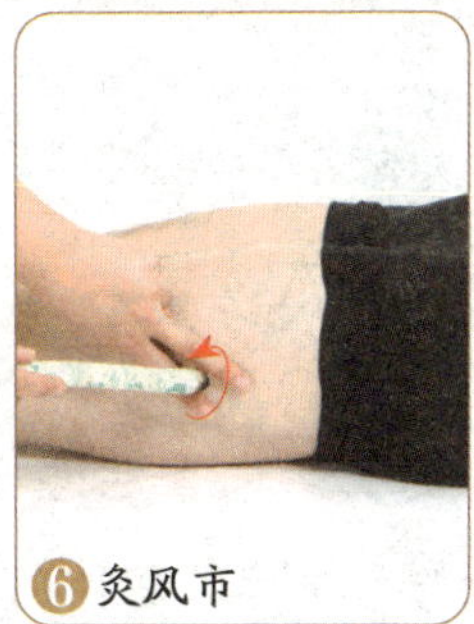

⑥灸风市

养生小贴士 桃仁栀子苦参方 Tips

原料 桃仁、栀子、苦参、黄柏、苍术、鲜桃叶各10克，冰片6克。

用法 将除鲜桃叶之外的所有药材共研细末，需用时取出10克，与鲜桃叶一同捣烂成泥，敷贴于神阙穴上，用保鲜膜覆盖，外用胶布固定。每2日换药1次，连续3次为1个疗程。

功效 祛风、润燥，可有效缓解皮肤瘙痒症状。

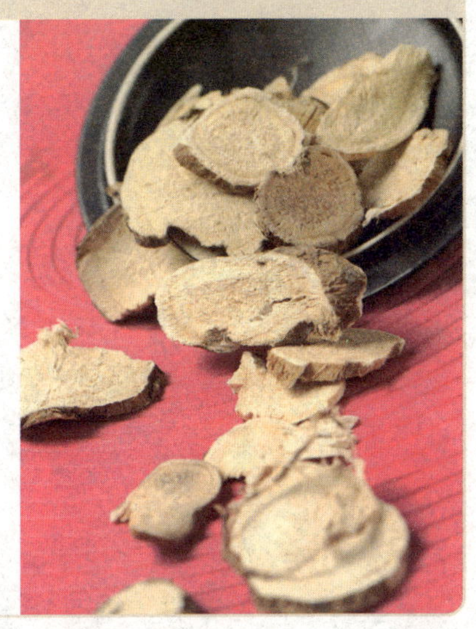

痤疮

痤疮即青春痘，俗称粉刺，是青春期青少年常见的皮肤病，多见于15~24岁的青年男女。中医认为，脾胃湿热、肺经蕴热、血热蕴结都会导致痤疮。痤疮是发生在毛囊皮脂腺的慢性皮肤病，最直接的致病原因就是毛孔堵塞。

刮痧

选穴

主穴 大椎、大杼、膏肓、神堂、肺俞、肾俞、曲池至合谷、丰隆至足三里、三阴交

配穴 痰热壅盛而皮肤痤疮反复发作，经久不消者，加丰隆、血海、地机

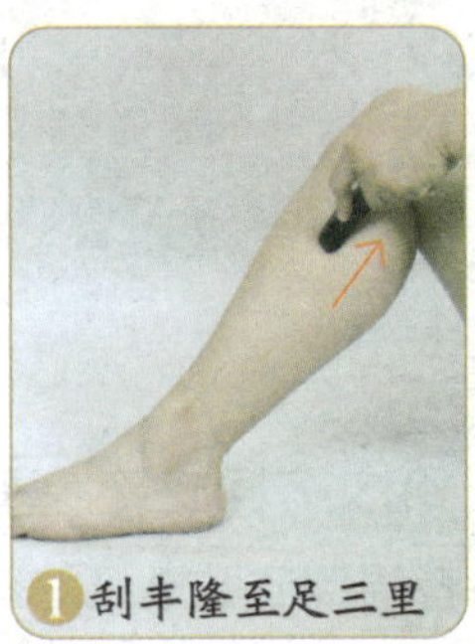
①刮丰隆至足三里

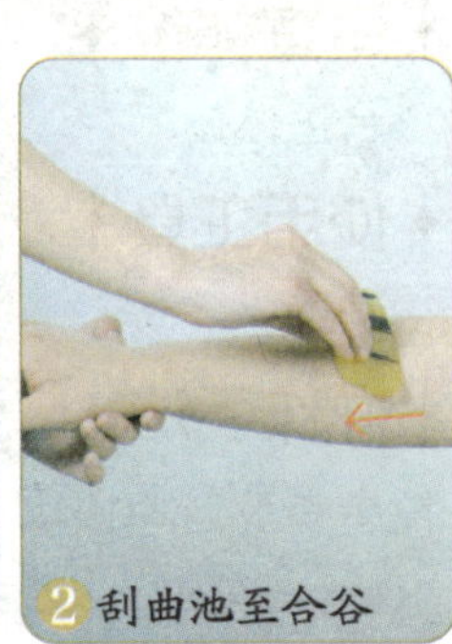
②刮曲池至合谷

适宜体位

坐位

使用工具

刮痧板

操作手法

刮拭肺俞、肾俞，以皮肤出现痧痕为度，然后从膏肓刮至神堂。刮拭丰隆至足三里是逆着足阳明胃经的循行进行操作的，以皮肤发红为度（图①）。从曲池至合谷用刮痧板的薄缘进行刮拭，可用重力（图②）。

拔罐

选穴

主穴 灵台、委中、大椎、三阴交、足三里

配穴 肺经风热者，配身柱、肺俞、风门

③拔灵台

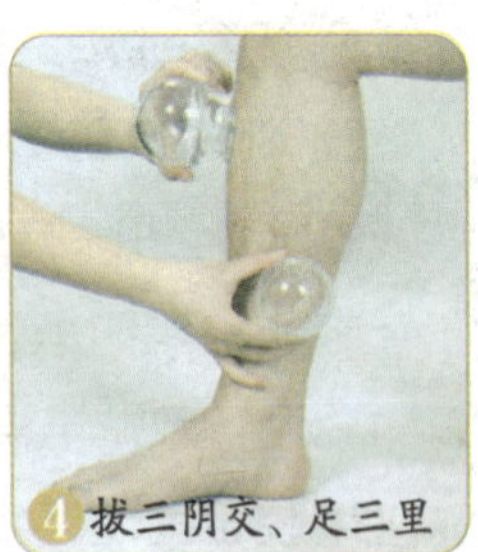
④拔三阴交、足三里

适宜体位

俯卧位、坐位

使用工具

火罐

操作手法

主穴采用火罐法，留罐15~20分钟。隔日1次，10次为1个疗程（图③、图

④）。随症选用配穴拔罐。

艾灸

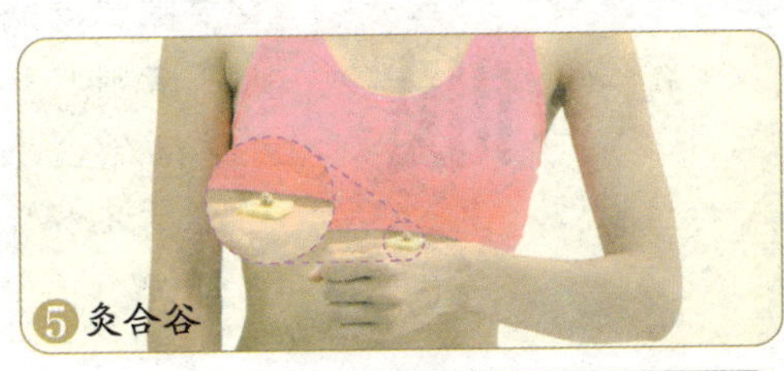
⑤灸合谷

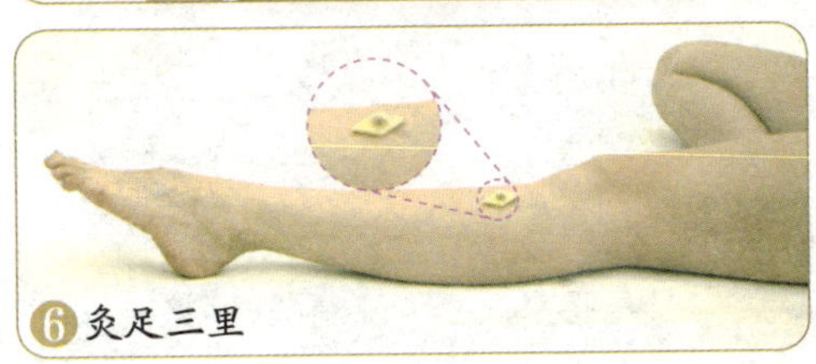
⑥灸足三里

疗法

◎艾炷隔姜灸

选穴

◎足三里、曲池、血海、三阴交、合谷

适宜体位

◎合适体位

使用工具

◎艾炷

操作手法

◎患者取合适体位，用艾炷隔姜灸，每次每穴施灸5～7壮，每日1～2次（图⑤、图⑥）。

养生小贴士 Tips

芦荟叶方

原料 鲜芦荟叶3～5片，凡士林适量。

用法 芦荟叶洗净，捣烂，绞汁，加凡士林配成软膏。每日早、晚揉擦患部各1次。

功效 适用于痤疮。

白果方

原料 白果适量。

用法 白果去掉外壳，种仁用刀切成平面。每晚睡觉前，用温水洗净患处（不要用肥皂），用白果频擦患处。一般7～14日为1个疗程。

功效 适用于痤疮。

亚健康和不适症状

失眠

失眠，是以夜间不易入睡或睡而易醒为主要症状的病症。虚者多属阴虚火旺、心脾两虚，实者则与肝郁化火、痰热内扰有关。失眠严重的人常常会感到头昏脑胀、精神萎靡、倦怠无力、食欲不振、注意力不集中、记忆力减退、健忘怔忡。

刮痧

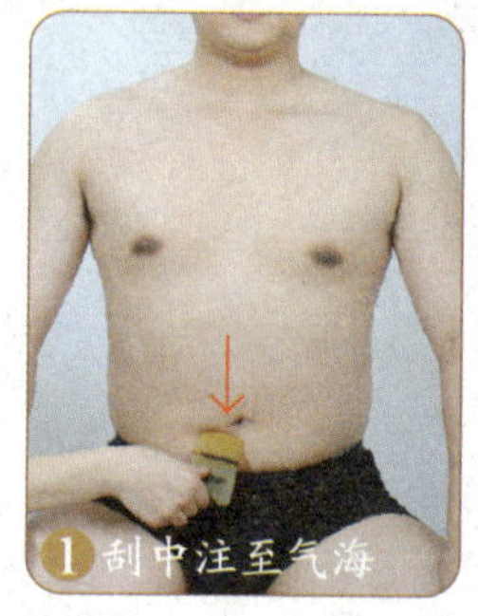
①刮中注至气海

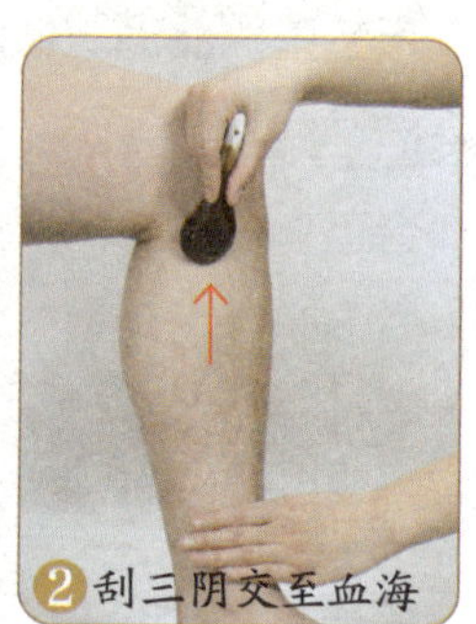
②刮三阴交至血海

选穴

主穴 气海至关元、双侧中注至气海、双侧肝俞、脾俞至肾俞、双侧神门、双侧内关、双侧足三里、双侧三阴交至血海

配穴 兼有肝气郁滞者，加胆俞、期门；兼有痰浊者，加丰隆

适宜体位

坐位

使用工具

刮痧板、瓷勺

操作手法

用刮痧板的后缘或瓷勺沿着由下至上的顺序刮拭中注至气海（图①），沿着从下到上的顺序刮拭三阴交至血海（图②）。

拔罐

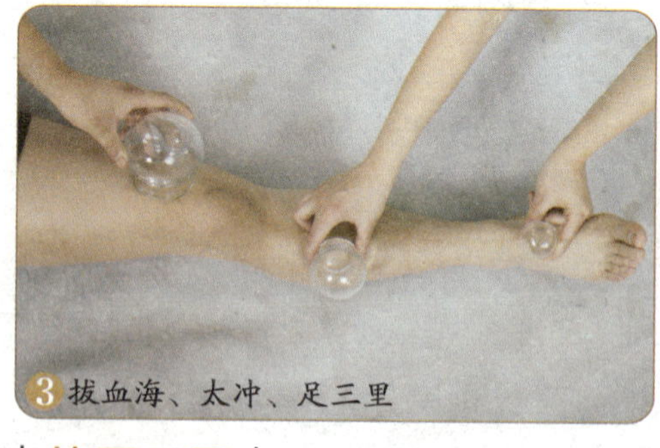
③拔血海、太冲、足三里

选穴

主穴 膈俞、气海、关元、肾俞、血海、足三里、太冲

配穴 肝郁型，加肝俞；脾虚型，加胃俞、脾俞；肾虚型，加照海

适宜体位

坐位

使用工具

火罐

操作手法

首先选用主穴进行操作，用闪火法吸拔穴位，然后留罐10～15分钟，以皮肤

变成紫红色或者罐内有水气为度。对于血海、太冲、足三里可以用排罐的方法（图③），血海、足三里用中号火罐进行吸拔。

艾灸

疗法

◎艾炷无瘢痕灸

◎艾炷隔姜灸

选穴

◎百会、神门

◎阳陵泉、三阴交、气海、中极

④灸神门

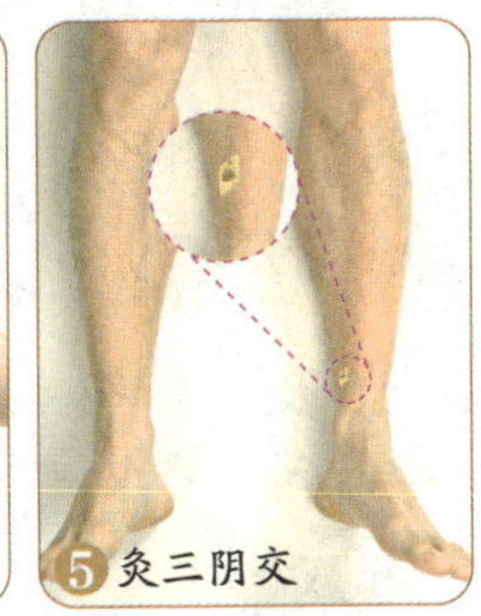

⑤灸三阴交

适宜体位

◎坐位

◎合适体位

使用工具

◎艾炷

操作手法

◎患者取坐位，用艾炷无瘢痕灸，每次每穴施灸3壮，每日1次，10次为1个疗程，疗程间休息1日。灸百会时要先将其周围的头发分开，必要时可将此处的头发剪掉，让穴位露出来（图④）。

◎患者取合适体位，用艾炷隔姜灸。每次每穴施灸3～5壮，以皮肤潮红为度。每日1次，7次为1个疗程（图⑤）。

养生小贴士 Tips

吴茱萸肉桂敷贴法

原料 吴茱萸、肉桂各5克。

用法 将所有药材共研细末，临睡前取药末5克，加入蜂蜜调匀，制成软膏，敷贴于神门、三阴交穴位上。每日换药1次，两侧穴位轮换敷贴。

功效 可有效缓解失眠。

健忘

健忘是指记忆力差、遇事易忘的症状，多由心脾两虚、年老体弱、肾精不足等原因引起。男性的发病率明显高于女性。

刮痧

选穴

主穴 心俞、肾俞、志室、太溪

配穴 兼有淤阻经络者，加丰隆、膈俞、地机；年高体弱者，加脾俞、胃俞、足三里

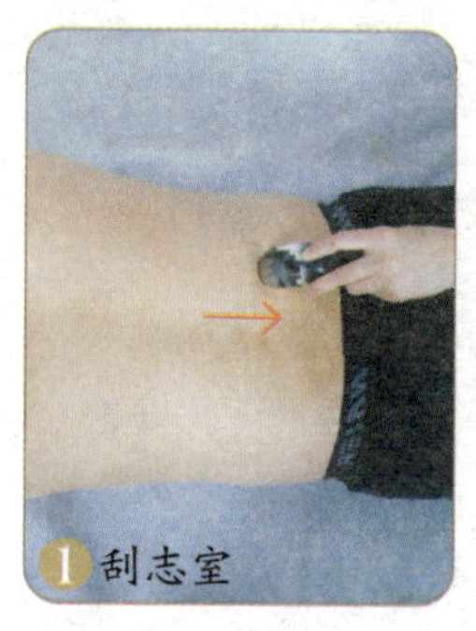

①刮志室

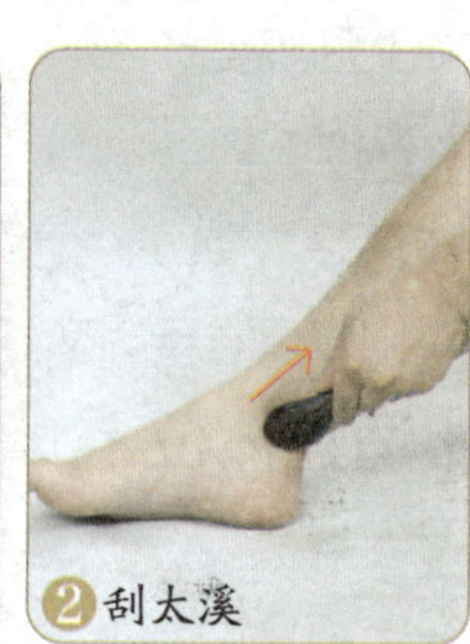

②刮太溪

适宜体位

坐位、俯卧位

使用工具

刮痧板、瓷勺

操作手法

心俞、志室、肾俞采用补法，即要循着足太阳膀胱经的走行，由上至下进行刮拭。足三里和太溪则采用平补平泻的方法，刮拭太溪的时候可以逆着经络的循行由上至下进行操作，用力要轻（图①、图②）。

拔罐

选穴

主穴 百会、中脘、足三里、志室

配穴 脾胃不足，气血虚弱者，加脾俞、三阴交；兼有心悸失眠者，加神门、郄门

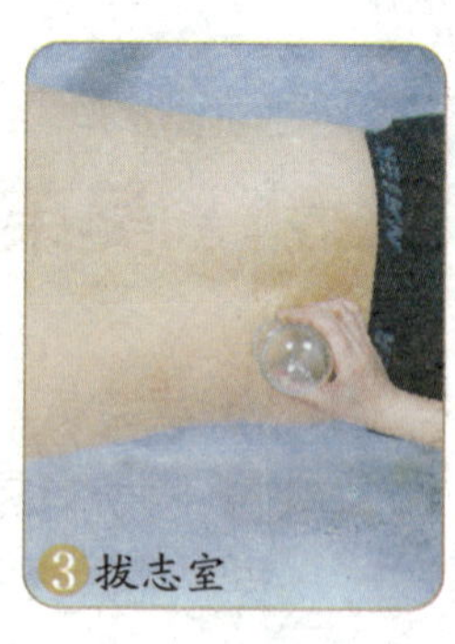

③拔志室

适宜体位

坐位、俯卧位

使用工具

火罐

操作手法

按照常规方法对志室（图③）、中脘、足三里进行拔罐，留罐30分钟，每天1次，5次为1个疗程。

艾灸

疗法

◎艾炷隔姜灸

◎艾条温和灸

选穴

◎百会、神门、肾俞

◎主穴 心俞；

配穴 脾俞、肾俞、气海

4 灸神门

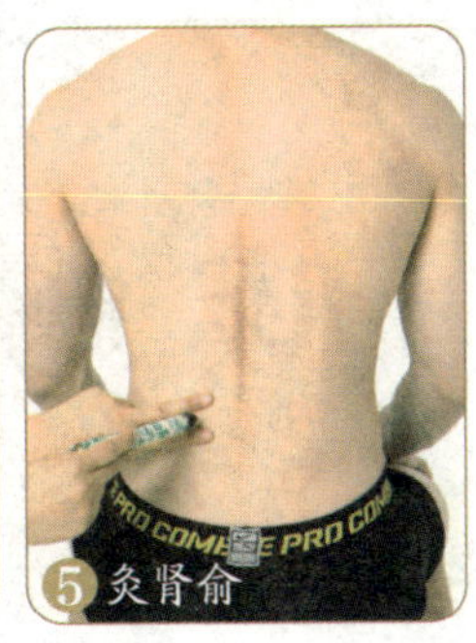

5 灸肾俞

适宜体位

◎坐位

◎合适体位

使用工具

◎艾炷

◎艾条

操作手法

◎患者取坐位，用艾炷隔姜灸，以施灸处感到温热、舒适为度，时间为30分钟，每日1次（图④）。

◎患者取坐位，用艾条温和灸，以施灸处感到温热为度，时间为30分钟（图⑤）。

养生小贴士 **莲子冰糖饮** Tips

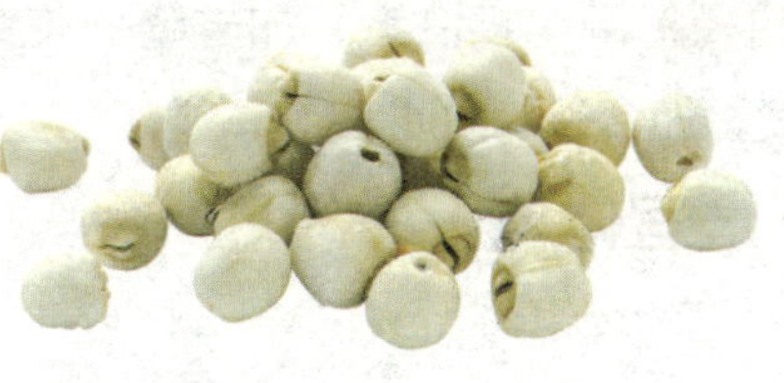

原料 莲子250克，冰糖适量。

做法 莲子用凉水浸泡，去除内心，倒入锅内，小火炖煮至莲子熟软时，加入冰糖调味即可。

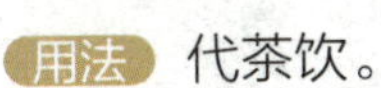

用法 代茶饮。

功效 健脾养心，益智安神。适用于用脑过度、健忘、失眠等症。

咳嗽

咳嗽分为外感咳嗽和内伤咳嗽。外感咳嗽常因气候变化引起，常伴有头痛、身痛、鼻塞、流涕、咽干等外感症状；而内伤咳嗽则是由于脏腑功能失调影响到肺所致，往往咳嗽时间较长，而且反复发作。中医外治疗法可以通过对体表的作用影响深层气血的流通，从而促进邪气的外泄。

刮痧

选穴

主穴 天突、膻中、尺泽、肺俞

配穴 外感邪气所引起者，加风池、风门；内伤咳嗽者，加脾俞、肾俞、三阴交；痰多者，加丰隆、足三里；胸闷者，加内关

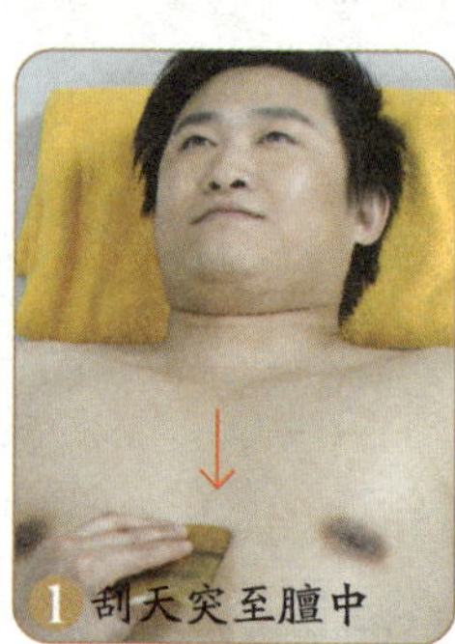
1 刮天突至膻中

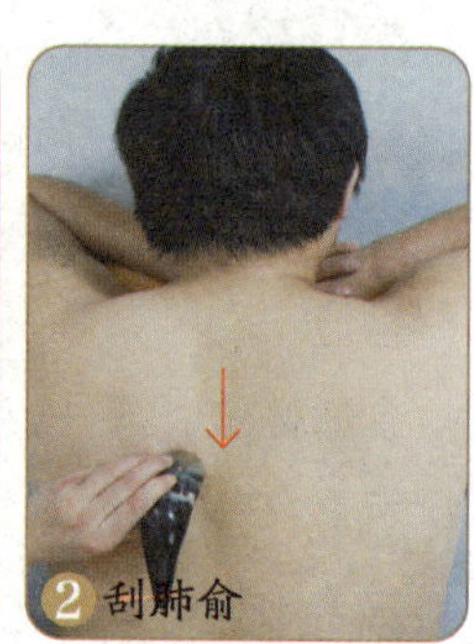
2 刮肺俞

适宜体位

坐位、仰卧位

使用工具

刮痧板、瓷勺

操作手法

用刮痧板的厚缘从天突至膻中进行刮拭（图①），再用瓷勺刮尺泽、肺俞，直到皮肤出现痧痕或变成紫红色为止（图②）。

拔罐

选穴

主穴 风门、肺俞、大椎、天突、膻中

配穴 兼有痰浊者，加丰隆；兼有发热者，加合谷、曲池

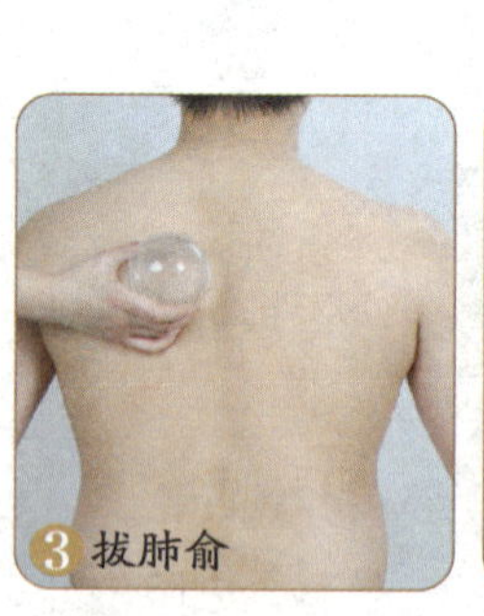
3 拔肺俞

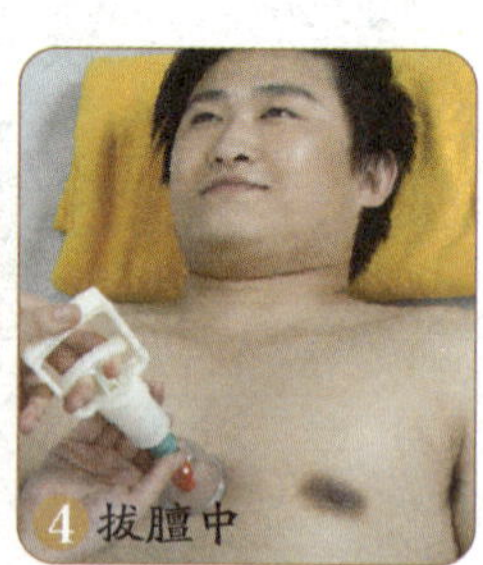
4 拔膻中

适宜体位

坐位、仰卧位

使用工具

火罐、抽气罐

操作手法

祛邪解表的穴位，常用的是大椎、肺俞和风门穴（图③），每天选2～3个穴位交替选用。膻中采用单纯留罐法（图④）。拔罐时间不能太长，以免引起气胸。

艾灸

疗法

◎艾炷隔姜灸和艾条雀啄灸

◎艾条温和灸

选穴

◎天突、肺俞、列缺、关元

◎肺俞、脾俞、太渊、合谷、丰隆

适宜体位

◎合适体位

使用工具

◎艾炷、艾条

◎艾条

操作手法

◎患者取合适体位，在肺俞、天突、关元行艾炷隔姜灸，每次每穴5壮（图⑤）；在列缺行艾条雀啄灸，每次灸约10分钟，每日1次，10次为1个疗程。

◎患者取合适体位，用艾条温和灸，每次每穴10～15分钟，以患者皮肤发热潮红为度，每日1次，每5～10次为1个疗程，疗程间休息7日（图⑥）。

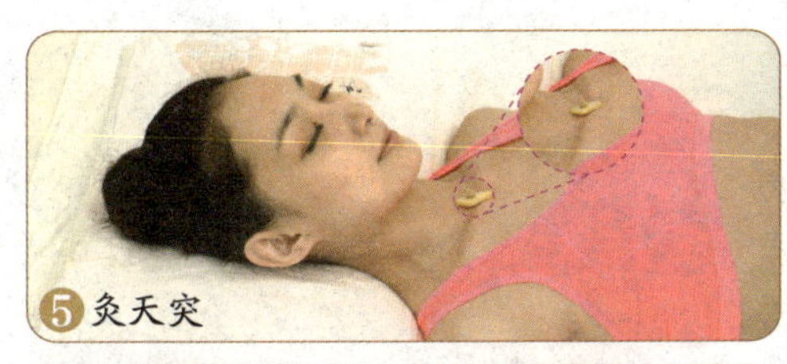

⑤灸天突

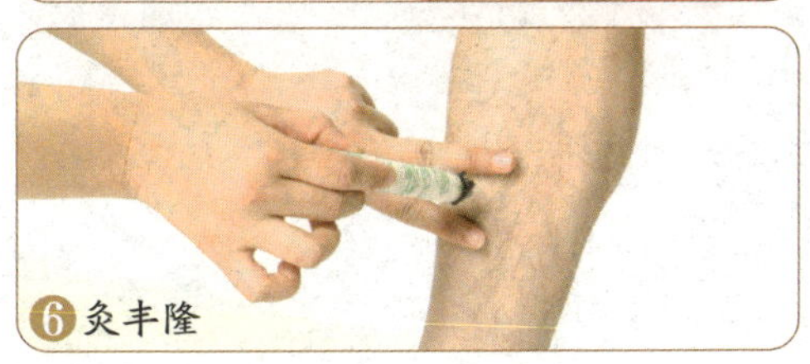

⑥灸丰隆

养生小贴士 **糖煮雪花梨** Tips

原料 雪花梨500克，蜂蜜、白砂糖各适量。

做法 1.将雪花梨用流水洗净，然后用果皮刀去皮，切成小块。

2.锅里加水，放入雪花梨块，用大火煮滚，然后转为小火慢煮，煮到水分收干时放入白砂糖和蜂蜜即可。

用法 直接食用。

功效 生津润肺，化痰止咳。适用于咳嗽症状。

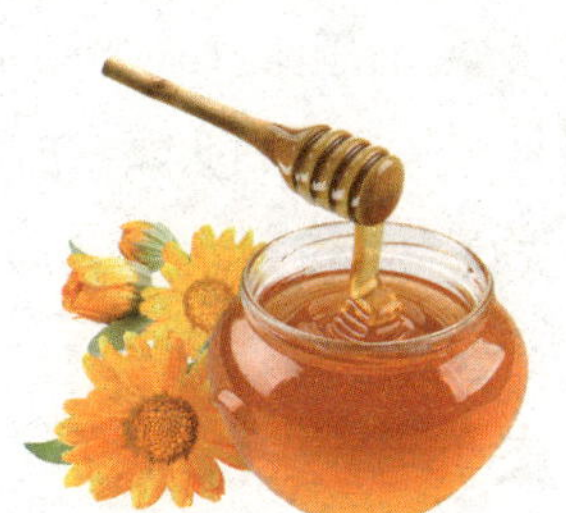

头痛

头痛分为外感和内伤两种。外感头痛常因感受风邪所致，内伤头痛与肝、脾、肾三脏功能紊乱所致的气血失调有关。

刮痧

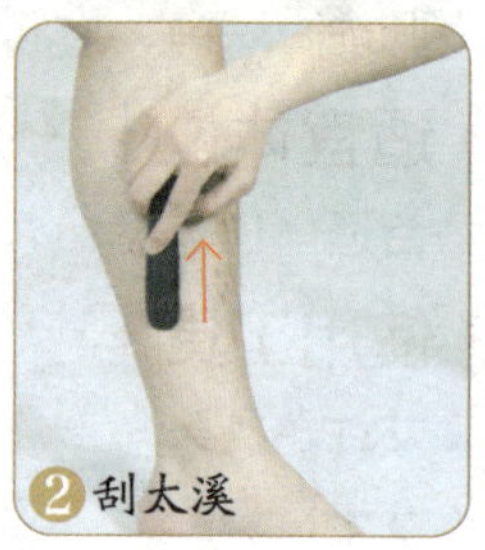

①刮印堂　②刮太溪

选穴

主穴 前额疼痛，印堂、太阳、百会、头维、合谷；偏头痛，太阳、风池、阳陵泉；巅顶痛，百会、太冲

配穴 外感头痛加列缺；内伤头痛加三阴交、肝俞、肾俞、太溪

适宜体位

坐位、俯卧位

使用工具

刮痧板、瓷勺

操作手法

先刮主穴，到痧痕出现。再随症选用相应的配穴，延着由下至上的方向刮拭（图①、图②）。

拔罐

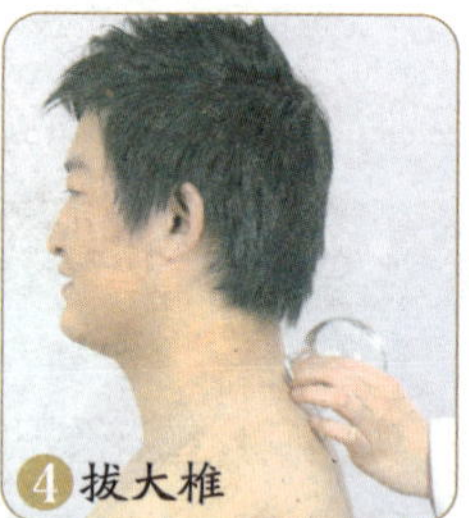

③拔太阳　④拔大椎

选穴

主穴 太阳、大椎

配穴 前额头痛，加印堂；偏头痛，加风池；头顶及后头痛，加百会

适宜体位

坐位

使用工具

火罐

操作手法

选用合适大小的火罐，对太阳、大椎进行吸拔，留罐5～10分钟（图③、图④）。每日1次，7日为1个疗程，并随症选用配穴。

中暑

中暑是指机体长期处在高温和热辐射的条件下，其体温调节中枢出现障碍，并有水、电解质的代谢紊乱及神经系统的功能损害症状的总称。刮痧和拔罐简易方便，很适合中暑的家庭急救。

刮痧

选穴

主穴 大椎、委中、曲池、尺泽

配穴 兼有胸闷者，加膻中；头痛者，加印堂、太阳；昏迷者，加掐或针刺人中

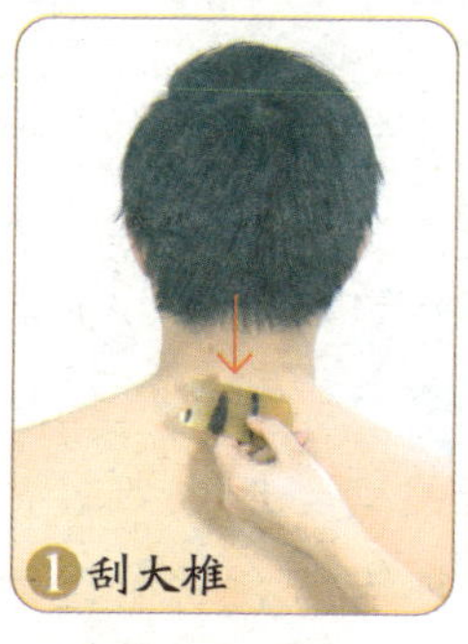
①刮大椎

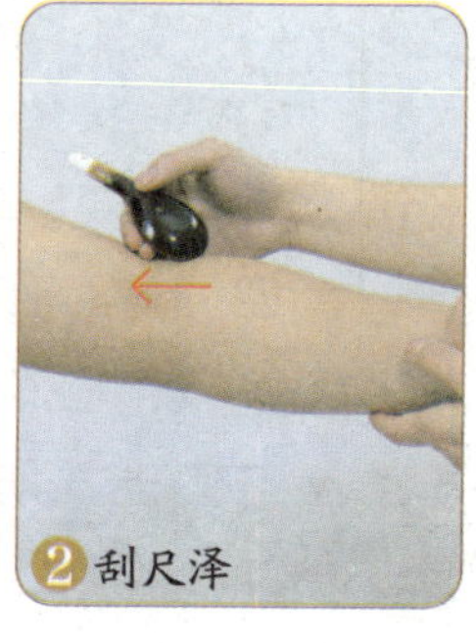
②刮尺泽

适宜体位

坐位、俯卧位

使用工具

刮痧板、瓷勺

操作手法

使用泻法，重刮主穴（图①、图②）。可随症刮试配穴。

拔罐

选穴

主穴 足三里、大椎、曲池、合谷、内关

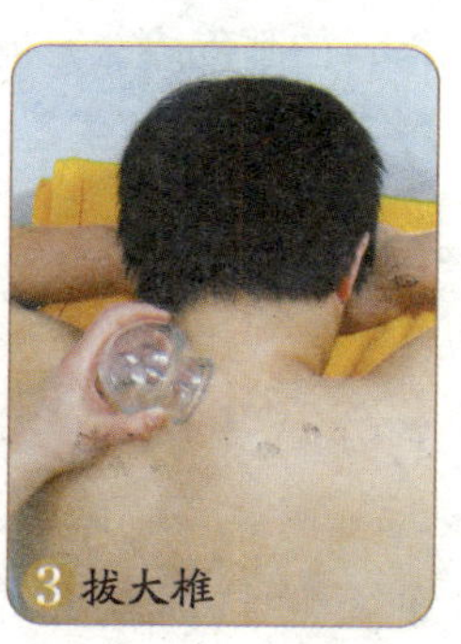
③拔大椎

适宜体位

坐位、俯卧位

使用工具

火罐

操作手法

对以上主穴进行拔罐、留罐，并给予清凉饮料（图③）。

眩晕

眩晕是目眩和头晕的总称，以眼花、视物昏暗发黑为眩；以视物旋转，不能站立为晕，两者合并称为眩晕。中医认为，其主要与肝肾不足、气血肾精不能上承有关。

刮痧

选穴

主穴 四神聪、百会至风府、双侧肝俞、肾俞、双侧三阴交

配穴 肝阳上亢所致者，加太溪、太冲；痰浊内盛者，加丰隆；恶心呕吐者，加内关、中脘

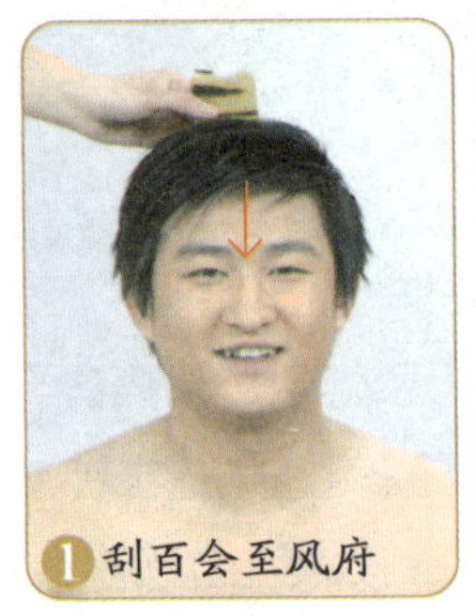

①刮百会至风府

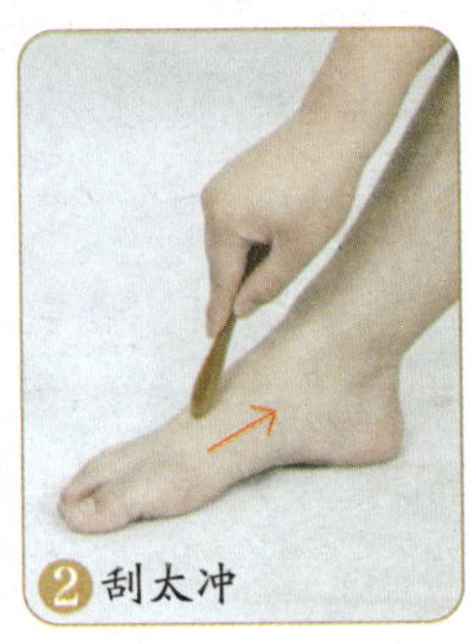

②刮太冲

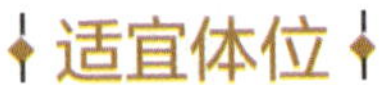

适宜体位

坐位

使用工具

刮痧板、瓷勺

操作手法

以百会穴为中心，向四神聪、风府穴刮拭（图①）；刮拭太冲应逆着经络进行，由腿向脚趾方向（图②）。

拔罐

选穴

主穴 太冲、太溪、肾俞

配穴 气血虚者加脾俞、关元、足三里；肝阳上亢者加用风池、行间、侠溪；兼肝肾阴亏者加肝俞、阴谷；痰浊中阻者加内关、丰隆、解溪

③拔太冲

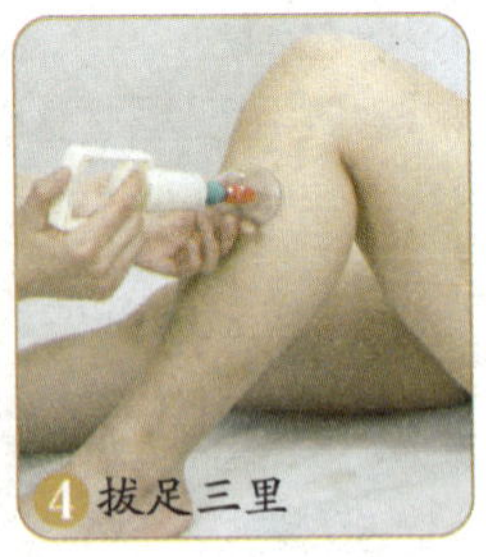

④拔足三里

适宜体位

坐位、仰卧位

使用工具

抽气罐

操作手法

留罐法，以上提及的太冲等主穴各拔3分钟（图③）。可根据病情配足三里等

穴，方法同主穴（图④）。

艾灸

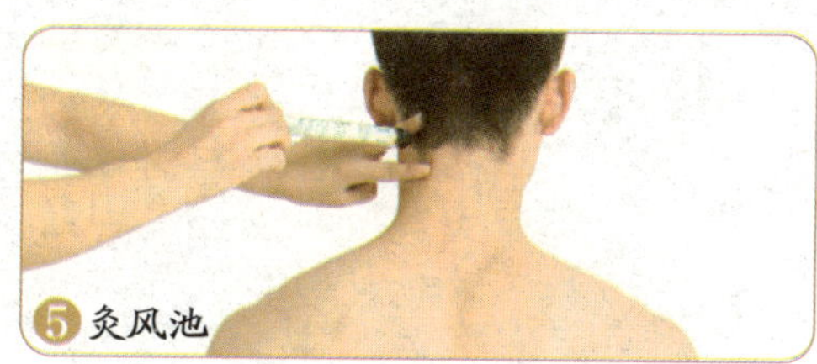
⑤ 灸风池

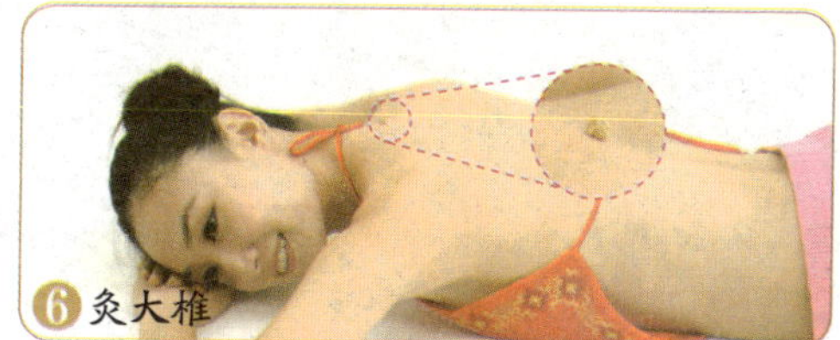
⑥ 灸大椎

疗法

◎艾条温和灸

◎艾炷无瘢痕灸

选穴

◎百会、风池、外关、三阴交

◎百会、大椎、中脘、肝俞

适宜体位

◎合适体位

使用工具

◎艾条

◎艾炷

操作手法

◎患者取合适体位，用艾条温和灸，每次每穴灸5分钟，隔日1次，10次为1个疗程。疗程间休息5日（图⑤）。

◎患者取合适体位，将百会处的头发剃除，涂上一层凡士林，将麦粒大小的艾炷置于穴位上，实施无瘢痕灸，灸5～7壮。其他穴位用黄豆大小的艾炷施灸5壮，隔日1次，10次为1个疗程。疗程间休息5日（图⑥）。

养生小贴士 菊花粳米粥 Tips

原料 干菊花10克，陈粳米50克，冰糖少许。

做法 干菊花去蒂择净，磨成菊花末；陈粳米、冰糖加水500毫升，煮至米汤浓稠，调入菊花末，用小火稍煮片刻，待粥稠停火，加盖闷5分钟。

用法 每日1剂，分2次温服。

功效 疏风清热，止痛。适用于外感风热所致头晕目眩。

腹胀

腹胀常常伴有相关的症状，如呕吐、腹泻、嗳气等；也可以是客观上的检查所见，有腹部的一部分或全腹部膨隆。腹部肌肉较厚，刮痧和拔罐可以通过较强的刺激，达到调整腹部气机的作用，从而缓解腹胀症状。

刮痧

选穴

主穴 中脘、脾俞、内关

配穴 兼有血瘀者，加用地机、膈俞；兼有气滞者，加太冲；因虚所致者，加三阴交

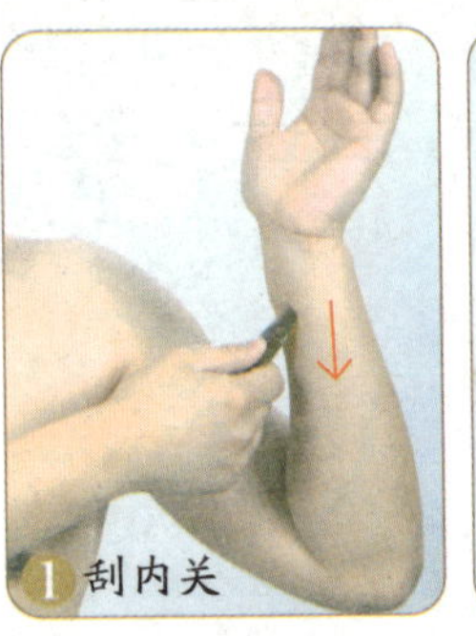
1 刮内关

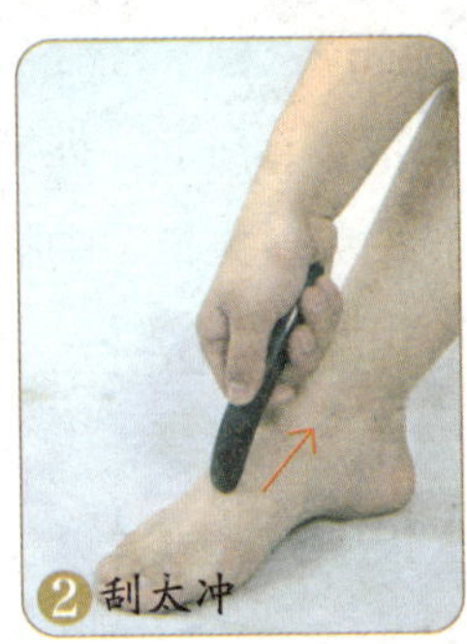
2 刮太冲

适宜体位

仰卧位、坐位

使用工具

刮痧板

操作手法

先刮拭主穴，直至皮肤出现痧痕，刮拭内关需由远端至近端，亦可用刮痧板的角端进行点按（图①）。刮拭太冲也是逆着经络由近端向远端操作（图②）。

拔罐

选穴

主穴 天枢、足三里、脾俞

配穴 寒湿者加中脘、大肠俞；湿热者加中脘、阴陵泉、三阴交；伤食者加脾俞、胃俞、中脘；兼有肝气郁滞者，加期门、太冲

3 拔天枢

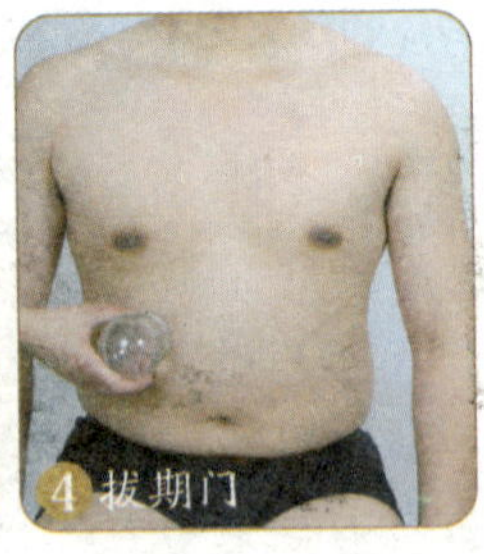
4 拔期门

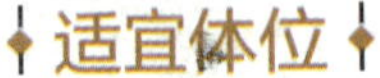

适宜体位

坐位、仰卧位

使用工具

火罐、抽气罐

操作手法

天枢可采用抽气罐吸拔，一般留罐15～20分钟（图③）。足三里、脾俞用闪火法，亦可用闪罐法。期门要用火罐，留置时间不能太长，5分钟即可（图④）。

便秘

便秘是指大便秘结，排便间隔时间延长，或虽有便意，但排便不畅。中医学将其分为气秘、热秘、实秘、虚秘四种。中医认为，便秘主要是由阴血亏虚、气机郁滞、脾气虚弱等原因造成。

刮痧

选穴

主穴 双侧支沟、天枢、双侧足三里至上巨虚

配穴 兼有气滞者，加太冲穴；兼有热者，加内庭、合谷穴；兼有肾虚者，加肾俞、太溪穴

①刮支沟

②刮足三里至上巨虚

适宜体位

坐位、仰卧位

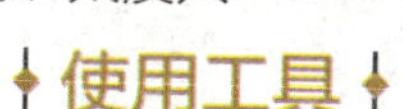

使用工具

刮痧板、瓷勺

操作手法

由支沟穴向腕部方向刮拭（图①），由天枢穴向下刮拭，以皮肤潮红直至出现痧痕为度。双侧足三里至上巨虚亦是由上至下而进行刮拭（图②）。

拔罐

选穴

主穴 天枢、大横、脾俞、胃俞、大肠俞、小肠俞

配穴 属于寒秘者，加气海、关元、肾俞、水道穴；因气滞引起、矢气频发者，加中脘、行间

③拔大横

适宜体位

仰卧位、俯卧位

使用工具

火罐

操作手法

大横、小肠俞等主穴位均采用留罐法，用拔罐器在穴位上，留罐10～15分钟，隔日1次，10次为1个疗程（图③）。

自汗盗汗

自汗是指白天无明显诱因而时时出汗，动则益甚的病症，又称自汗出。盗汗是以入睡后出汗，醒后汗出即止为特征的一种病症。刮痧和拔罐都有助于调节阴阳的失调，从而起到固表止汗的作用。

刮痧

选穴

主穴 神门、双侧肺俞至脾俞、内关、合谷、足三里

配穴 阴虚内热明显者，加肾俞、肝俞、太溪；汗泄不止者，加复溜、后溪

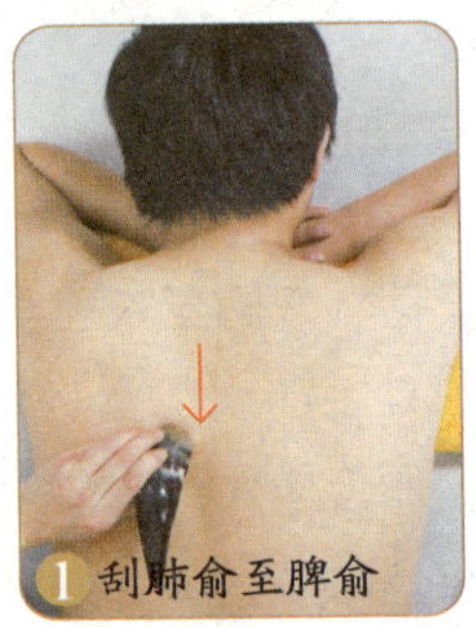
①刮肺俞至脾俞

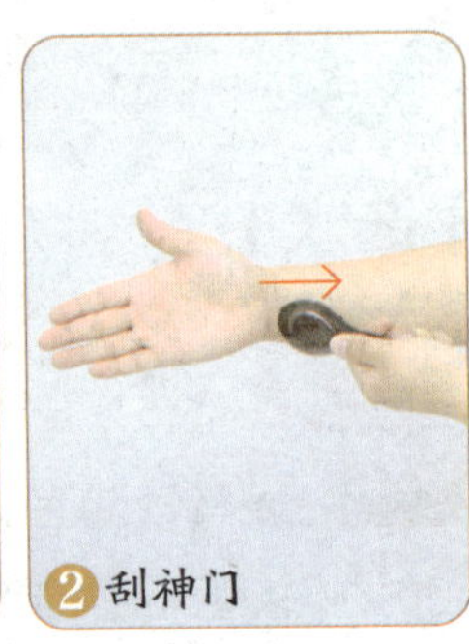
②刮神门

适宜体位

坐位、俯卧位

使用工具

刮痧板、瓷勺

操作手法

沿着足太阳膀胱经循行的顺序，从肺俞刮拭到脾俞，采用平补平泻，直到皮肤出现潮红为止（图①）。刮拭神门，沿着由远端至近端的方向进行（图②）。

拔罐

选穴

主穴 涌泉、大椎、肺俞、膏肓俞、脾俞、复溜

配穴 汗出过多者，加后溪、筑宾；易感冒者，加风门、风池、足三里

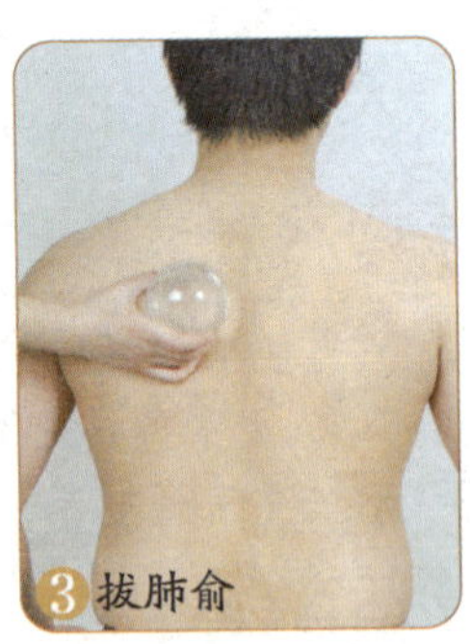
③拔肺俞

适宜体位

仰卧位、坐位

使用工具

火罐

操作手法

选用合适大小的火罐，对大椎、肺俞等穴进行吸拔，每日1次，7日为1个疗程。

呃逆

呃逆是以胃气不降，上冲动膈而致喉间呃呃连声，声短而频，且不能自制的病症。常因饮食不节、胃失和降或情志不和、肝气犯胃或正气亏虚、耗伤中气等引起。刮痧、拔罐则有助于和胃降逆止呃。

刮痧

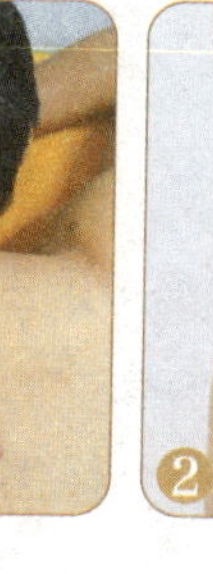

①刮夹脊穴

②点按内关

选穴

主穴 中脘、内关、足三里、夹脊穴、膈俞

配穴 兼有气滞者，加膻中、太冲；因胃寒引起者，加上脘；虚呃，加胃俞、膻中

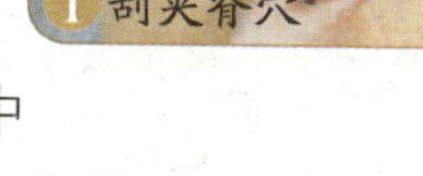

适宜体位

坐位、俯卧位

使用工具

刮痧板、瓷勺

操作手法

沿着背部的夹脊穴刮痧（图①），每侧各3行，然后重刮其他主穴，再随症刮拭配穴。内关穴可以用刮痧板角端点按（图②）。

拔罐

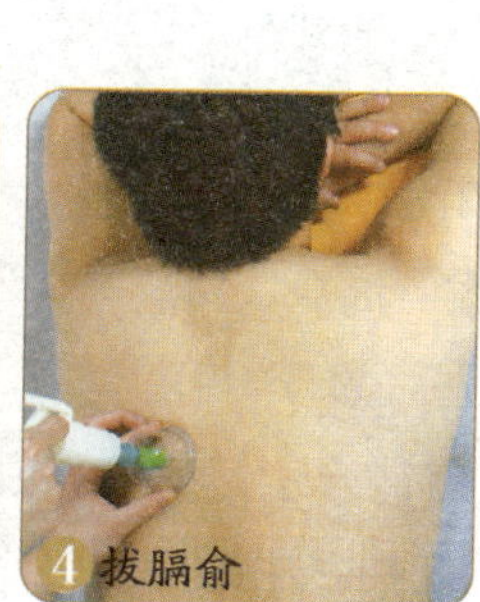

③拔中脘

④拔膈俞

选穴

主穴 膈俞、上脘或中脘、气海、阿是穴

配穴 寒呃者加中脘；热呃者加内庭；痰呃者加丰隆、行间；郁呃者加期门

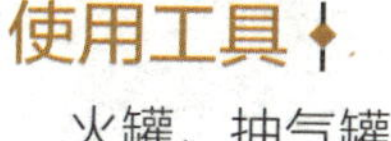

适宜体位

俯卧位、仰卧位

使用工具

火罐、抽气罐

操作手法

分次选择任脉上的上脘或中脘（图③）、气海穴以及膈俞（图④）。用大号火罐或抽气罐，在上述穴位进行操作，留罐15分钟，每日1次。

胃痛

胃痛又称胃脘痛，是以剑突下胃脘近心窝处常发生疼痛为主的疾患。其常见原因有寒邪客胃、饮食伤胃、脾胃虚弱等。刮痧、拔罐可以利用其通经活络的作用，缓解胃部疼痛。

刮痧

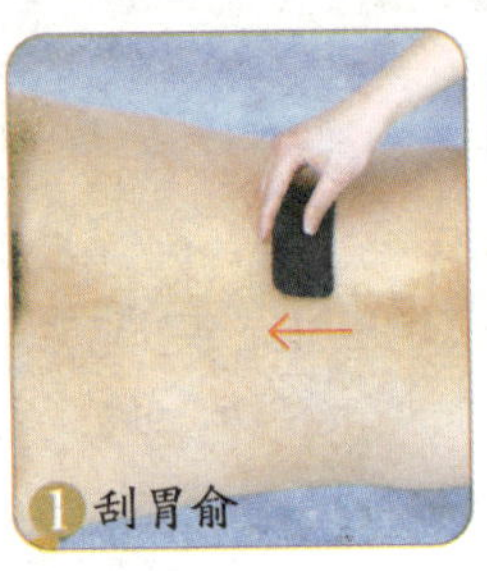
1 刮胃俞

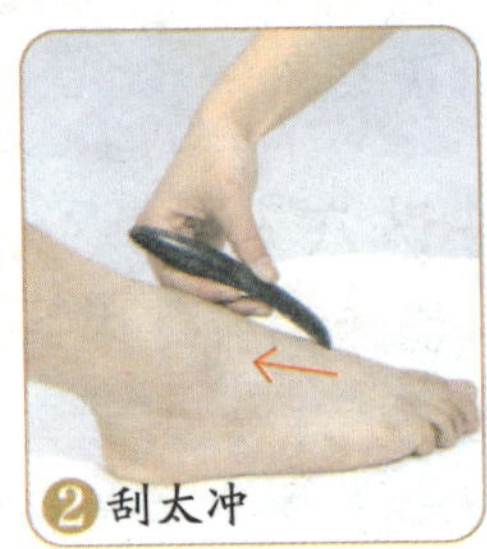
2 刮太冲

选穴

主穴 中脘、胃俞、足三里、太冲

配穴 兼有瘀血者，加膈俞、公孙、内关

适宜体位

坐位、俯卧位

使用工具

刮痧板、瓷勺

操作手法

胃俞在背部，故刮拭要柔和，肌肉丰厚的地方用刮痧板的厚缘，四肢可以用其薄缘（图①）。太冲在足部，可以选用刮痧板的边缘进行治疗（图②）。

拔罐

3 拔关元

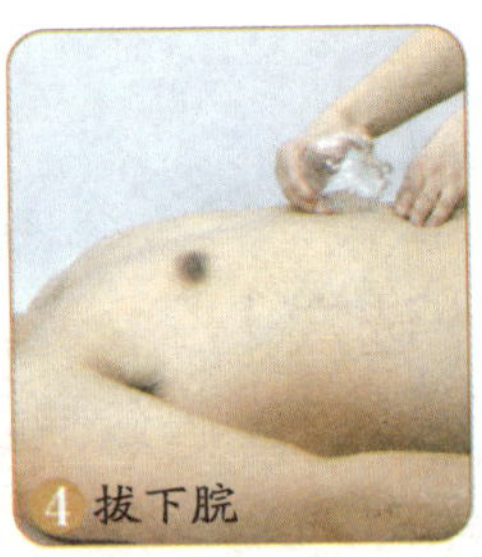
4 拔下脘

选穴

主穴 上脘、中脘、下脘、关元

配穴 脾胃虚弱者，加足三里，胃俞；因情志引起者，加太冲；兼有呕吐者，加内关、梁门

适宜体位

俯卧位、仰卧位

使用工具

火罐

操作手法

关元、下脘等主穴均采用单纯拔罐法（图③、图④）。即按规常方法行罐，用较大口径的罐，留罐5分钟，每日1次。可随症选择配穴。

腰痛

腰痛是以腰部一侧或两侧疼痛为主要症状的病症。其疼痛可放射到腿部，常伴有外感或内伤症状。刮痧、拔罐不仅可以疏通腰部的气血，而且可以缓解腰痛症状。

刮痧

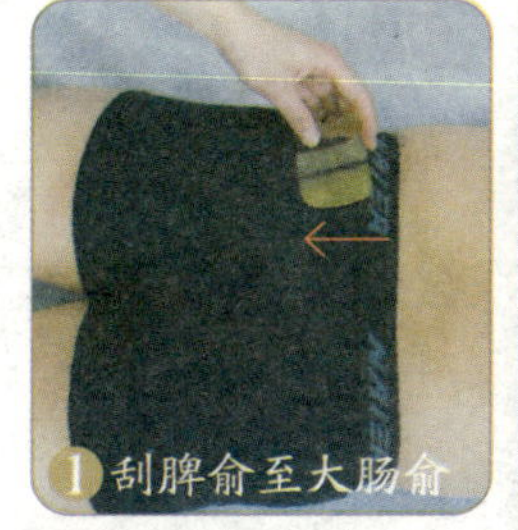
1 刮脾俞至大肠俞

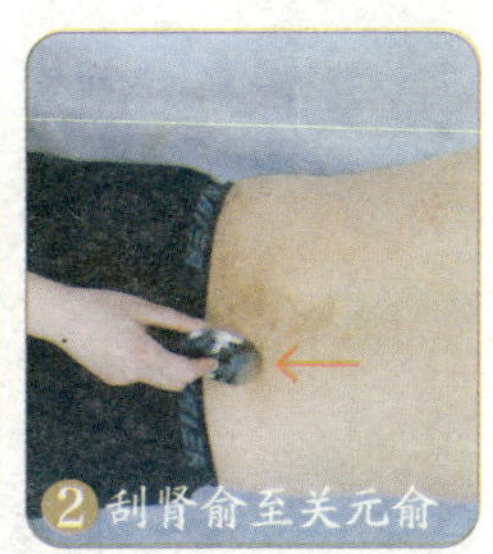
2 刮肾俞至关元俞

选穴

主穴 双侧的脾俞至大肠俞、肾俞至关元俞，双侧的后溪、阿是穴

配穴 因寒湿所致者，加命门、大肠俞、阴陵泉、委中；因湿热引起者，加阴陵泉、三阴交、委中；兼有瘀血阻滞者，加膈俞、血海、委中

适宜体位

仰卧位、俯卧位

使用工具

刮痧板、瓷勺

操作手法

刮拭双侧脾俞至大肠俞、肾俞至关元俞时用力要轻柔（图①、图②）。阿是穴可用刮痧板的角端点按。

拔罐

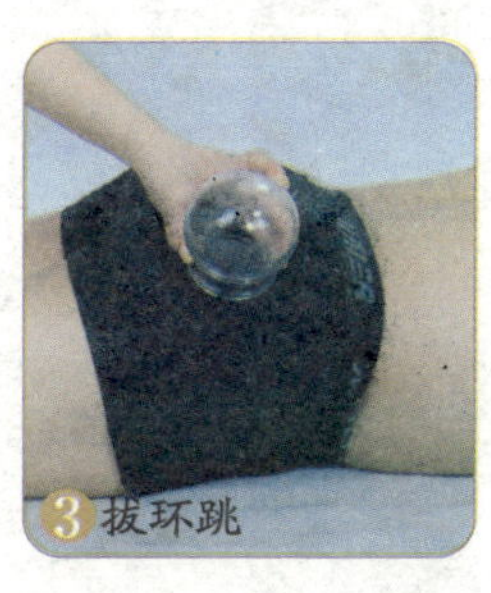
3 拔环跳

选穴

主穴 肾俞、关元俞

配穴 风湿腰痛加环跳、委中、昆仑；肾虚腰痛加命门、腰眼；闪挫腰痛者加志室、腰眼、阿是穴

适宜体位

俯卧位

使用工具

火罐

操作手法

按常规方法拔罐肾俞及关元俞后，留罐10～15分钟，每日1次，7次为1个疗程。关元俞留罐时间可稍长。环跳可使用大口径的火罐，以增强其吸拔力（图③）。

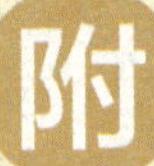
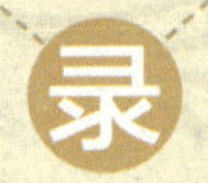

人体穴位速查表

经络	穴位	位置
手太阴肺经	中府	在胸前壁，云门下1寸，平第1肋间隙处，前正中线旁开6寸
	云门	在肩胛骨喙突上方，锁骨下窝凹陷处，距前正中线6寸
	天府	在臂内侧面，肱二头肌桡侧缘，腋前纹头下3寸
	侠白	在臂内侧面，肱二头肌桡侧缘，腋前纹头下4寸或肘横纹上5寸
	尺泽	在肘区，位于肘横纹上，肱二头肌腱桡侧缘凹陷中
	孔最	在前臂掌面的桡侧，尺泽与太渊连线上，腕横纹上7寸处
	列缺	在前臂，桡骨茎突上方，腕横纹上1.5寸，肱桡肌与拇长展肌腱间
	经渠	在前臂掌面桡侧缘，桡骨茎突与桡动脉搏之间，腕横纹上1寸
	太渊	位于腕掌侧横纹桡侧，桡动脉桡侧凹陷处
	鱼际	第1掌指关节后凹陷处，约在第1掌骨中点桡侧，赤白肉际处
	少商	在手拇指末节桡侧，距离指甲角约0.1寸
手阳明大肠经	商阳	在手食指末节桡侧，距离指甲角约0.1寸
	二间	微握拳，在食指本节（第2掌指关节）前，桡侧凹陷处
	三间	微握拳，在手食指本节（第2掌指关节）后，桡侧凹陷处
	合谷	在手背，位于第1、第2掌骨间，当第2掌骨桡侧的中点处

手阳明大肠经	阳溪	在腕背横纹桡侧，当拇指上翘时，在拇短伸肌腱与拇长伸肌腱间凹陷处
	偏历	在前臂，腕背侧远端横纹上 3 寸，位于阳溪与曲池的连线上
	温溜	在前臂，腕背侧远端横纹上 5 寸，位于阳溪与曲池的连线上
	下廉	在前臂背面桡侧，阳溪与曲池连线上，肘横纹下 4 寸
	上廉	在前臂背面桡侧，阳溪与曲池连线上，肘横纹下 3 寸
	手三里	在前臂背面桡侧，阳溪与曲池连线上，肘横纹下 2 寸
	曲池	在肘横纹外侧端，屈肘，即尺泽与肱骨外上髁连线的中点
	肘髎	在臂外侧，屈肘，曲池上方 1 寸，肱骨边缘处
	手五里	在臂部，曲池与肩连线上，肘横纹上 3 寸
	臂臑	在臂部，曲池与肩连线上，曲池上 7 寸，自然垂臂时，三角肌止点处
	肩髃	在肩部三角肌上，臂外展或向前平伸时，肩峰前下方凹陷处
	巨骨	在锁骨肩峰端与肩胛冈之间的凹陷处
	天鼎	胸锁乳突肌后缘，在喉结旁，扶突与缺盆连线的中点
	扶突	在颈外侧部，喉结旁，胸锁乳突肌的前、后缘之间
	口禾髎	鼻孔外缘直下，平水沟沟上 1/3 与沟下 2/3 交点处
	迎香	在面部，鼻翼的外缘中点旁，鼻唇沟中
足阳明胃经	承泣	在面部，眼球与眶下缘之间，瞳孔直下
	四白	在面部，瞳孔直下，平鼻翼下缘处，眶下孔处
	巨髎	在面部，瞳孔直下，平鼻翼下缘处，鼻唇沟外侧

足阳明胃经	地仓	在面部，口角外侧 0.4 寸
	大迎	在面部，下颌角前方，咬肌附着部的前缘凹陷中，面动脉搏动处
	颊车	在面颊部，下颌角前上方约 1 横指，当咀嚼时咬肌隆起，按之有凹陷处
	下关	在面部耳前方，颧弓下缘中央与下颌切迹之间凹陷中
	头维	在面部，位于额角发际上 0.5 寸，头正中线旁开 4.5 寸
	天枢	在腹部，横平脐中，前正中线旁开 2 寸
	外陵	在下腹部，脐中下 1 寸，前正中线旁开 2 寸
	大巨	在下腹部，脐中下 2 寸，前正中线旁开 2 寸
	水道	在下腹部，脐中下 3 寸，前正中线旁开 2 寸
	归来	在下腹部，脐中下 4 寸，前正中线旁开 2 寸
	气冲	在腹股沟区，耻骨联合上缘，前正中线旁开 2 寸，动脉搏动处
	髀关	在股前区，股直肌近端、缝匠肌与阔筋膜肌这 3 条肌肉之间凹陷中
	伏兔	在股前区，髌底上 6 寸，髂前上棘与髌底外侧端连线上
	阴市	肩在股前区，髌底上 3 寸，股直肌肌腱外侧缘
	梁丘	在股前区，髌底上 2 寸，股外侧肌与股直肌肌腱之间
	犊鼻	在膝前区，髌骨下缘，髌骨与髌韧带外侧凹陷中
	足三里	在小腿外侧，犊鼻下 3 寸，犊鼻与解溪连线上
	上巨虚	小腿外侧，犊鼻下 6 寸，与解溪连线上
	条口	在小腿外侧，犊鼻下 8 寸，犊鼻与解溪连线上

经脉	穴位	定位
足阳明胃经	下巨虚	在小腿外侧，犊鼻下9寸，犊鼻与解溪连线上
	丰隆	在小腿外侧，外踝尖上8寸，胫骨前肌前缘2横指处
	解溪	足背与小腿交界处横纹中央凹陷处，拇长伸肌腱与趾长伸肌腱间
	冲阳	在足背，第2跖骨基底部与中间楔状骨关节处，可触及足背动脉
	陷谷	在足背，第2、第3跖骨间，第2跖趾关节近端凹陷中
	内庭	在足背，第2、第3趾间，趾蹼缘后方赤白肉际处
	厉兑	在足趾，第2趾末节外侧，趾甲根角侧后方0.1寸（指寸）
	人迎	在颈部，横平喉结，在喉结旁开1.5寸处，胸锁乳突肌前缘，颈总动脉搏动处
	水突	在颈部，横平环状软骨，胸锁乳突肌前缘，即人迎与气舍连线的中点处
	气舍	在锁骨上小窝，胸锁乳突肌胸骨头与锁骨头中间的凹陷处
	缺盆	在锁骨上窝中央，距前正中线4寸处
	气户	在胸部，锁骨下缘，前正中线旁开4寸处
	库房	在胸部，第1肋间隙，前正中线旁开4寸
	屋翳	在胸部，第2肋间隙，距前正中线4寸处
	膺窗	在胸部，第3肋间隙，前正中线旁开4寸
	乳中	在胸部，第4肋间隙，位于乳头的中央，距前正中线4寸
	乳根	在胸部，第5肋间隙，距前正中线4寸处
	不容	在上腹部，脐中上6寸，前正中线旁开2寸
	承满	在上腹部，脐中上5寸，前正中线旁开2寸

足阳明胃经	梁门	在上腹部，脐中上4寸，前正中线旁开2寸
	关门	在上腹部，肚脐与胸剑联合点的连线处，脐中上3寸，前正中线旁开2寸
	太乙	在上腹部，脐中上2寸，前正中线旁开2寸
	滑肉门	在上腹部，脐中上1寸，前正中线旁开2寸
足太阴脾经	隐白	在足趾，大趾末节内侧，趾甲根角侧后方0.1寸
	大都	在足趾，第1跖趾关节远端赤白肉际凹陷中
	太白	在跖区，第1跖趾关节近端赤白肉际凹陷中
	公孙	在跖区，第1跖骨底的前下缘赤白肉际处即为本穴
	商丘	在踝区，内踝前下方，舟骨粗隆与内踝尖连线中点凹陷中
	三阴交	在小腿内侧，内踝尖上3寸，胫骨内侧缘后际
	漏谷	在小腿内侧，内踝尖上6寸，胫骨内侧缘后际
	地机	在小腿内侧，阴陵泉下3寸，胫骨内侧缘后际
	阴陵泉	在小腿内侧，胫骨内侧髁下缘与胫骨内侧缘之间的凹陷中
	血海	在股前区，髌底内侧端上2寸，股内侧肌隆起处
	箕门	在股前区，髌底内侧端与冲门的连线上1/3与下2/3交点处
	冲门	在腹股沟区斜纹中，髂外动脉搏动处的外侧
	府舍	在下腹部，脐中下4寸，冲门上方0.7寸，前正中线旁开4寸
	腹结	在下腹部，脐中下1.3寸，前正中线旁开4寸
	大横	在腹中部，脐中旁开4寸
	腹哀	在上腹部，脐中上3寸，前正中线旁开4寸

足太阴脾经	食窦	在胸部，位于第 5 肋间隙，前正中线旁开 6 寸
	天溪	位于胸部，第 4 肋间隙，前正中线旁开 6 寸
	胸乡	位于胸部，第 3 肋间隙，前正中线旁开 6 寸
	周荣	位于胸部，第 2 肋间隙，前正中线旁开 6 寸
	大包	位于胸外侧区，第 6 肋间隙，在腋中线上
手少阴心经	极泉	在腋区，腋窝中央，腋动脉搏动处
	青灵	在臂前区，极泉与少海的连线上，肘横纹上 3 寸，肱二头肌的内侧沟中
	少海	在肘前区，肘横纹内侧端与肱骨内上髁连线的中点处
	灵道	在前臂前区，腕掌侧远端横纹上 1.5 寸，尺侧腕屈肌腱的桡侧缘
	通里	在前臂前区，尺侧腕屈肌腱的桡侧缘，腕掌侧远端横纹上 1 寸
	阴郄	在前臂前区，尺侧腕屈肌腱的桡侧缘，腕掌侧远端横纹上 0.5 寸
	神门	在腕前区，腕掌侧远端横纹尺侧端，尺侧腕屈肌腱的桡侧缘凹陷中
	少府	在手掌面，横平第 5 掌指关节近端，第 4、第 5 掌骨之间
	少冲	在手指，小指末节桡侧，指甲根角侧上方 0.1 寸
手太阳小肠经	少泽	在手指，小指末节尺侧，指甲根角侧上方 0.1 寸
	前谷	在手指，第 5 掌指关节前的掌指横纹头赤白肉际凹陷中
	后溪	在第 5 掌指关节尺侧后的掌指横纹头赤白肉际凹陷中
	腕骨	在手掌内侧，第 5 掌指关节尺侧与钩骨之间的赤白肉际凹陷中
	阳谷	在手腕尺侧，尺骨茎突与三角骨之间凹陷中

续表

手太阳小肠经	养老	在前臂背面尺侧，尺骨小头近端桡侧凹陷处
	支正	在前臂背面尺侧，阳谷与小海连线上，腕背横纹上 5 寸处
	小海	在肘内侧，尺骨鹰嘴与肱骨内上髁之间凹陷处
	肩贞	肩关节后下方，臂内收时，腋后纹头直上 1 寸处
	臑俞	在肩胛区，腋后纹头直上，肩胛冈下缘凹陷中
	天宗	在肩胛区，冈下窝中央凹陷处，与第 4 胸椎齐平
	秉风	在肩胛区，肩胛冈上窝中点，天宗直上，举臂有凹陷处
	曲垣	在肩胛区，肩胛冈内侧端上缘凹陷中
	肩外俞	在背部，第 1 胸椎棘突下，后正中线旁开 3 寸处
	肩中俞	在脊柱区，第 7 颈椎棘突下，后正中线旁开 2 寸
	天窗	在颈部，横平喉结，胸锁乳突肌的后缘
	天容	在颈外侧部，下颌角的后方，胸锁乳突肌的前缘凹陷中
	颧髎	在面部，目外眦直下，颧骨下缘的凹陷中
	听宫	在面部，耳屏前，下颌骨髁状突的后方，张口有凹陷处
足太阳膀胱经	睛明	在面部，位于目内眦角稍上方的凹陷中
	攒竹	在面部，左右眉头的内侧，即眉头凹陷中，眶上切迹处
	大杼	在背部脊柱区，第 1 胸椎棘突下，后正中线旁开 1.5 寸
	风门	在背部脊柱区，第 2 胸椎棘突下，后正中线旁开 1.5 寸
	肺俞	在背部脊柱区，第 3 胸椎棘突下，后正中线旁开 1.5 寸
	厥阴俞	在背部脊柱区，第 4 胸椎棘突下，后正中线旁开 1
	心俞	在背部脊柱区，第 5 胸椎棘突下，后正中线旁开 1.5 寸

续表

足太阳膀胱经		
足太阳膀胱经	督俞	在背部脊柱区，第 6 胸椎棘突下，后正中线旁开 1.5 寸
	膈俞	在背部脊柱区，第 7 胸椎棘突下，后正中线旁开 1.5 寸处
	肝俞	在背部脊柱区，第 9 胸椎棘突下，后正中线旁开 1.5 寸处
	胆俞	在背部脊柱区，第 10 胸椎棘突下，后正中线旁开 1.5 寸
	脾俞	在背部脊柱区，第 11 胸椎棘突下，后正中线旁开 1.5 寸
	胃俞	在背部脊柱区，第 12 胸椎棘突下，后正中线旁开 1.5 寸
	三焦俞	在腰部，第 1 腰椎棘突下，后正中线旁开 1.5 寸
	肾俞	在腰部，第 2 腰椎棘突下，后正中线旁开 1.5 寸
	气海俞	在腰部，第 3 腰椎棘突下，后正中线旁开 1.5 寸
	大肠俞	在腰部，第 4 腰椎棘突下，后正中线旁开 1.5 寸
	关元俞	在腰部，第 5 腰椎棘突下，后正中线旁开 1.5 寸
	小肠俞	在骶部，横平第 1 骶后孔，骶正中嵴旁开 1.5 寸
	膀胱俞	在骶部，横平第 2 骶后孔，骶正中嵴旁开 1.5 寸
	中膂俞	在骶部，横平第 3 骶后孔，骶正中嵴旁开 1.5 寸
	白环俞	在骶部，横平第 4 骶后孔，骶正中嵴旁开 1.5 寸
	委阳	在膝部，腘横纹外侧端上，股二头肌肌腱的内侧缘
	委中	在膝部，腘横纹中点，股二头肌腱与半腱肌肌腱的中间
	意舍	在背部脊柱区，位于第 11 胸椎棘突下，后正中线旁开 3 寸
	胃仓	在第 12 胸椎棘突下，后正中线旁开 3 寸
	肓门	在第 1 腰椎棘突下，后正中线旁开 3 寸
	志室	在第 2 腰椎棘突下，后正中线旁开 3 寸

足太阳膀胱经	胞肓	在骶部，横平第 2 骶后孔，骶正中嵴旁开 3 寸处
	秩边	在骶部，横平第 4 骶后孔，骶正中嵴旁开 3 寸处
	合阳	在小腿后区，腘横纹下 2 寸，腓肠肌内、外侧头之间
	承筋	在小腿后区，于腘横纹下 5 寸，腓肠肌两肌腹之间
	承山	在小腿后面正中，委中与昆仑之间，伸直小腿，腓肠肌肌腹下出现尖角凹陷处
	飞扬	小腿后区，于昆仑穴直上 7 寸，腓肠肌外下缘与跟腱移行处
	昆仑	在踝区，外踝尖与脚腕后的大筋（跟腱）之间的凹陷中
	眉冲	在头部，攒竹穴直上发际 0.5 寸，神庭穴与曲差穴连线之间
	曲差	在头部，前发际正中直上 0.5 寸，旁开 1.5 寸
	五处	在头部，前发际正中直上 1 寸，旁开 1.5 寸
	承光	在头部，前发际正中直上 2.5 寸，旁开 1.5 寸
	通天	在头部，前发际正中直上 4 寸，旁开 1.5 寸
	络却	在头部，后发际正中直上 5.5 寸，旁开 1.5 寸
	玉枕	在头部，后发际正中直上 2.5 寸，旁开 1.3 寸，横平枕外隆凸上缘
	天柱	在项部,斜方肌外缘之后发际凹陷中,约后发际正中旁开 1.3 寸即为此穴
	上髎	在骶部，正对第 1 骶后孔中
	次髎	在骶部，正对第 2 骶后孔中
	中髎	在骶部，次髎穴下内方，正对第 3 骶后孔中
	下髎	在骶部，中髎穴下内方，正对第 4 骶后孔中

足太阳膀胱经	会阳	在骶部，尾骨端旁开 0.5 寸
	承扶	大腿的后面，臀下横纹中点处
	殷门	在股后区，臀沟下 6 寸，股二头肌与半腱肌之间
	浮郄	在膝部后面，腘横纹上 1 寸，股二头肌肌腱的内侧缘
	附分	在背部脊柱区，第 2 胸椎棘突下，后正中线旁开 3 寸
	魄户	在背部脊柱区，第 3 胸椎棘突下，后正中线旁开 3 寸
	膏肓	在背部脊柱区，第 4 胸椎棘突下，后正中线旁开 3 寸
	神堂	在背部脊柱区，第 5 胸椎棘突下，后正中线旁开 3 寸
	谚语	在背部脊柱区，第 6 胸椎棘突下，后正中线旁开 3 寸
	膈关	在背部脊柱区，第 7 胸椎棘突下，后正中线旁开 3 寸
	魂门	在背部脊柱区，第 9 胸椎棘突下，后正中线旁开 3 寸
	阳纲	在背部脊柱区，第 10 胸椎棘突下，后正中线旁开 3 寸
	跗阳	在小腿外踝后区，昆仑穴直上 3 寸，腓骨与跟腱之间
	仆参	在足外踝后下方，昆仑穴直下，跟骨外侧赤白肉际处
	申脉	在踝区，外踝尖直下，外踝下缘与跟骨之间凹陷中
	金门	在足背，外踝前缘直下，第 5 跖骨粗隆后方，骰骨下缘凹陷中
	京骨	在足外侧，第 5 跖骨粗隆前下方，赤白肉际处
	束骨	在足外侧，第 5 跖趾关节的近端，赤白肉际处
	足通谷	在足外侧部，第 5 跖趾关节的远端，赤白肉际处
	至阴	在足趾，小趾末节外侧，趾甲根角侧后方 0.1 寸

经络	穴位	定位
足少阴肾经	涌泉	在足底，屈足卷趾时足心最凹陷中
	太溪	在踝区，内踝尖与跟腱之间的凹陷中
	照海	在足内侧，内踝尖下 1 寸，内踝下缘边际凹陷中
	复溜	在小腿内侧，太溪直上 2 寸，跟腱的前方
	交信	在小腿内侧，内踝尖上 2 寸，胫骨内侧缘后际凹陷中
	四满	在下腹部，脐中下 2 寸，前正中线旁开 0.5 寸
	中注	在下腹部，脐中下 1 寸，前正中线旁开 0.5 寸
	肓俞	在下腹部，脐中旁开 0.5 寸，腹直肌内侧缘处
	商曲	在上腹部，脐中上 2 寸，前正中线旁开 0.5 寸
	石关	在上腹部，脐中上 3 寸，前正中线旁开 0.5 寸
	阴都	在上腹部，脐中上 4 寸，前正中线旁开 0.5 寸处
	然谷	在足内侧缘，足舟骨粗隆下方，赤白肉际处即是
	大钟	在足内侧，内踝后下方，跟骨上缘，跟腱附着部前缘的凹陷中即是
	水泉	在跟区，太溪穴直下 1 寸，跟骨结节内侧凹陷中即是
	筑宾	在小腿内侧，太溪穴直上 5 寸，腓肠肌肌腹的内下方
	阴谷	在腘窝内侧，腘横纹上，半腱肌肌腱与半膜肌肌腱之间
	横骨	在下腹部，脐中下 5 寸，前正中线旁开 0.5 寸
	大赫	在下腹部，脐中下 4 寸，前正中线旁开 0.5 寸
	气穴	在下腹部，脐中下 3 寸，前正中线旁开 0.5 寸
	腹通谷	在上腹部，脐中上 5 寸，前正中线旁开 0.5 寸
	幽门	在上腹部，脐中上 6 寸，前正中线旁开 0.5 寸

经络	穴位	定位
足少阴肾经	步廊	在胸部，第5肋间隙，前正中线旁开2寸
	神封	在胸部，第4肋间隙，前正中线旁开2寸
	灵墟	在胸部，第3肋间隙，前正中线旁开2寸
	神藏	在胸部，第2肋间隙，前正中线旁开2寸
	彧中	在胸部，第1肋间隙，前正中线旁开2寸
	俞府	在胸部，位于锁骨下缘，前正中线旁开2寸
手厥阴心包经	天池	在胸部，第4肋间隙，前正中线旁开5寸
	天泉	在臂内侧，于腋前纹头下2寸，肱二头肌的长、短头之间
	曲泽	在肘前区，肘横纹上，肱二头肌腱的尺侧缘凹陷中
	郄门	在前臂，腕掌侧远端横纹上5寸，掌长肌腱与桡侧腕屈肌腱之间
	间使	在腕掌侧远端横纹上3寸，掌长肌腱与桡侧腕屈肌腱之间
	内关	在前臂掌侧，曲泽与大陵的连线上，腕横纹上2寸，掌长肌腱与桡侧腕屈肌腱间
	大陵	在前臂掌侧，腕掌侧远端横纹上，掌长肌腱与桡侧腕屈肌腱之间
	劳宫	在掌区，平第3掌指关节近端，第2、第3掌骨之间偏于第3掌骨
	中冲	在手中指末节尖端中央
手少阳三焦经	关冲	在手指，第4指（无名指）末节尺侧，指甲根角侧上方0.1寸处
	液门	在手背部，第4、第5指间，指蹼缘后方赤白肉际处
	中渚	在手背部，无名指本节的后方，在第4、第5掌骨凹陷中

手少阳三焦经	阳池	在腕部，腕背侧远端横纹上，指伸肌腱的尺侧缘凹陷中
	外关	在前臂后区，腕背侧远端横纹上 2 寸，尺骨与桡骨之间
	支沟	在前臂腕背侧远端横纹上 3 寸，尺骨与桡骨之间
	会宗	在前臂，腕背侧远端横纹上 3 寸，尺骨桡侧缘
	三阳络	在前臂背侧，腕背侧远端横纹上 4 寸，尺骨与桡骨间隙中点
	四渎	在前臂背侧，于肘尖下 5 寸，位于尺骨与桡骨间隙的中点
	天井	在臂外侧，屈肘时，肘尖上 1 寸的凹陷中
	清冷渊	在臂外侧，肘尖与肩峰角连线上，肘尖上 2 寸
	消泺	在臂外侧，肘尖与肩峰角连线上，肘尖上 5 寸
	臑会	在臂外侧，肩下 3 寸处，三角肌的后缘
	肩髎	在三角肌区，肩峰角与肱骨大结节两骨间凹陷中
	天髎	肩胛骨上角骨际凹陷中
	天牖	在颈部，横平下颌角，胸锁乳突肌后缘凹陷中
	翳风	在颈部，位于耳垂后方，乳突下端前方的凹陷处
	瘈脉	在头部，位于耳后乳突的中央，角孙与翳风沿耳轮所连弧线的下 1/3 折点处
	颅息	在头部，角孙与翳风沿耳轮弧形连线的上、中 1/3 交点处
	角孙	在头部，耳尖正对发际处
	耳门	耳屏上切迹与下颌骨髁突之间的凹陷中
	耳和髎	在头部，鬓发后缘，平耳廓根的前方
	丝竹空	在面部，额骨颧突外缘，眉梢凹陷中

足少阳胆经	瞳子髎	在面部，目外眦外侧，眶骨外侧缘凹陷中
	听会	在面部，位于耳屏间切迹与下颌骨髁突之间的凹陷中
	上关	在面部，下关穴直上，颧弓上缘凹陷处
	颔厌	在头部，从头维至曲鬓的弧形连线的上 1/4 与下 3/4 的交点处
	悬颅	在头部，从头维至曲鬓的弧形连线的中点处
	悬厘	在头部，从头维至曲鬓的弧形连线的上 3/4 与下 1/4 的交点处
	曲鬓	在头部，耳前鬓角发际后缘的垂线与耳尖水平线的交点处
	率谷	在头部，耳尖直上，入发际 1.5 寸，角孙直上方
	天冲	在头部，耳根后缘直上入发际两寸、率谷穴后 0.5 寸
	浮白	在耳后乳突的后上方，从天冲至完骨的弧形连线的中 1/3 与上 1/3 交点处
	头窍阴	在耳后乳突后上方，天冲至完骨的弧形连线的中 1/3 与下 1/3 交点处
	完骨	在头部，位于耳后乳突的后下方凹陷中
	本神	在头部，前发际上 0.5 寸，头正中线旁开 3 寸
	头临泣	在头部，前发际上 0.5 寸，瞳孔直上方
	目窗	在头部，前发际上 1.5 寸，瞳孔直上方
	正营	在头部，前发际上 2.5 寸，瞳孔直上，头正中线旁开 2.25 寸
	承灵	在头部，前发际上 4 寸，瞳孔直上，头正中线旁开 2.25 寸
	脑空	在头部，横平枕外隆凸的上缘，头正中线旁开 2.25 寸，平脑户

足少阳胆经	风池	在颈后区枕骨之下，胸锁乳突肌与斜方肌上端之间的凹陷中
	肩井	在肩上，前对乳中，在大椎与肩峰端连线的中点上
	带脉	在侧腹部，第 11 肋游离端下方垂线与脐水平线的交点上
	环跳	男性在阴囊根部与肛门连线的中点，女性在大阴唇后联合与肛门连线的中点
	风市	在大腿外侧部中线上，腘横纹上 7 寸，股外侧肌与股二头肌之间
	中渎	在大腿外侧，腘横纹上 7 寸，股外侧肌与股二头肌之间
	膝阳关	在膝外侧，阳陵泉上 3 寸，股骨外上髁上方凹陷处
	阳陵泉	在小腿外侧，位于腓骨头前下方凹陷处
	阳交	在小腿外侧，于外踝尖上 7 寸，腓骨后缘
	外丘	在小腿外侧，于外踝尖上 7 寸，腓骨前缘，平阳交
	光明	在小腿外侧，于外踝尖上 5 寸，腓骨前缘
	阳辅	在小腿外侧，于外踝尖上 4 寸，腓骨前缘稍前方
	悬钟	在小腿外侧，于外踝尖上 3 寸，腓骨前缘
	丘墟	在足外踝的前下方，在趾长伸肌腱的外侧凹陷处
	足临泣	位于足背外侧，当足 4 趾本节的后方，小趾伸肌腱的外侧凹陷处
	地五会	在足背外侧，在足 4 趾本节的后方，第 4、第 5 趾骨之间
	侠溪	在足背外侧，在第 4、第 5 趾间，趾蹼缘后方赤白肉际处
	足窍阴	在足第 4 趾末节外侧，距趾甲角 0.1 寸处
	阳白	在前额部，瞳孔直上，眉上 1 寸处即是

足少阳胆经	渊腋	在侧胸部，举臂，在腋中线上，腋下3寸，第4肋间隙中
	辄筋	在侧胸部，渊腋前1寸，平乳头，第4肋间隙中即为本穴
	日月	在上腹部，乳头下方，第7肋间隙，前正中线旁开4寸
	京门	在侧腰部，章门后1.8寸，第12肋骨游离端的下方
	五枢	在侧腹部，在髂前上棘的前方，横平脐下3寸处
	维道	在侧腹部，当髂前上棘的前下方，五枢前下0.5寸
	居髎	在髋部，在髂前上棘与股骨大转子最凸点连线的中点处
足厥阴肝经	大敦	在足大趾末节外侧，距趾甲根角侧后方0.1寸
	行间	在足背，第1、第2趾之间，趾蹼缘的后方赤白肉际处
	太冲	第1、第2跖骨之间，跖骨底结合部前方凹陷处，拇长伸肌腱外缘
	中封	在踝区，内踝前下方，商丘与解溪连线上，胫骨前肌肌腱的内侧缘凹陷中
	蠡沟	在小腿内侧，于内踝尖上5寸，胫骨内侧面的中央
	中都	在小腿内侧，内踝尖上7寸，胫骨内侧面的后、中1/3交点处
	膝关	膝部，胫骨内侧髁的下方，阴陵泉后1寸
	曲泉	在膝部，腘横纹内侧端，半腱肌肌腱、半膜肌肌腱前缘凹陷中
	阴包	在股前区，股骨内上髁上4寸，股内肌与缝匠肌之间
	足五里	在股前区，于气冲直下3寸，动脉搏动处
	阴廉	在股前区，于气冲直下2寸，大腿根部，耻骨结节下方，长收肌的内侧缘
	急脉	在腹股沟股动脉搏动处，前正中线旁开2.5寸

足厥阴肝经	章门	位于侧腹部，在第 11 肋游离端的下方处
	期门	在胸部，第 6 肋间隙，前正中线旁开 4 寸
督脉	长强	在会阴区，位于尾骨下方，尾骨端与肛门连线的中点处
	腰俞	在骶部，在后正中线上，正对骶管裂孔
	腰阳关	在腰部，在后正中线上，第 4 腰椎棘突下凹陷中
	命门	在腰部，第 2 腰椎棘突下凹陷中
	悬枢	在腰部，第 1 腰椎棘突下凹陷中
	脊中	在背部脊柱区，第 11 胸椎棘突下凹陷中
	中枢	在背部脊柱区，第 10 胸椎棘突下凹陷中
	筋缩	在背部脊柱区，第 9 胸椎棘突下凹陷中
	至阳	在腰部，在后正中线上，第 7 腰椎棘突下凹陷中
	灵台	在背部脊柱区，第 6 胸椎棘突下凹陷中
	神道	在背部脊柱区，第 5 胸椎棘突下凹陷中
	身柱	在背部脊柱区，第 3 胸椎棘突下凹陷中
	陶道	在背部脊柱区，第 1 胸椎棘突下凹陷中
	大椎	在后正中线上，第 7 颈椎棘突下凹陷中
	哑门	在颈后区，后发际正中直上 0.5 寸处，第 2 颈椎棘突上凹陷中
	风府	在颈后区，后发际正中直上 1 寸处，枕外隆凸直下，两侧斜方肌之间凹陷中
	脑户	在头部，后正中线直上 2.5 寸处，风府直上 1.5 寸，枕外隆凸的上缘凹陷处

督脉	强间	在头部，脑户上1.5寸，后发际正中直上4寸
	后顶	在头部，后发际正中直上5.5寸
	百会	在头部，前发际正中直上5寸
	前顶	在头部，前发际正中直上3.5寸，或在百会上1.5寸处
	囟会	在头部，前发际正中直上2寸，即百会上3寸处
	上星	在头部，前发际正中直上1寸
	神庭	在头部，前发际正中直上0.5寸
	素髎	在面部，位于鼻尖的正中央（最高点）
	水沟	在面部，水沟沟的上1/3与中2/3交界处
	兑端	在面部，上唇尖端，水沟沟下端的皮肤与唇的移行部位
	龈交	在上唇内，上唇系带与上牙龈连接的交点处
	印堂	在面部，两眉毛内侧端的中间凹陷处
任脉	会阴	在会阴区，男性在阴囊根部与肛门连线的中点，女性在大阴唇后联合与肛门连线的中点
	曲骨	在下腹部，在前正中线上，耻骨联合上缘的中点处
	中极	在下腹部，前正中线上，在脐中下4寸
	关元	在下腹部，前正中线上，在脐中下3寸
	石门	在下腹部，前正中线上，在脐中下2寸
	气海	在下腹部，前正中线上，在脐中下1.5寸
	阴交	在下腹部，前正中线上，在脐中下1寸
	神阙	在腹部的中部，脐的中央

任脉	水分	在上腹部，前正中线上，脐中上1寸
	下脘	在上腹部，前正中线上，脐中上2寸
	建里	在上腹部，前正中线上，脐中上3寸
	中脘	在上腹部，前正中线上，脐中上4寸处
	上脘	在上腹部，前正中线上，脐中上5寸
	巨阙	在上腹部，前正中线上，脐中上6寸
	鸠尾	在上腹部，前正中线上，胸剑结合部下1寸
	中庭	在胸部，前正中线上，平第5肋间处，即胸剑结合部
	膻中	在胸部，前正中线上，平第4肋间，两乳头连线的中点
	玉堂	在胸部，位于前正中线上，平第3肋间
	紫宫	在胸部，位于前正中线上，平第2肋间处
	华盖	在胸部，前正中线上，平第1肋间处
	璇玑	在胸部，前正中线上，天突下1寸处
	天突	在颈部，前正中线上，胸骨上窝中央
	廉泉	在颈部，前正中线上，位于喉结上方，舌骨上缘凹陷处
	承浆	在面部，颏唇沟的正中凹陷处
经外奇穴	四神聪	在头顶部，百会穴前后左右各1寸，共4穴
	当阳	在头部，瞳孔直上，入前发际上1寸
	鱼腰	在额部，瞳孔直上，眉毛中
	太阳	在头部，眉梢与目外眦之间，向后约1横指处即为本穴
	耳尖	在耳区，外耳廓的最高点

经外奇穴	球后	在面部，眶下缘外1/4与内3/4交界处
	上迎香	在面部，鼻翼软骨与鼻甲的交界处，近鼻唇沟上端凹陷处
	内迎香	在鼻孔内，鼻翼软骨与鼻甲的交界的黏膜上即为本穴
	聚泉	在口腔内，舌背正中缝的中点处
	海泉	在口腔内，舌下系带中点处
	金津	在口腔内，舌下系带的左侧静脉上
	玉液	在口腔内，舌下系带右侧的静脉上
	翳明	在颈部，翳风穴后1寸
	颈百劳	在颈部，第7颈椎棘突下直上2寸，后正中线旁开1寸
	子宫	在下腹部，脐中下4寸，前正中线旁开3寸
	定喘	在脊柱区，横平第7颈椎棘突下，后正中线旁开0.5寸
	夹脊	在脊柱区，第1胸椎至第5腰椎棘突下，后正中线旁开0.5寸，每侧17个穴位
	胃脘下俞	在脊柱区，平第8胸椎棘突下，后正中线旁开1.5寸
	痞根	在腰部，第1腰椎棘突下，旁开3.5寸
	下极俞	在腰部，后正中线上，第3腰椎棘突下
	腰眼	在腰部，横平第4腰椎棘突下，后正中线旁开3.5寸凹陷中
	十七椎	在腰部，横平第5腰椎棘突下凹陷中
	腰奇	在骶部，尾骨端直上2寸，骶角之间凹陷中
	肘尖	在肘部，屈肘，尺骨鹰嘴尖端处

经外奇穴	二白	在前臂前区，腕掌侧远端横纹上4寸，桡侧腕屈肌腱两侧，左右各2个穴
	中泉	在前臂，腕背侧远端横纹上，指总伸肌腱桡侧的凹陷中
	中魁	在手指，中指背面，近侧指间关节中点
	大骨空	在手指，拇指背面，指间关节中点
	小骨空	在手指，小指背面，指间关节中点
	腰痛点	在手背，第2、第3掌骨间及第4、第5掌骨间，在腕背侧远端横纹与掌指关节中点处，一手2穴
	外劳宫	在手背，在第2、第3掌骨间，掌指关节后约0.5寸处
	八邪	在第1～第5指间，指蹼缘后方赤白肉际处，双手8穴
	四缝	在手指，第2～第5指掌面的近侧指间关节横纹的中央，一手4穴
	十宣	在手指，十指尖端，距指甲游离缘0.1寸，共10穴
	髋骨	在股前区，梁丘穴两旁各1.5寸，每侧2穴
	鹤顶	在膝前区，髌底中点的上方凹陷中
	百虫窝	在股前区，髌底内侧端上3寸
	内膝眼	在膝部，髌韧带内侧凹陷处中央，与外膝眼内外相对
	胆囊	在小腿外侧，腓骨小头前下方凹陷处（阳陵泉）直下2寸
	阑尾	在小腿外侧，髌韧带外侧凹陷下5寸，胫骨前嵴外1寸（中指）
	内踝尖	在踝区，内踝最突起处
	外踝尖	在踝区，外踝最突起处

经外奇穴	八风	在足背，第1～第5趾间，趾蹼缘后方赤白肉际处，左右共8穴
	独阴	在足底，第2趾的远端趾间关节横纹中点
	气端	在足十趾尖端，距趾甲游离端0.1寸，左右共10穴
	上明	在额部，眉弓中点，眶上缘下处
	夹承浆	在面部，承浆穴旁开1寸
	牵正	在面颊部，位于耳垂前0.5～1寸即为本穴
	安眠	在项部，翳风穴与风池穴连线中点即为本穴
	上廉泉	位于颈前部正中，下颌骨下1寸处
	三角灸	以两口角之间的长度为边，作一等边三角形，将顶点置于患者肚脐，底边呈水平线，两底角处
	胃上	在上腹部，脐上2寸，旁开4寸即为本穴
	利尿	在上腹部，神阙穴与耻骨联合上缘连线的中点处即为本穴
	巨阙俞	在背部，位于第4、第5胸椎棘突之间凹陷中
	血压点	以颈后部，第6、第7颈椎棘突之间，左右各旁开2寸处
	肩前	在肩部，腋前皱襞顶端与肩髃连线中点
	手逆注	在前臂掌侧，掌长肌腱与桡侧腕屈肌腱之间，腕横纹与肘横纹连线的中点处
	环中	在臀部，环跳穴与腰俞穴连线中点处
	纠内翻	小腿部，承山穴旁开1寸处
	纠外翻	位于小腿部，承山穴向内1寸处
	女膝	在足后跟正中线赤白肉际处

续表

经外奇穴	中平	在下肢，足三里穴下1.5寸
	里内庭	在足底，在第2、第3趾骨间，与内庭穴相对处
	手逆注	在前臂掌侧，掌长肌腱与桡侧腕屈肌腱之间，腕横纹与肘横纹连线的中点处
	环中	在臀部，环跳穴与腰俞穴连线中点处
	纠内翻	小腿部，承山穴旁开1寸处
	纠外翻	位于小腿部，承山穴向内1寸处
	女膝	在足后跟正中线赤白肉际处
	中平	在下肢，足三里穴下1.5寸
	里内庭	在足底，在第2、第3趾骨间，与内庭穴相对处